수액요법

집필진

제1장	서론	박용훈(영남의대 소아과), 김수영(부산의대 소아과)
제2장	체액	이정원(이화의대 소아과), 임인석(중앙의대 소아과)
제3장	산과 염기	최용(인제의대 소아과), 이준호(차의대 소아과), 김기혁(보험공단 일산병원 소아과)
제4장	산-염기 평형의 이상, 증례	박혜원(서울의대 소아과), 구자욱(인제의대 소아과), 최용(인제의대 소아과)
제5장	유지용액	강희경(서울의대 소아과), 남궁미경(원주의대 소아과)
제6장	탈수증에 대한 수액요법	하일수(서울의대 소아과), 하태선(충북의대 소아과)
제7장	혈청 나트륨 농도 이상증, CSW, SIADH	신재일(연세의대 소아과), 김지홍(연세의대 소아과), 배기수(아주의대 소아과)
제8장	혈청 칼륨 농도 이상증	이주훈(울산의대 소아과), 박영서(울산의대 소아과)
제9장	혈청 칼슘 농도 이상증	조민현(경북의대 소아과), 고철우(경북의대 소아과), 이대열(전북의대 소아과)
제10장	혈청 인 농도 이상증	정해일(서울의대 소아과)
제11장	급성 설사의 수액요법 (경구수액요법)	고재성(서울의대 소아과), 박재홍(부산의대 소아과)
제12장	AKI에서의 수액요법 Rhabdomyolysis, Acute tumor lysis 포함	조희연(성균관의대 소아과), 김교순(건국의대 소아과)
제13장	당뇨병 케톤증에 대한 수액요법	양세원(서울의대 소아과), 정우영(인제의대 소아과)
제14장	화상 환자의 수액요법	김도균(서울의대 응급의학과), 곽영호(서울의대 응급의학과)
제15장	수술 환자의 수액요법	김현영(서울의대 소아외과)
제16장	신생아의 수액요법	이병섭(울산의대 소아과)
제17장	Hypertensive emergencies의 치료	유기환(고려의대 소아과) 임형은(고려의대 소아과)
제18장	총정맥영양	서정기(서울의대 소아과), 양혜란(서울의대 소아과)

3rd Edition

수액요법

정해일 · 서정기 · 최용 편저

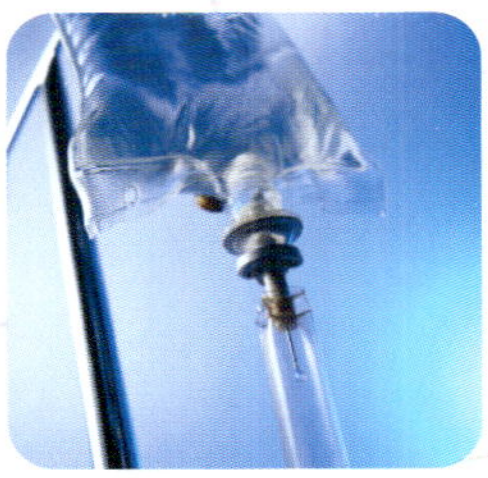
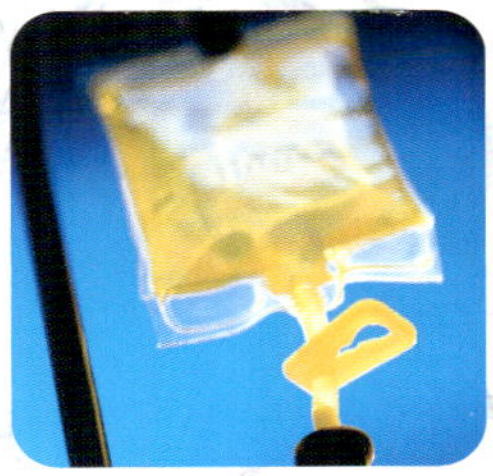
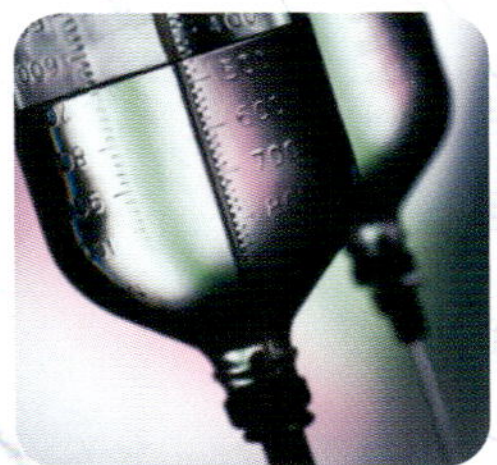

FLUID THERAPY

고려의학
Korea Medical Book Publishing Company

머리말

수액요법의 발전은 이 지구상의 수많은 어린이들의 생명을 구하는데 공헌하였다. 저자가 의국생활을 시작한 당시만 하여도 많은 영아들이 설사로 죽어갔으며 탈수증과 영양실조는 감염병과 더불어 병원에 입원하는 영아들의 가장 중요한 사망원인의 하나였다. 그 후로 수액요법의 발전과 영양 및 위생상태의 개선으로 이러한 탈수증으로 사망하는 아기는 드물게 되었으나 아직도 수액요법은 소아과 진료에서 중요한 부분을 차지하고 있다.

특히 경구적 수액요법은 미개발국가에 있어서 수많은 생명을 죽음으로 부터 구해냈으며 선진국가에 있어서도 불필요한 주사를 통한 수액요법을 감축시키는데 공헌을 하고 있다. 한편 경구적으로 영양을 할 수 없는 미숙아나 특수한 환자들에 있어서의 총정맥내 영양법은 이들에 대한 치료에 중요한 부분을 차지하고 있다.

수액요법이라고 하면, 특히 작은 어린이들에 대한 수액요법은 접근하기 어려운 분야로 인식되어 있다. 이 책은 의과대학 학생, 전공의 또는 병실에서 근무하고 있는 간호사들이 소아의 수액요법을 쉽게 이해함으로서 실제 치료에 도움을 주기 위하여 쓰여 졌다. 이 작은 책자가 우리나라 어린이들에게 수액요법을 시행하는데 조금이라도 도움을 줄 수 있었으면 하고 바라는 바이다.

2005년 10월

홍 창 의

제3판을 발간하며

제3판에서는 전국의 여러 교수들에게 집필을 부탁하여, 내용이 보다 다양하고, 충실해지도록 하였습니다.

특히 유지용액, 탈수증의 치료 등에 대한 최근의 경향을 반영하였고, 급성신손상, 고혈압성 위기 등에 대한 기술을 첨가하였습니다.

처음 책을 구상하고 출간하신 홍창의 교수님의 뜻이 더욱 빛나도록 보완되어 임상에서 항상 쉽게 참고할 수 있는 실제적인 책자가 되었으면 하는 바램입니다.

2012년 3월

목 차

4 산-염기 평형의 이상 / 27

5 유지용액 / 53

6 탈수증에 대한 수액요법 / 59

7 나트륨 농도 [Na^+] 이상증 / 73

8 혈청 칼륨 농도 [K^+] 이상증 / 89

9 혈장 칼슘 농도 이상증 / 101

10 혈청 인 농도 이상증 / 109

11 급성 설사의 수액요법 (경구수액요법) / 117

12 급성 신손상에서의 수액요법 / 121

13 당뇨병 케톤산증에 대한 수액요법 / 129

14 화상 환자의 수액요법 / 137

15 수술 환자의 수액 요법 / 143

16 신생아의 수액요법 / 147

17
고혈압성 응급의 치료 / 153

18
총정맥영양 / 159

부록: 소아의 정상치 / 183

찾아보기 / 189

1 장

서론

박용훈 · 김수영

1. 인간과 세포외액과 바닷물

생명은 약 20억년 전 단세포 생물로 바다에서 태어났다고 한다. 따라서 당시의 세포외액(extracellular fluid, ECF)은 바다 자체였다. 우리 몸의 세포내액(intracellular fluid, ICF)과 세포외액은 생명체가 시작될 때부터 이루어진 것으로 생각된다. 바다에는 생명이 필요로 하는 전해질이나 산소가 용해되어 있었다. 그리고 바다는 그 성분에 작은 변화가 일어나는 데에도 오랜 세월이 걸리므로 안정된 환경을 생체에 제공하였다.

그리하여 척추동물이나 사람의 세포를 둘러싸고 있는 액체 즉 세포외액은 지금도 그 당시의 바닷물의 성분과 비슷한 전해질 성분을 가지고 있다. 따라서 세포외액은 우리 몸이 가지고 있는 작은 원시 바다라고 생각할 수 있다. 오랜 세월이 지나는 동안 바다의 수분이 증발되고, 지구상의 많은 강들은 땅이 가지고 있는 물질들을 바다로 흘러 보내어 근래에는 전해질 농도가 원시 바다(우리의 세포외액)에 비하여 4배 정도 진해졌다(그림 1-1).

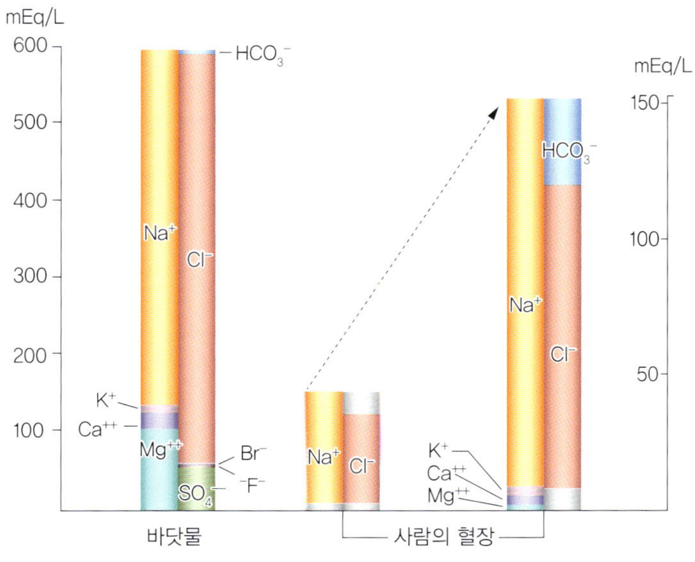

그림 1-1. 바닷물과 인간 혈장의 전해질 농도

2. 수액요법의 역사

고대의 의사들은 다양한 수액을 탈수환자에게 마시게 했다고 기록되어 있다. 설사병에 대한 가장 초기 기록은 고대 그리스, 특히 히포크라테스의 기록에서 발견되고 있다. 설사병과 경구 수액요법의 영향에 대한 기록은 탈무드에도 있다.

그 후 여러 학자들의 연구에 의하여 삼투, 이온화, 열역학 법칙, 산-염기 평형 그리고 불감성 수분 소실 등에 대한 개념들이 알려지게 되었다. 이어서 이런 이론들을 치료로 옮긴 행동가들의 중요한 역할이 있었다. 1831년에 영국의 O'Shaughnessy는 Lancet 잡지에 "콜레라에 걸리면 수분과 염분의 결핍이 심하므로 탈수에 대한 치료가 중요하다."라고 장소실의 보충으로 비경구 수액치료에 대한 개념을 이야기하였다. 1832년에 이것을 읽은 Thomas Latta는 몇 달 후 콜레라로 탈수된 환자들에게 식염과 중조의 혼합액 2~3리터를 정맥주사하는 대체요법을 시도하여 거의 죽어가던 환자 25명 중에서 8명을 회복시켰으며, 이것이 인류 역사상 최초의 정맥 수액요법이었다(영국의 Viactoria여왕 때, 우리나라 純祖 때). 그러나 보수적인 의사들의 반대, 그리고 수액을 무균적으로 제조할 수 없었던 이유 등으로 이후 약 60여 년간 수액요법은 더 이상 발전하지 못하였다. 그 후 20세기 초에 여러 의사들 특히 소아과 의사들인 Gamble, Darrow 등에 의해 전해질의 생리, 탈수, 산증 그리고 수액요법을 임상에 응용하는 연구와 치료가 시도되어 근대적인 수분 및 전해질 치료의 기반이 수립되었다. 그리고 1975년 세계보건기구(WHO)에서 소아 콜레라 환자의 치료를 위한 표준 경구수액용액(standard WHO-ORS, oral rehydration solution)의 사용을 도입하였고, 이후 이러한 경구수액요법(oral rehydration therapy, ORT)은 특히 개발도상국가에서 설사로 죽게될 많은 어린이들을 구하게 되었다. ORT야 말로 현대의학의 가장 큰 공헌의 하나라고 할 수 있을 것이다.

[주] Standard WHO-ORS의 오스몰 농도(osmolarity)는 311 mOsm/L(Na^+ 90 mEq/L, K^+ 20 mEq/L, Cl^- 80 mEq/L, glucose 20 g/L)의 등장성 용액이었으나, 이후 연구에서 이 용액의 Na^+ 농도가 영양 상태가 양호한 비콜레라성 설사 소아에게는 적합하지 않은 것으로 밝혀져, 2004년 WHO와 UNICEF(United Nations Children's Fund)는 비콜레라성 설사 소아에서는 오스몰 농도가 낮은 ORS(Na^+ 75 mEq/L, glucose 13.5 g/L, osmolarity 245 mOsm/L)의 사용을 권고하였다

참고문헌

1. Cosnett JE. The origin of intravenous fluid therapy. Lancet 1989;8641:768-71.
2. Darrow DC, Pratt EL, Fleet J, et al. Disturbances of water and electrolytes in infantile diarrhea and dehydration. Pediatrics 1949;3:129.
3. Gamble JL. Chemical anatomy, physiology, and pathology of extracellular fluid: A lecture syllabus. 6th ed. Cambridge, Massachusetts: Havard University Press; 1958.
4. O'Shaughnessy WB. Experiments on the blood in cholera. Lancet 1831;1:490.

2 장

체액 Body water

이정원 · 임인석

1. 체액의 구성

1) 세포내액(Intracellular fluid, ICF)

2) 세포외액(Extracellular fluid, ECF)

(1) 간질액(Interstitial fluid, ISF)

(2) 혈장(Plasma)

2. 체액의 분포

소아의 총체액은 체중의 약 60%이며 40%(2/3)는 세포내액, 20%(1/3)는 세포외액이다. 세포외액 20% 중 15%는 간질액이고 5%는 혈장이다(그림 2-1).

세포내액 (ICF)	세포외액 (ECF)	
	간질액 (ISF)	혈장
40%	15% 영아 (25%)	5%

그림 2-1. 체액의 분포 (체중의 %)

총체액은 생후 연령에 따라 변화한다. 만삭아의 총체액은 체중의 약 75%로 높으나 출생후 첫 1년 동안 점차 감소하여 12개월에는 약 60%가 된다. 이런 생후 변화는 주로 세포외액 특히 간질액의 감소에 기인하고 혈장은 5%로 일정하다.

12개월 이후부터의 총체액은 사춘기까지 큰 변화 없이 일정하게 유지된다. 성인에서는 근육이 발달하는 남자보다 지방이 축적되는 여자에서 총체액이 낮다(표 2-1, 그림 2-2).

[주] 체중만 알면 연령과 관계없이 체중의 5%인 혈장량을 간단히 계산할 수 있고, 혈액량도 헤마토크릿 40% 기준으로 할 때 체중의 8%(만삭아는 헤마토크릿이 높아 체중의 10% 정도임)가 되므로 역시 쉽게 계산할 수 있다.

표 2-1. 체액 분포의 연령에 따른 변화

연령	총체액 (TBF,%)	세포내액 (ICF,%)	간질액 (ISF,%)	혈장 (Plasma,%)	세포외액 (ECF,%)
미숙아	80	35	40	5	45
만삭아	75	35	35	5	40
1-12개월 영아	65	35	25	5	30
1-12세 소아	60	40	15	5	20
성인 남자	55	35	15	5	20
성인 여자	50	30	15	5	20

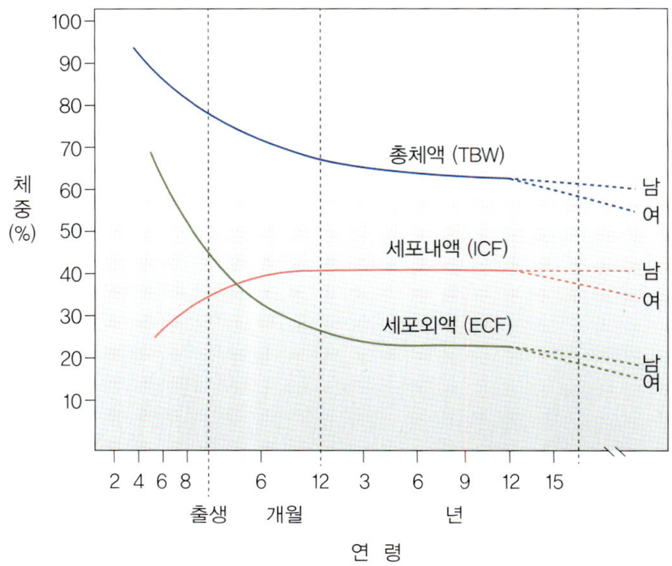

그림 2-2. 체액의 연령에 따른 변동

3. 체액의 이동

1) 세포내액과 세포외액 사이

세포내액과 세포외액은 반투과성인 세포막으로 구분되어 있어서 유효 삼투압(effective osmotic pressure)에 의하여 수분이 이동한다. 예를 들어 고나트륨혈증 때문에 세포외액의 유효 삼투압이 증가하면 수분은 세포내액에서 세포외액으로 이동하게 된다(그림 2-3).

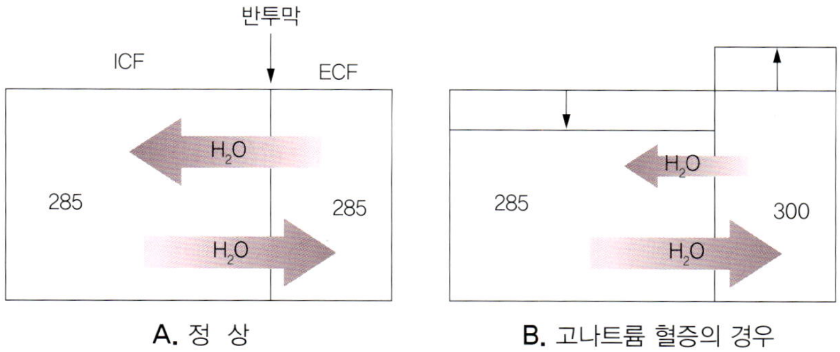

그림 2-3. 삼투압에 의한 체액의 이동

2) 혈장과 간질액 사이

혈장과 간질액은 모세혈관벽으로 구분되어 있어서 혈관내 정수압(hydrostatic pressure, HP)과 삼투압(osmotic pressure, OP)에 따라서 수분이 이동한다. 정수압이 증가하면 수분은 혈장에서 간질액으로 이동하고 삼투압이 증가하면 수분은 간질액에서 혈장으로 이동한다. 모세혈관에서는 동맥 쪽과 정맥 쪽의 정수압과 삼투압의 차이가 서로 달라 수분 이동도 다르다(그림 2-4).

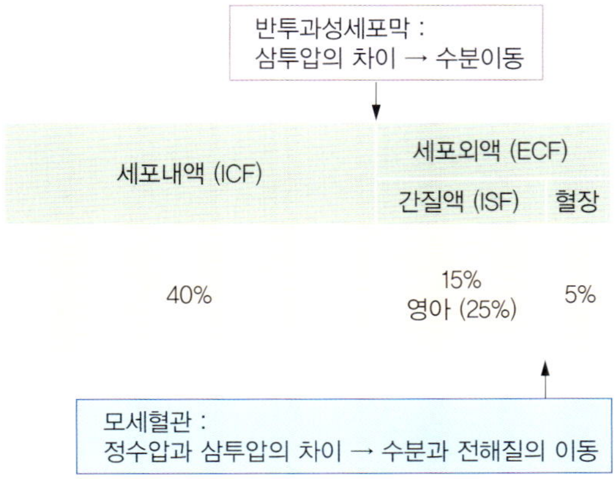

그림 2-4. 체액의 이동

4. 체액 유지를 위한 일일 수분 필요량

소아는 성인에 비하여 체중당 수분 필요량이 훨씬 크다. 이유는 체중에 비해 상대적으로 넓은 체표 면적과 미숙한 신장의 낮은 요농축능 때문이다.

신생아의 체중은 성인의 1/23인데 비하여 체표면적은 성인의 1/8이나 되기 때문에 불감성 수분소실이 많아 수분 필요량도 많다(표 2-2).

표 2-2. 신생아와 성인의 체표면적의 비교

	체중 (kg)	체표면적 (m^2)
신생아	3	0.2
성인	70	1.73
비례	23배	8배

또한 미숙한 신장의 최대 요농축능은 700 mOsm/L이며 이는 성인 신장의 최대 요농축능인 1,400 mOsm/L의 1/2 수준이다. 따라서 같은 양의 용질을 배설할 때 2배의 수분을 필요로 한다. 즉 신생아는 체중에 비하여 상대적으로 넓은 체표면적과 미숙한 요농축능 때문에 일일 수분 필요량(100 mL/kg)이 성인(35 mL/kg)보다 높을 수밖에 없다. 체중 7 kg인 영아와 체중 70 kg인 성인을 비교하면 성인의 하루 수분 필요량은 2,000 mL로 성인 세포외액(14,000 mL)의 14%(체중의 약 3%)이나, 영아의 하루 수분 필요량은 700 mL로 영아 세포외액(2,100 mL)의 33%, 체중의 10%에 해당되므로 하루

동안 수분을 전혀 섭취하지 않은 영아는 쉽게 탈수증에 빠진다(그림 2-5).

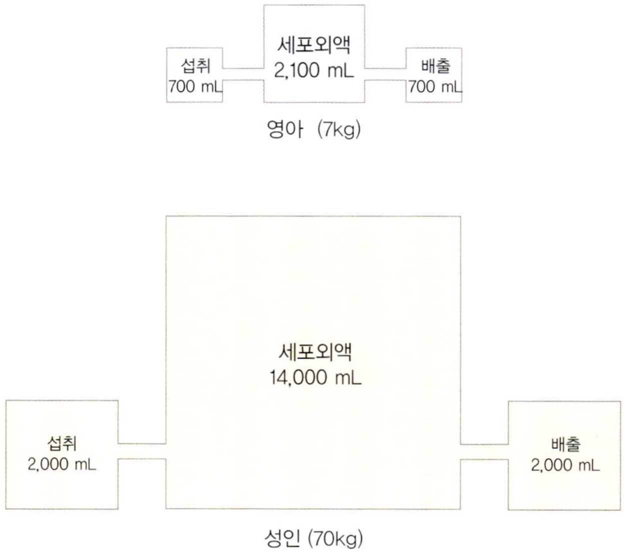

그림 2-5. 영아와 성인의 세포외액 비교

5. 체액의 전해질(Electrolytes)과 비전해질(Non-electrolytes)

전해질이란 물에 용해되었을 때 전기적으로 (+) 또는 (−) 전하(electrical charge)를 가지는 원자 또는 분자를 말하며 (+) 전하를 띠는 것을 양이온(cation), (−) 전하를 띠는 것을 음이온(anion)이라고 한다. 체액의 양이온(cation)에는 Na^+, K^+, Ca^{++}, Mg^{++} 등이 있고, 음이온(anion)에는 Cl^-, HCO_3^-, HPO_4^{--} 등이 있다 각각의 전해질은 (+) 또는 (−)의 수에 해당하는 결합 손을 가지고 있으며 1가 양이온인 Na^+은 Cl^- 1개와, 2가 양이온인 Ca^{++}은 Cl^- 2개와 결합할 수 있다. 반면 물에 용해되었을 때 전하를 띠지 않는 물질을 비전해질이라고 하며 포도당, 요소, 지질 등이 해당된다. 체액에 용해되어 있는 전해질과 비전해질 성분은 다음과 같이 분류될 수 있다(표 2-3).

표 2-3. 체액의 전해질과 비전해질 성분

전해질	양이온	Na^+, K^+, Ca^{++}, Mg^{++}
	음이온	Cl^-, HCO_3^-, HPO_4^{--}, $C_3H_5O_3^-$, 단백질, 유기산
비전해질	포도당, 요소, 지질	

체액의 전해질 구성은 세포외액과 세포내액에서 매우 다르다(그림 2-6). 세포외액에는 Na^+과 Cl^-가 풍부하고 세포내액에는 K^+과 PO_4^{--}가 풍부하다. 이러한 전해질 구성의 차이는 전해질이상을 평가하고 치료하는 데 중요하다. 그러나 임상에서 직접 측정할 수 있는 것은 혈장 전해질뿐이며 이는 체내 전체 전해질 양을 반영하지는 못하는 경우가 있다.

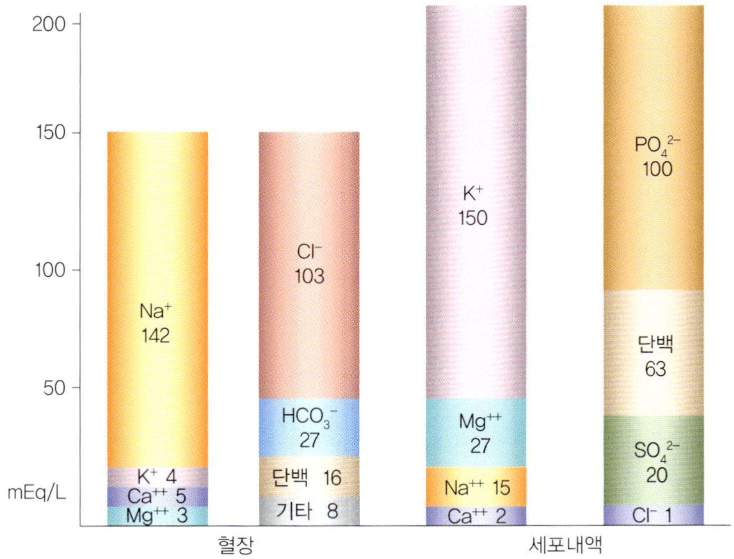

그림 2-6. 체액의 전해질 구성

6. 전해질 측정 단위

1) Mole (M)과 Millimole (mM): 물질량(amount of substance)

M은 어떤 물질의 분자량에 g을 붙인 값이다. NaCl의 분자량은 58.5 (Na: 23+ Cl: 35.5)이므로 NaCl 1 M은 58.5 g이다. 포도당($C_6H_{12}O_6$)의 분자량은 180 (C: 12×6 + H: 6×12 + O: 16×6)이므로 포도당 1 M은 180 g이다. 그러나 생체내 물질은 대부분 소량이기 때문에 M 대신 1/1,000인 millimole (mM)을 사용한다. 즉 NaCl 1 mM은 58.5 mg, 포도당 1 mM은 180 mg이 된다. g나 mg를 M이나 mM로 환산하는 것도 간단하다. NaCl 1 g은 17.1 mM (1,000 mg ÷ 58.5 mg)이고 포도당 1 g은 5.6 mM (1,000 mg ÷ 180 mg)이 된다.

2) Milliequivalent (mEq): 전하농도(electrical charge concentration)

전해질의 농도 에는 mM 대신에 화학적 결합력을 나타내는 mEq가 사용된다. 이는 전해질의 화학반응이 양이온(cation)과 음이온(anion)으로 결합하기 때문이다.

mM 과 mEq와의 관계는, Na^+과 같은 1가 이온은 1 mM=1 mEq이고, Ca^{++}과 같은 2가 이온은 1 mM =2 mEq이다. 혈장 전해질은 양이온 154 mEq/L, 음이온 154 mEq/L로 구성되어 있다(표 2-4).

표 2-4. 혈장의 전해질 조성

	전해질	농도(mEq/L)
양이온(Cation)	Na^+	142
	K^+	5
	Ca^{++}	5
	Mg^{++}	2
	합계	154
음이온(Anion)	HCO_3^-	27
	Cl^-	103
	HPO_4^-	2
	SO_4^-	2
	유기산	5
	단백질	16
	합계	154

3) Milliosmole (mOsm): 입자 농도(particle concentration)

삼투현상(Osmosis)이란 두 용액이 반투막(semipermeable membrane, 용질은 통과시키지 않고 수분만 통과시키는 막)을 사이에 두고 있을 때, 용질의 농도가 낮은 곳에서 높은 곳으로 수분이 이동하는 현상을 말하여 이런 현상을 설명할 때 osmole (Osm) 또는 milliosmole (mOsm)이란 단위를 사용한다. 포도당처럼 용액 안에서 더 작은 입자로 분리되지 않는 물질은 1 mM이 1 mOsm이 되고 NaCl처럼 Na^++Cl^-로 분리되면 1 mM이 2 mOsm, Na_2SO_4처럼 Na^++Na^++SO_4^{--}로 분리되면 1 mM은 3 mOsm이 된다. 즉 물질이 분리되었을 때의 입자수(n)만큼 mOsm이 증가한다(mOsm = mM x n)(그림 2-7). 혈장의 정상 오스몰농도는 285~295 mOsm이며 빙점저하법(freezing point depression)으로 측정하거나 다음 공식에 의하여 계산할 수 있다.

$$\text{혈장mOsm/ kgH}_2\text{O} = 2[Na^+(mEq/L)] + \frac{[glucose(mg/dL)]}{18} + \frac{[BUN(mg/dL)]}{2.8}$$

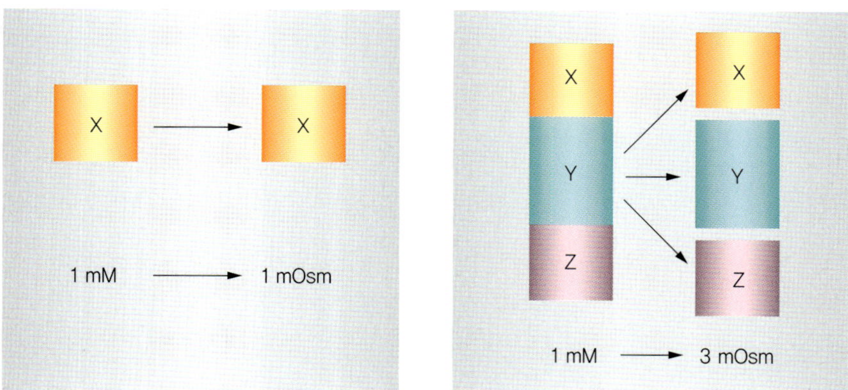

이온화 하지 않는 물질 / 이온화 하는 물질

그림 2-7. mmol과 mOsmol

혈장 포도당과 혈액요소질소(BUN)는 오스몰농도에 적게 관여하므로 흔히 혈장 Na^+농도만으로 대략의 혈장 오스몰농도를 계산하기도 한다

[예] 혈장[Na^+] 140 mEq/L x 2 = 280 mOsm/kgH_2O.

Osmolal gap은 공식에 의해 계산된 mOsm농도와 측정된 mOsm농도 사이의 차이를 말하며 정상 상태에서는 10 mOsm/kgH_2O 이하이다. Osmolal gap이 10 mOsm/kg H_2O 이상이면 계산되지 않은 mOsm이 존재한다는 의미이며 Ethylene glycol 중독, ethanol중독, mannitol 투여, pseudohyponatremia 등의 경우이다.

오스몰에는 유효 오스몰(effective osmole)과 무효 오스몰(ineffective osmole)이 있다. 세포막을 통과하지 못하고 한 쪽에만 국한되어 있으면서 수분을 끌어들이는 오스몰은 유효 오스몰이며 세포외액의 Na^+, 포도당 등이 해당된다. 반면 세포막을 자유롭게 통과하면서 양쪽에 같은 농도로 존재하여 수분의 이동에 아무런 영향을 주지 않는 오스몰은 무효 오스몰이며 요소 등이 해당된다. 전체 오스몰농도에서 무효 오스몰농도를 제외한 유효 오스몰농도를 tonicity라고 하며 다음과 같다.

$$\text{혈장 유효 오스몰농도(Effective osmolality)} = 2[Na^+(mEq/L)] + \frac{[glucose(mg/dL)]}{18}$$

종종 Osmolality(중량 오스몰농도)가 Osmolarity(용량 오스몰농도)와 혼동되어 사용된다. Osmolality (mOsm/kg H_2O)는 수분 kg당 오스몰의 수를 말하며 이때 용액의 양은 1 L의 수분에 소량의 용질을 더해야 하므로 1 L보다 약간 많다. 반면, osmolarity (mOsm/L)는 용액 1 L당 오스몰의 수를 말하며 이때 수분량은 1 L에서 용질의 양만큼 빼야 하므로 1 L보다 약간 적다. 대부분의 검사실에서 시행하는 빙점저하법은 osmolality를 측정하지만 체액의 용질량이 미량이어서 osmolarity와의 차이는 무시할 수 있을 정도이다.

7. Osmolality조절(Osmoregulation)과 용적조절(Volume regulation)

혈장 osmolality의 조절에는 수분 평형이 매우 중요하다. 혈장osmolality가 증가하면 시상하부(hypothalamus)의 osmoreceptor가 자극되어 항이뇨호르몬(ADH)이 분비되고 갈증(thirst) 기전이 작동하며 이는 수분섭취와 배설을 조절하여 혈장osmolality를 저하시킨다.

혈액용적의 조절에는 Na^+ 평형이 매우 중요하다. 유효 혈액량이 감소하면 경동맥 sinus 등이 자극되어 소변내 Na^+ 배설량이 억제되고 혈액량이 증가하는데 이때 레닌-안지오텐신-알도스테론계 등이 관여한다(표 2-5).

표 2-5. Osmolality조절(osmoregulation)과 용적조절 (volume regulation)의 차이

	Osmolality 조절	용적 조절
조절 센서(Sensors)	혈장 osmolality 시상하부 osmoreceptors	유효혈액량 Carotid sinus Afferent arteriole Atria
Effector	항이뇨호르몬 Thirst	Renin-angiotensin-aldosterone system Sympathetic nervous system Atrial natriuretic peptide Pressure natriuresis
영향(affect)	수분배설, 수분섭취	소디움배설

8. 수액의 Osmolality와 종류

1) 수액의 osmolality

(1) 5% 포도당

포도당처럼 용액 안에서 더 작은 입자로 분리되지 않는 물질은 1 mM이 1 mOsm이 된다. 5 % 포도당 1 L에는 포도당이 50 g 포함되어 있다. 포도당 180 mg이 1 mM이므로 5% 포도당 1 L에는 278 (50,000/180) mM의 입자가 있고 이는 278 mOsm이 되며 혈장의 오스몰농도와 비슷하게 된다.

(2) 생리식염수(0.9% NaCl)

생리식염수 1 L는 154 mM의 NaCl을 함유하고 있다. 용액상태에서 NaCl은 Na^+, Cl^-로 분리되어 308 mM/L가 된다. 그러나 NaCl의 일부(약 10% 정도)는 분리되지 않기 때문에 0.9% NaCl 1 L에는 약 290 mM이 남게 되고 이는 약 290 mOsm이 된다. 이는 혈장의 오스몰농도와 유사하므로 생리식염수라고 부른다.

2) 수액의 종류

수액의 오스몰농도가 혈장의 오스몰농도와 같으면 등장성(isotonic), 낮으면 저장성(hypotonic), 높으면 고장성(hypertonic) 용액이다. 정맥으로 투여하는 수액은 등장성이어야 안전하다. 등장액(0.9% NaCl)에 넣은 적혈구는 아무런 변화가 일어나지 않지만 고장액(3% NaCl)에서는 적혈구의 수분이 밖으로 나와 쭈그러들고, 저장액(0.45% NaCl)에서는 수분이 적혈구 속으로 들어가 깨어지기 때문이다(그림 2-8).

대표적인 등장성 전해질 용액은 0.9% NaCl이고 혈장의 오스몰농도 유지에 중요하다. 비전해질 등장성 용액인 5% 포도당은 빠르게 세포내액으로 이동하기 때문에 오스몰농도에 큰 영향을 주지 않는다(그림 2-9). 0.9%의 식염수와 5% 포도당을 일정 비율로 섞으면 Na^+ 농도가 다른 등장성 용액이 되지만 포도당이 신속히 이용되고 나면 실제로는 저장성 용액의 역할을 하게 된다(예: 1: 2 용액, 1: 3 용액 등). 유지용액으로 흔히 사용되는 NaK3 (Na^+ 34 mEq, K^+ 20 mEq, Cl^- 54 mEq, 포도

당 50g)나 NaK2 (Na^+ 77 mEq, K^+ 20 mEq, Cl^- 97 mEq, 포도당 50 g) 등은 5% 포도당 때문에 약간 고장성 용액이지만 체내에서 포도당이 이용되고 나면 역시 Na^+ 농도가 낮은 저장성 용액의 역할을 하게 된다. 소아에서는 Na^+의 하루 필요량이 성인보다 낮기 때문에 대부분 Na^+ 농도가 낮은 등장성 용액이 유지 용액으로 사용되고 있다. 10% 포도당 용액은 혈장의 오스몰농도보다 2배나 되는 고장성 용액이지만 포도당이 곧바로 이용되기 때문에 혈장의 오스몰농도에 큰 영향을 주지는 않는다

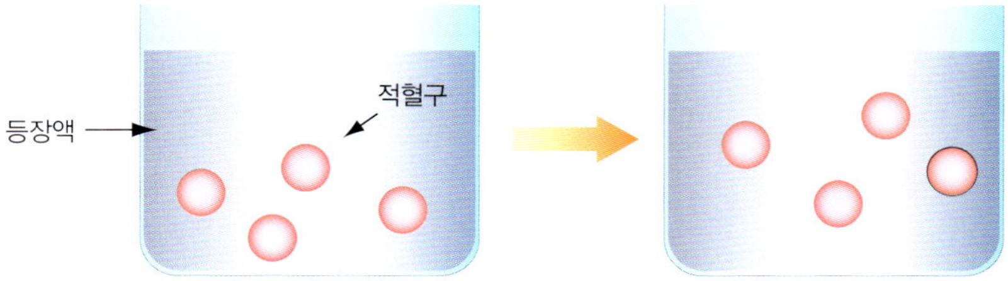

A. 적혈구를 등장액(0.9% 식염수)에 넣으면 모양이 유지된다.

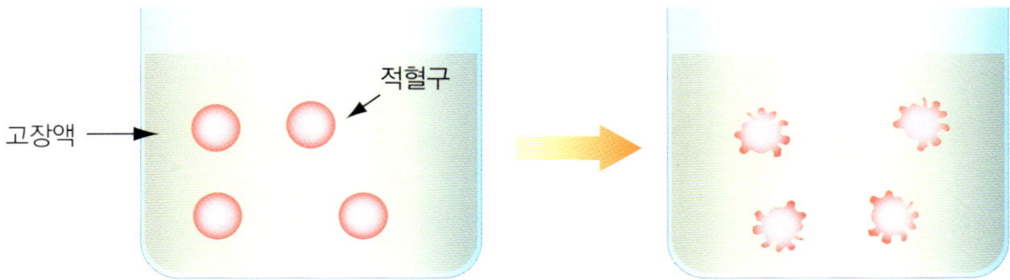

B. 적혈구를 고장액(0.9% 보다 진한 식염수)에 넣으면 수분이 밖으로 나와 쭈그리든다.

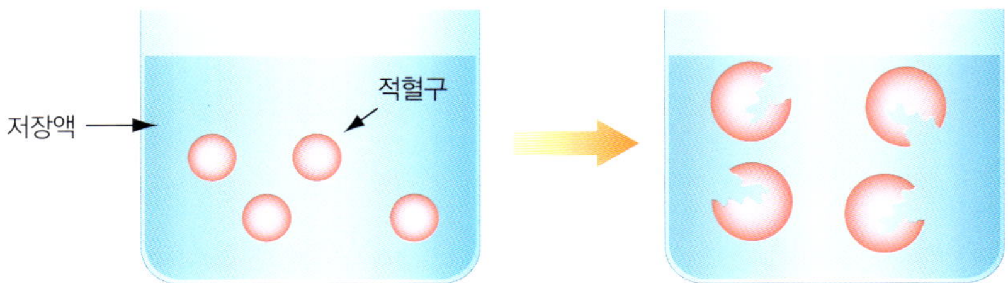

C. 적혈구를 저장액(0.9% 보다 연한 식염수)에 넣으면 팽창해서 용혈이 일어난다.

그림 2-8. 식염수의 오스몰농도와 적혈구

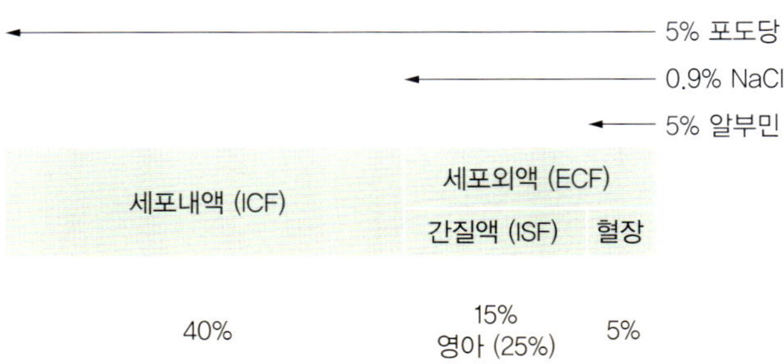

그림 2-9. 수액의 종류에 따른 체내 이동

연습문제

01 생리적 식염수(0.9% NaCl) 1 L에는 Na^+과 Cl^-가 각각 몇 mEq 들어있는가?

답 0.9% NaCl 용액 1 L에는 9 g (9,000 mg)의 NaCl이 들어있고,
NaCl 분자량이 58.5 (23 + 35.5)이므로 Na^+와 Cl^-은 각각 154 mEq씩 함유되어 있다.
[$\frac{9.000}{58.5}$ = 154 mM = 154 mEq]
용액상태에서는 일부(10% 이하)가 분리되지 않으므로 0.9% NaCl 용액의 오스몰농도는 약 290 mOsm/L가 된다.

02 NaCl 1 g에는 Na^+과 Cl^-가 몇 mEq 들어있는가?

답 NaCl 분자량이 58.5이므로
NaCl 1 g에는 Na^+과 Cl^-가 각각 17.1 mEq [1,000/58.5] 들어있다.

03 KCl 1 g에는 K+이 몇 mEq 들어있는가?

답 KCl 분자량이 74.5 (39 + 35.5)이므로
KCl 1 g에는 K^+ 과 Cl^-가 각각 13.4 mEq [1,000/58.5] 들어있다

04 혈청에는 Ca^{++}이 10 mg/dL 들어 있다. 이는 몇 mEq/L에 해당하는가?

답 1 L에 들어있는 Ca^{++} 양은 100 mg이고 Ca^{++}의 원자량이 40이므로
Ca^{++} 100 mg은 2.5 mM [$\frac{100}{40}$]이다.
Ca^{++}은 2가 이온이므로, 용액 1 L에 들어 있는 Ca^{++} 2.5 mM/L 은 5 mEq/L가 된다.

05 8.4% $NaHCO_3$ 용액 20 mL (1 앰플) 속에는 몇 mEq의 HCO_3^-가 함유되어 있는가?

답 8.4% $NaHCO_3$ 100 mL에는 8.4 g, 20 mL에는 1.68 g (1680 mg)의 $NaHCO_3$가 들어있다.
$NaHCO_3$의 분자량이 84 (23+1+12+48)이므로
Na^+과 HCO_3^-가 각각 20 mEq [$\frac{1680}{84}$]씩 함유되어 있다.
따라서 1 mL에는 각각 1 mEq의 Na^+과 HCO_3^-가 함유되어 있다.

06 2 M NaCl 1 mL 에는 Na^+이 몇 mEq 들어있는가?

답 2 M NaCl 1 L → 2,000 mM/1,000 mL → 2 mM/mL → 2 mEq/mL

07 혈장 Na^+ 140 mEq/L, K^+ 4.0 mEq/L, Cl^- 108 mEq/L, glucose 90 mg/dL, BUN 14 mg/dL일 때 혈장 오스몰농도(Posm)와 유효 오스몰농도(effective osmolality)는?

답 1) $Posm = 2\ Na^+ + \frac{glucose}{18} + \frac{BUN}{2.8} = 280 + 5 + 5 = 290$ mOsm/kg H_2O

2) 유효 오스몰농도 = 290 − 5 = 285 mOsm/kg H_2O

[BUN (urea)은 세포막을 자유로이 통과하므로 무효 오스몰이다.]

참고문헌

1. Olhager E, Flinke E, Hannerstad U, Forsum E. Studies on human body composition during the first 4 months of life using magnetic resonance imaging and isotope dilution. Pediatr Res 2003;54:906-12.
2. Rose BD, Post TW. Clinical physiology of acid-base and electrolyte disorders. 6th ed. MacGraw-Hill Co; 2001.
3. Turchin A, Seifter JL, Seely EW. Clinical problem solving. Mind the gap. N Engl J Med 2003;349:1465-9.

3장

산 acid과 염기 base

최용 · 이준호 · 김기혁

체액의 pH가 정상(세포외액 7.35~7.45, 세포내액 7.0~7.3)으로 유지되어야, 세포내에 존재하는 효소의 기능 그리고 다양한 대사과정이 정상적으로 이루어진다.

pH (power of hydrogen)의 개념은 1909년 Sörensen에 의하여 도입되었다.

$$pH = -\log [H^+] = \log 1/[H^+]$$

pH = 7.40일 때, H^+ 이온의 농도($[H^+]$)는 40 nanomoles/L (nM/L)이다. 1 nM/L는 10^{-6} mM/L에 해당한다. 정상 혈장 sodium 농도($[Na^+]$)는 140 mM/L, 정상 혈장 potassium 농도($[K^+]$)는 4 mM/L이므로, 혈장의 전해질 농도는 수소 이온 농도보다 100만 배 이상 높은 것이다. 혈장 $[H^+]$ 농도는 아주 낮지만 매우 반응성이 강하여, 쉽게 단백과 결합한다. 따라서 $[H^+]$ 농도의 작은 변화로도 단백 결합 정도에 영향을 주어 단백의 기능을 변화시킬 수 있다.

혈액의 pH가 정상보다 감소(즉 $[H^+]$ 농도가 증가)되어 있는 경우, 산혈증(acidemia)

혈액의 pH가 정상보다 증가(즉 $[H^+]$ 농도가 감소)되어 있는 경우, 알칼리혈증(alkalemia)

1. pH와 $[H^+]$ 농도의 관계

pH=7.40일 때 $[H^+]$ = 40 nM/L

pH가 0.1 단위(unit) 증가하면 $[H^+]\times 0.8$, 즉 pH = 7.50이면 $[H^+]$= 40×0.8 = 32 nM/L

pH가 0.1 단위 감소하면 $[H^+]\times 1.25$, 즉 pH=7.20이면 $[H^+]$ = $40\times 1.25\times 1.25$ = 62.5 nM/L

표 3-1. pH와 $[H^+]$농도의 관계

pH	$[H^+]$ nM/L
7.80	16
7.70	20
7.60	26
7.50	32
7.40	40
7.30	50
7.20	62.5
7.10	80
7.00	100
6.90	125
6.80	156

2. 용어의 정의 '산과 염기'

산[HA] = H^+(proton이라고도 칭한다) donor: 즉 H^+를 유리시킬(시켜 줄) 수 있는 물질

염기[A−] = H^+(proton) acceptor: 즉 H^+를 받아들일 수 있는 물질

따라서 산[HA] ↔ $[H^+]$ + 염기$[A^-]$ ·· (식 3-1)

Na^+, K^+, Ca^{++} 등은 H^+를 주거나 받는 물질이 아니므로, 산도 염기도 아니다.

반면 Cl^-, HCO_3^-, Protein 같은 음이온들은 H^+를 받아들일 수 있으므로 염기이다.

어떤 물질은 산도 되고 염기도 된다. 물(H_2O)이 그러한 예인데 H_2O는 H^+를 받아서 H_3O^+가 될 수도 있고, H^+를 주고서 $[OH^-]$가 될 수도 있다. H_3O^+는 hydronium ion이라고 하며 실제로 이 형태로 우리 체내에서 존재한다.

강산(strong acid)은 대부분 H^+와 A^-로 유리되어(dissociated) 용액 내에서 아주 소량만이 산(acid, HA)의 형태로 남아있다. 약산(weak acid)은 일부만이 H^+와 A^-로 분리된다.

산은 유리형(H^+)과 결합형(HA) 사이에 평형을 이루고 있다(식 3-1). 따라서 만약 [HA]가 첨가되면, [HA]가 유리되면서 새로운 평형에 이를 때까지 $[H^+]$와 $[A^-]$의 농도가 증가된다. $[H^+]$를 첨가한다면, $[A^-]$는 감소되고, [HA]농도가 증가하게 된다.

따라서, 식 3-1{산[HA] ↔ $[H^+]$ + 염기 $[A^-]$}을 다음과 같이 표시할 수 있다.

$[H^+][A^-]/[HA]$ = Ka (산의 해리상수, dissociation constant)

$[H^+] = Ka\ \{[HA]/[A^-]\}$

$\log [H^+] = \log Ka + \log [HA]/[A^-]$

$-\log [H^+] = -\log Ka - \log [HA]/[A^-]$

$pH = -\log [H^+]$

$pKa = -\log Ka$

그러므로 $pH = pKa + \log[A^-]/[HA]$가 된다 ······ (식 3-2)

3. 완충작용(Buffering)과 보상반응(Compensatory response)

체내에서 탄수화물, 지방은 정상적으로는 완전히 연소되어 H^+를 생성하지 않는다. 그러나 단백질과 핵산을 섭취하면 H^+가 생산될 수 있다.

탄수화물 → 완전연소(aerobic metabolism) → 수분 + 탄산가스(CO_2)

→ 불완전연소(anaerobic metabolism): 포도당 → L-lactate + H^+

지방 → 수분 + CO_2

→ 인슐린 부족 시: Triglyceride → fatty acids → ketoacid anions$^-$ + H^+

단백과 핵산 → 수분 + CO_2, 그리고, 황산(H_2SO_4), 인산(H_2PO_4) 등

휘발성 산(volatile acid)인 CO_2는 하루 10,000~20,000 mM의 막대한 양이 생산되나, 호흡을 통하여 배출된다. H_2PO_4, H_2SO_4 등의 비휘발성 산(non-volatile acid)은 하루 약 1 mM/kg(성인), 1~3 mM/kg(소아) 정도 생산되며, 이는 신장을 통하여 배설된다. 세포의 기능은 $[H^+]$ 농도의 변화에 예민하므로, 생체는 체액의 완충작용과 폐와 신장의 조절기전에 의하여 세포외액의 $[H^+]$ 농도를 정상상태에서 40 ± 5 nM/L로 유지한다.

1) 완충작용(Buffering)

완충작용의 개념은 그림 3-1에 잘 나타나 있다. 강산인 염산(HCl)을 물에 타면 물의 pH는 급속히 저하된다. 반면 강산을 실험동물에 주입하면, 혈액의 pH는 서서히 떨어지는데, 이는 혈액의 완충작용에 의한 것이다(그림 3-1).

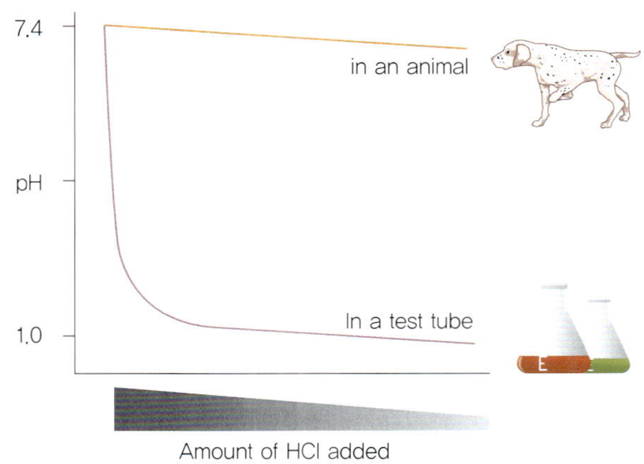

그림 3-1. 완충작용의 개념

효과적인 완충물질(생체에 산이나 염기가 가해졌을 때, pH 변화를 최소화 시키는 물질)은 약산 [HA]와 그 짝염기[conjugate base, A^-]이다. 가장 효과적으로 완충작용을 나타내는 상태는 산의 약 50%가 유리되어 있는 상태, 즉 1/2은 [HA]로 1/2은 $[H^+]$와 $[A^-]$로 존재하는 상태이다. 산의 50%가 유리되는 pH를 pKa(해리상수를 -log로 표시한 것)라고 한다. 혈액의 pH가 7.40이므로, pKa가 7.40에 가까울 수록 효과적인 완충물질이 된다.

pKa가 pH 보다 낮으면 [HA]보다 $[A^-]$가 많다. (식 3-1의 반응이 오른쪽으로 이동)
pKa가 pH 보다 높으면 [HA]보다 $[A^-]$가 적다. (식 3-1의 반응이 왼쪽으로 이동)

혈액 내의 생리적 완충물질(physiologic buffers)은 표 3-2와 같다.

표 3-2. 혈액 내 생리적 완충물질의 종류와 상대적 완충능력

Buffer의 종류	완충능 (%)
혈장	
Bicarbonate(HCO_3^-)	65
Protein	5
Phosphate	1
적혈구	
Hemoglobin	29
합계	100%

(1) 중탄산 완충계(Bicarbonate buffer system)
중탄산은 쉽게 측정하여 모니터 할 수 있으므로 임상적으로 매우 유용하다.
$[CO_2] + [H_2O] \leftrightarrow [H_2CO_3] \leftrightarrow [H^+] + [HCO_3^-]$의 관계를 갖는다.
즉 CO_2는 물과 결합하여 H_2CO_3가 되고 결국 H^+를 유리하므로 산으로 작용한다. 반면 HCO_3^-는 짝염기(conjugate base)로 작용하여, 유리된 H^+를 받아들인다.

1908년 Henderson은 중탄산 완충계를 다음과 같은 식으로 표시하였다.
$[H^+]\ [HCO_3^-] = Ka\ [CO_2]\ [H_2O]$

1917년 Hasselbach는 이를 pH 형태로 바꾸어 다음과 같이 표시하였다.
$pH = pKa + \log [HCO_3^-]/[CO_2]$ …… (Henderson-Hasselbach equation)

중탄산의 pKa는 6.1이며, $[CO_2] = \alpha Pco_2$ (α는 CO_2의 solubility coefficient로 0.03, Pco_2는 혈액 내 탄산가스 분압)이므로
$pH = 6.1 + \log [HCO_3^-]/0.03 \times Pco_2$이 된다 ……………………………………………… (식 3-3)

식 3-3을 수학적으로 표시하면 다음과 같다.

$[H^+] = 24 \times [Pco_2]/[HCO_3^-]$ ·· (식 3-4)

중탄산완충계는 혈장 내의 정상 $[HCO_3^-]$ 농도가 24 mM/L로 높고, CO_2는 폐를 통하여 효과적으로 배출되므로(open system), 매우 효과적인 완충작용을 할 수 있다.

[주] 혈장 total CO_2(tCO_2)와 $[HCO_3^-]$: 가스분석(gas analysis)에서 $[HCO_3^-]$는 대개 측정된 pH와 Pco_2로부터 계산한다. 혈장 total CO_2(tCO_2)는 HCO_3^-와 함께 용해된(dissolved) CO_2 등이 포함되므로, 심한 고지질혈증이 있는 경우를 제외하고는, 대개 혈장 $[HCO_3^-]$보다 평균 1.2 mM/L 정도 높다. 가스분석에서 얻어진 $[HCO_3^-]$와 측정된 혈장 tCO_2와 비교하여 검사가 제대로 되었는지 평가할 수 있다.

(2) 비중탄산 완충계(Non-bicarbonate buffer system)

단백질, 인산염, 뼈 등이 이에 속한다.

① 단백질에 포함된 아미노산인 histidine($[H^+]$을 결합하거나 유리할 수 있는 side chain을 가지고 있으며 pKa는 6.5 정도이다)이 주로 완충 작용을 나타낸다. 헤모글로빈은 34개, 혈장 알부민은 16개의 histidine을 가지고 있다.

② 인산염(phosphate)은 $[H^+]$ 최대 3개와 결합할 수 있다. 즉 $[PO_4^{3-}]$, $[HPO_4^{2-}]$, $[H_2PO_4^{1-}]$, $[H_3PO_4]$ 형태로 존재할 수 있다. $[H_2PO_4^{1-}]$는 산이고, $[HPO_4^{2-}]$는 conjugate base이다.

즉 $[H_2PO_4^-] \leftrightarrow [H^+] + [HPO_4^{2-}]$, pKa는 6.8이다.

$pH = 6.8 + \log [HPO_4^{2-}]/[H_2PO_4^-]$ ·· (식 3-5)

정상 혈액(pH 7.4) 내에는 $[HPO_4^{2-}]$ 형태가 $[H_2PO_4^-]$ 형태보다 4배 많다. 그러나 소변은 pH가 4.5까지 저하될 수 있으므로, 이때에는 대부분이 $[H_2PO_4^-]$ 즉 산의 형태로 존재한다(titratable acid로 검출). 따라서 인산염은 효과적인 소변 내 완충물질이 된다.

③ 뼈 역시 중요한 완충계로서, sodium carbonate, calcium carbonate 등을 함유하고 있으므로, 뼈가 녹으면 염기가 흘러나온다. 따라서 장기간 산의 부하가 있는 경우 뼈의 밀도(density)를 희생하면서 염기가 흘러나와 완충 작용을 하게 된다. 반면 뼈가 형성될 때에는 염기를 쓰게 된다.

(3) Buffer Base (BB, 완충염기), Base Deficit (BD, 염기 결핍), Base Excess (BE, 염기 과다)

$[HCO_3^-]$와 $[Protein^-]$의 합을 BB라고 한다. 따라서 정상적으로 BB= $[HCO_3^-] + [Protein^-] = 24 + 17 = 41$ mEq/L이다.

BD는 Pco_2=40 mmHg, 37℃ 상태에서 혈액의 pH를 정상(7.4)으로 되돌리는데 필요한 염기(base)

의 양을 말한다. 대사성 산증이 있는 경우, 혈장 [HCO_3^-] 농도가 낮아, 즉 염기가 부족하므로 BD이 있다.

BE는 환자의 BB에서 정상 BB를 뺀 것이다. 대사성 알칼리증이 있는 환자에서는 혈장 [HCO_3^-] 농도가 증가되어 있으므로(BB가 증가되어 있으므로) BE가 있다. 대사성 산·염기 장애가 없는 경우에는 BB는 정상이다. 즉 BD, BE 모두 0이다.

2) 보상반응(Compensatory response)

산 염기 대사 장애가 초래되면, 일차적으로 완충작용에 의하여 pH 변화가 줄어든다. 이후 생체 내에서는 pH를 정상화시키는 방향으로 보상반응이 일어난다. 그러나 만성 호흡성 알칼리증을 제외하고는 pH가 완전히 정상화되지는 않는다. (이와 같은 현상으로 해서, 이차성 반응(secondary response)이라고 부르는 게 더 좋다는 의견도 있다.)

$pH = 6.1 + \log [HCO_3^-] / 0.03 \times Pco_2$ (식 3-3)

이 식에서 분모(Pco_2)는 폐를 통한 호흡에 의하여 조절되고, 분자([HCO_3^-])는 신장에 의하여 조절된다.

대사성 산·염기 장애(일차적으로 [HCO_3^-]의 변화)가 있을 때에는 폐에서 보상 작용이 일어나고, 호흡성 산·염기 장애(Pco_2 변화)가 있을 때에는 신장에서 보상작용이 이루어진다.

대사성 장애에 대한 폐의 보상작용은 산·염기 변화 후 10~20분 이내에 시작된다. 급성 호흡성 산·염기 대사 장애의 초기에 [HCO_3^-] 농도의 변화는 적지만 빠르게 나타난다, (5~10분에 시작되어 수 시간 지속된다) 그러나, 호흡성 산·염기장애가 지속되는 경우, 신장에서의 충분한 보상작용은 3~4일에 걸쳐서 이루어진다.

표 3-3. 일차성 산 염기 대사 장애가 있을 때, 신장 및 호흡성 보상 반응 정도

장애	일차적 변동	보상반응
대사성 산증	[HCO_3^-] 저하	[HCO_3^-] 1 mEq/L 감소 마다 Pco_2 1~1.2 mmHg 감소
대사성 알칼리증	[HCO_3^-] 증가	[HCO_3^-] 1 mEq/L 증가 마다 Pco_2 0.7 mmHg 증가
호흡성 산증 급성 만성 (〉 48시간)	Pco_2 상승	 Pco_2 10 mmHg 증가 마다 [HCO_3^-] 1 mEq/L 증가 Pco_2 10 mmHg 증가 마다 [HCO_3^-] 3.5 mEq/L 증가
호흡성 알칼리증 급성 만성 (〉 48시간)	Pco_2 감소	 Pco_2 10 mmHg 감소 마다 [HCO_3^-] 2 mEq/L 감소 Pco_2 10 mmHg 감소 마다 [HCO_3^-] 4 mEq/L 감소

4. 산 염기 대사에서의 신장의 역할

1) 중탄산염 재흡수(HCO_3^- 재이용, Bicarbonate reclamation)

사구체에서 여과된 HCO_3^-의 거의 모두는 신세뇨관에서 재흡수된다. 정상 성인의 사구체여과율(glomerular filtration rate, GFR)은 하루 180 L이고, 혈장 [HCO_3^-]는 24 mEq/L이므로 하루에 4,320 mEq (24×180)의 HCO_3^-가 사구체로부터 근위세뇨관으로 여과된다. 즉 신장은 매일 막대한 양의 HCO_3^-를 여과시키고 재흡수한다. 만약 신세뇨관에서 HCO_3^-의 재흡수가 제대로 이루어지지 않고 소변으로 배출되면, 대사성 산혈증이 초래된다.

(1) 근위세뇨관

여과된 HCO_3^-의 85%가 근위세뇨관에서 재흡수되며, 그 기전은 그림 3-2와 같다.

① 근위세뇨관에서 H^+의 분비는 주로 내강막(luminal membrane)의 세뇨관 솔가장자리막(brush border membrane, BBM)에 있는 Na/H exchanger(NHE, NHE_3가 가장 흔한 isoform)를 통하여 이루어진다. 세포내 [Na^+]는 기저외측막(basolateral membrane, BLM)에 있는 Na-K ATPase에 의해 낮게 유지된다. 다라서 Na^+은 농도 차이에 의해 수동적으로 세뇨관 내강(lumen)에서 세포내 방향으로 NHE를 통하여 재흡수 되고, 동시에 H^+은 세포내에서 세뇨관 내강으로 분비된다.

② 내강으로 분비된 H^+는 여과된 HCO_3^-와 결합하여 H_2CO_3가 되었다가, BBM에 있는 carbonic anhydrase (CA) IV에 의하여 빠르게 H_2O와 CO_2로 분해되며, CO_2와 H_2O는 세포막을 자유로이 통과하므로 다시 세포내로 이동하게 된다.

③ 세포내로 이동된 CO_2는 세포내의 CA II에 의하여 H_2O와 결합하여 H_2CO_3를 거쳐 H^+와 HCO_3^-로 분해된다.

④ 이렇게 세포내에서 생성된 H^+는 다시 관나강으로 분비되고, HCO_3^-는 BLM에 있는 Na-bicarbonate cotransporter (NBC1)에 의하여 Na^+: HCO_3^- = 1:3의 비율로 혈액으로 재흡수된다.

⑤ 즉 근위세뇨관에서는 실제로 H^+의 배설이 이루어지는 것이 아니고 여과된 HCO_3^-를 다시 거두어 들이는 역할을 한다.

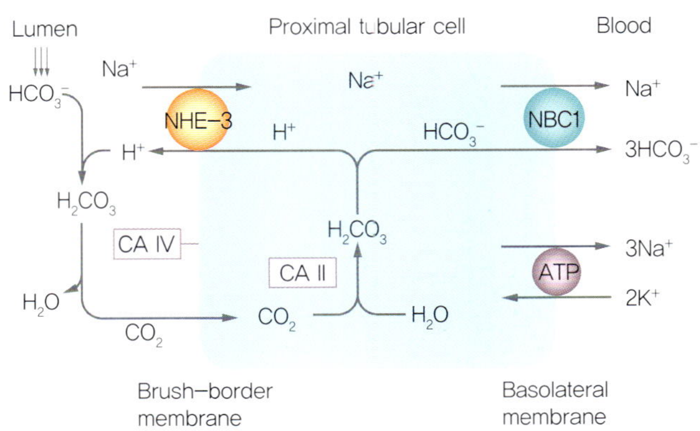

그림 3-2. 근위 세뇨관에서의 중탄산 재흡수 기전

(2) Thick ascending limb of loop of Henle

이곳에서도 비슷한 기전으로 계속해서 여과된 HCO_3^-가 재흡수된다. 그러나 이곳에는 관내강막에 CA IV가 없어서 근위세뇨관 보다 훨씬 덜 효과적이다.

(3) 집합관(collecting duct, CD)

집합관은 주세포(principal cell)와 삽입세포(intercalated cell)로 이루어져 있다. 주세포에서는 관내강막의 epithelial Na channel (ENaC)을 통하여 Na^+이 세포내로 재흡수 된다. Na^+은 (+) 전하를 가지므로, Na^+가 재흡수되고 나면 관내강은 (−) 전하를 갖게 된다. 따라서 (+) 전하를 가진 K^+가 세포내에서 관내강으로의 쉽게 분비되며, 삽입세포에서의 H^+분비도 쉬워진다. 집합관에서의 Na^+ 재흡수, K^+과 H^+ 분비는 모두 알도스테론에 의하여 활성화 된다(그림 3-3과 3-4). 관내강으로 분비된 H^+는, 우선 아직까지 재흡수되지 않고 관내강에 남아있는 HCO_3^-와 결합하여 재흡수하는 데 쓰인다. 집합관 관내강막에는 CA IV가 없어서 근위세뇨관 같이 효과적으로 HCO_3^-를 재흡수하지 못하지만, 집합관에 도달하는 $[HCO_3^-]$ 농도가 낮아서 재흡수에 문제는 없다. 재흡수된 HCO_3^-는 기저외측막을 통하여 Cl^-와 교환되어(Cl^-/HCO_3^- anion exchanger, AE1이 대표적이다) 혈액으로 되돌아간다.

삽입세포는 A 세포와 non-A 세포로 구성되어 있으며, 대부분을 차지하는 A 세포는 H^+를 관내강으로 분비한다(그림 3-4). 그러나 일부를 구성하는 non-A 세포는 관내강막에 Cl^--HCO_3^- exchanger(Pendrin, PDS, SLC26A4)를 가지고 있어, 우리 몸에서 염기를 내보내야 하는 경우 등에 작동을 하기도 한다.

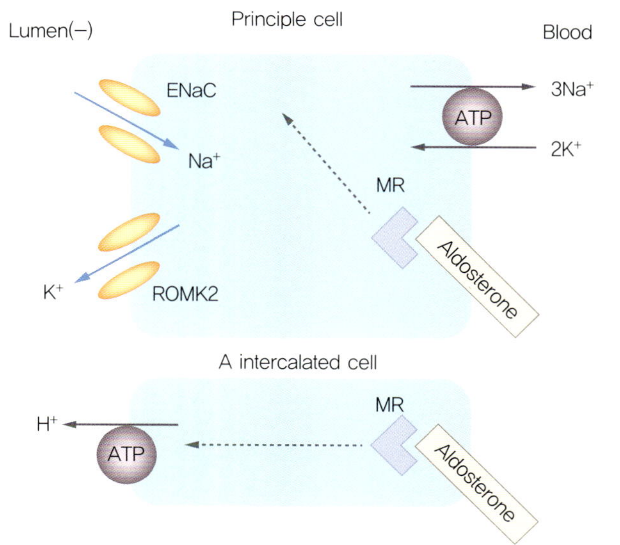

그림 3-3. 피질 집합관의 기능

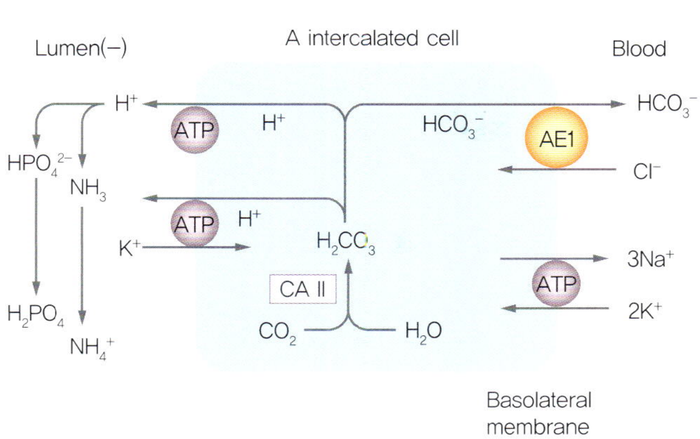

그림 3-4. 수질 집합관의 기능

2) 소변 완충물질에 의한 H^+의 배설(새로운 HCO_3^-의 생성, Bicarbonate regeneration)

체내에서 에너지 대사과정에서 생성된 H^+(성인 1 mM/kg/day, 소아 1~3 mM/kg/day)는 HCO_3^-에 완충되므로 이때 사용된 HCO_3^-가 재형성되어야 한다. 집합관에서 분비된 H^+은 소변 내 완충물질(암모니아, 인산)과 결합하여 소변으로 배출된다(그림 3-4).

(1) 근위 세뇨관에서 생성된 암모니움(NH_4^+, 그림 3-5, 암모니움 생성 과정에서 HCO_3^-가 만들어지며, 따라서 NH_4^+이 소변을 통해 체외로 배출되어야 체내에 HCO_3^-가 남는다. 즉 H^+를 중화하면서 소모되었던 HCO_3^-가 새로 생성된다)은 분비(근위세뇨관, H^+와 같이 NHE3를 이용하여 분비된다)와 재흡수(loop of Henle)를 거쳐 결국 집합관에서 암모니아(NH_3) 형태로 분비되며, 집합관에서 분비된 H^+와 결합하여 NH_4^+가 된다. NH_3는 세포막을 통과(확산에 의하여 세포막을 통과하기도 하지만, 최근에 집합관 관내강막에 있는 Rhesus-like proteins, RhCG에 의하여 주로 이동되는 것으로 알려졌다)하는 데에 반해, NH_4^+는 자유롭게 세포막을 통과하지 못하므로 집합관 관내강에서 형성된 NH_4^+는 흡수되지 않고 소변을 통하여 배출된다.

$$pH = PKa\ (9.1) + Log\ NH_3/NH_4^+ \quad \cdots\cdots\cdots (식\ 3\text{-}6)$$

만성 대사성 산증이 있을 때에는 근위세뇨관에서 NH_4^+ 생산이 증가하여, 소변으로 NH_4^+ 분비가 현저히 증가한다. 그러나, 고칼륨혈증, 사구체여과율의 감소, 알도스테론 부족 등이 있을 때에는 NH_4^+ 생산이 제대로 되지 않는다.

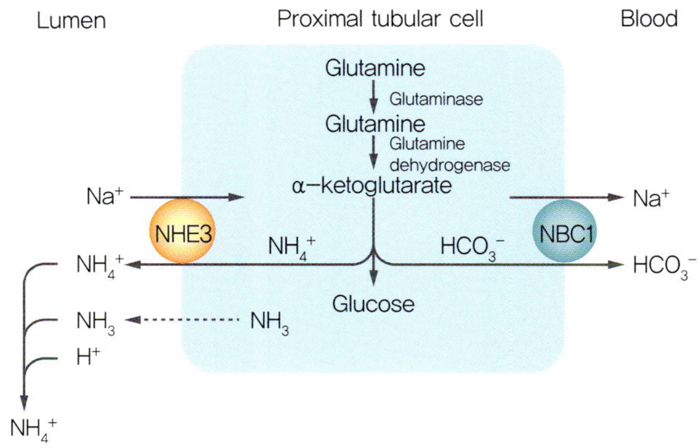

그림 3-5. 근위 세뇨관에서 암모니움의 생성 과정

일반적으로 병원 검사실에서 소변 내 NH_4^+ 농도를 측정하지 않으므로, 소변 내 NH_4^+ 배설을 소변 음이온차(urine anion gap, UAG)(30, 31쪽 참고) 등을 이용하여 추정한다.

(2) 또 분비된 H^+의 일부는, 세뇨관에서 인산염(phosphate)과 결합하여 titratable acid (TA)로 소변으로 배출된다.

$$pH = 6.8 + \log [HPO_4^{2-}]/[H_2PO_4^-] \quad \text{(식 3-5)}$$

혈장의 정상 pH는 7.4이므로, 이때에는 $[HPO_4^{2-}]$ 농도가 $[H_2PO_4^-]$ 농도보다 4배 높다.

반면 소변에서는 pH가 6.8이라면 두 종류 인산염의 농도가 1: 1이 되며, 소변 pH가 더 낮아진다면 $[H_2PO_4^-]$(즉 H^+를 한 개 더 가진 형태)의 농도가 훨씬 많아진다. 따라서 인산염은 소변에서 더 많은 H^+를 함유할 수 있으므로, 소변에서 효과적인 완충제 역할을 한다.

3) 신장의 산 염기 대사 조절 작용

신장의 소변 산성화 기전(H^+를 배설하는 능력)은 적응(adaptable)할 수 있다. 수송과정 (transporting process)에 관여하는 수송체들, 즉 NHE, H^+-ATPase, anion exchanger (AE) 등, 그리고 암모니아 생산 등은 체내의 산 염기 상태에 따라 조절된다.

즉 산증(신세뇨관 산증 제외)이 있을 때에는 $[HCO_3^-]$의 재흡수가 증가되고, H^+의 배설이 증가되는 방향으로 수송체들이 증가하며, 암모니움 생산도 증가된다.

결국 산의 생산(net acid production)과 배설(net acid excretion, NAE)은 같아야 한다.

$$NAE = (U[NH_4^+]V) + (U[PO_4^-]V) - (U[HCO_3^-]V), \text{ (V= 분당 소변량, mL/min)}$$

음식물 섭취 등으로 체내에 산이 부하되어, 산을 배출할 필요가 있을 때에는 소변의 pH가 낮아지고(4.5까지도 낮아진다) 소변으로 배출되는 HCO_3^-가 거의 없어진다. 반면 염기가 부하되었을 때에는 여분의 여과된 HCO_3^-가 소변으로 배출되어 소변 pH가 8.0~8.5까지 될 수 있다.

참고 문헌

1. Greenbaum LA. Acid-Base Balance, Nelson Textbook of Pediatrics, 19th Ed, pp 229-242, 2011.
2. Adrogue HJ, Madias NE. Secondary Responses to Altered Acid-Base Status: The Rules of Engagement. J Am Soc Nephrol 2010;21:920-3.

4장

산-염기 평형의 이상

박혜원 · 구자욱 · 최용

1. 개요

체액은 약한 알칼리성으로, 정상 pH는 7.35~7.45이다. 혈액의 pH가 정상보다 감소(pH < 7.35), 즉 혈액 [H^+]가 증가되어 있으면 산혈증(acidemia)이라 하고, 정상보다 증가(pH > 7.45), 즉 [H^+]가 감소되어 있으면 알칼리혈증(alkalemia)이라 한다.

한편 산증(acidosis)은 [H^+]농도를 증가시키는 생물학적 과정(biological process, 예; 설사로 인한 산증)을 의미하고, 알칼리증(alkalosis)은 [H^+] 농도를 감소시키는 생물학적 과정(예; 구토로 인한 알칼리증)을 의미한다.

[주] 산증 혹은 알칼리증은 생물학적 과정을 일컫는 용어이므로, 항상 산혈증 혹은 알칼리혈증을 동반하는 것은 아니다.

2. 단순 산-염기 장애(Simple acid-base disorders)

혈액의 pH의 변화를 초래하는 산-염기 대사장애가 발생한 경우에 우리 몸은 이러한 pH의 변동을 최소화하기 위하여 폐 또는 신장에서 보상작용(compensatory response)이 일어난다. 적절한 보상작용이 이루어진 일차적 산-염기 대사 장애를 단순 장애라고 하고, 적절한 보상 반응 정도는 표 3-3에 기술되어있다.

표 4-1. 일차성 산.염기 변동의 특징

장애	pH	[H^+]	일차성 변화	보상 반응
호흡성 산증	↓	↑	↑ P_{CO_2}	↑ [HCO_3^-]
호흡성 알칼리증	↑	↓	↓ P_{CO_2}	↓ [HCO_3^-]
대사성 산증	↓	↑	↓ [HCO_3^-]	↓ P_{CO_2}
대사성 알칼리증	↑	↓	↑ [HCO_3^-]	↑ P_{CO_2}

2.1 대사성 산증(Metabolic acidosis)

1) 정의

대사성 산증은 일차적으로 혈장 [HCO_3^-]가 저하되어 혈액의 pH가 저하된 경우로 정의한다. 혈장 [HCO_3^-]가 1 mEq/L 감소할 때마다 Pco_2가 1~1.2 mmHg 감소하여야 적절한 호흡성 보상작용이 이루어졌다고 판단한다. 또는 다음 식으로 Pco_2 변화를 예측할 수 있다.

$$Pco_2 = 1.5 \times [HCO_3^-] + (8 \pm 2)$$

2) 원인 및 감별진단

대사성 산증의 원인 감별을 위하여는 독성 물질 또는 약물의 섭취 여부를 포함한 철저한 병력 청취, 진찰, BUN, 크레아티닌, 혈당, 혈장 전해질, 소변 pH, 전해질 검사 등을 포함한 기본적 검사가 필요하다.

(1) 혈장 음이온 차(Plasma anion gap., PAG)

대사성 산증의 원인 감별을 위해 우선 혈장 음이온 차(plasma anion gap., PAG)를 계산한다.

혈장 내 전기적 중성도(electrical neutrality)가 유지되기 위해서는 혈장 양이온과 음이온의 당량(mEq/L)의 합이 같아야 하므로 다음과 같이 표시할 수 있다(그림 4-1).

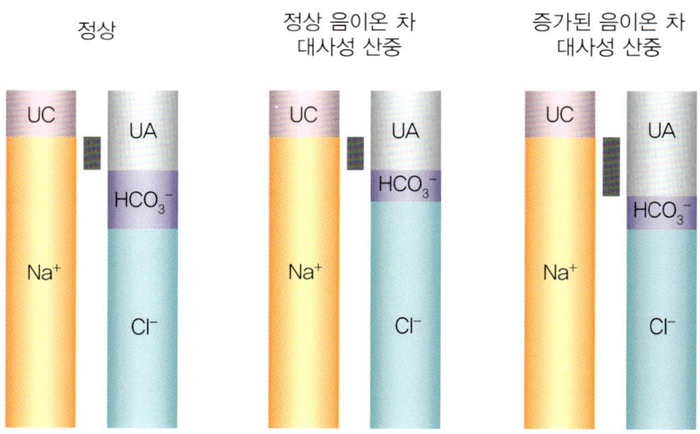

그림 4-1. 혈장 음이온 차이. (UC, unmeasured cation; UA, unmeasured anion)

$$[Na^+] + [\text{측정되지 않은 양이온}] = [HCO_3^-] + [Cl^-] + [\text{측정되지 않은 음이온}]$$

[주] 흔히 임상에서는 [Na^+], [K^+], [Cl^-], 및 [HCO_3^-]를 함께 검사하며 다른 전해질이나 유기 음이온 등은 측정하지 않는다. 혈청 [K^+]는 [Na^+]에 비하여 변화가 거의 없으므로 표시하지 않는다.

[측정되지 않은 양이온]에는 [K^+], [Ca^+], [Mg^+] 등이 포함되며, [측정되지 않은 음이온]에는 알부민(가장 주된 음이온이다), 인산, 요산, 황산 등이 포함된다.

$$PAG = [\text{측정되지 않은 음이온}] - [\text{측정되지 않은 양이온}] = [Na^+] - \{[HCO_3^-] + [Cl^-]\}$$

정상 PAG는 12 ± 2로, 16 mEq/L 이상인 경우 PAG가 증가되었다고 할 수 있으며, [측정되지 않은 음이온]이 증가된 것을 의미한다(그림 4-1).

[주] 1. 과거와 달리 요즘은 [Cl^-] 농도를 ion-selective electrode로 측정하므로 과거에 비하여 높게 측정된다. 따라서 이 경우PAG의 정상치를 12 mEq/L보다 낮게 잡아야 한다. 실험실에 따른 정상치를 아는 것이 중요하다.

2. 혈장 알부민은 [측정되지 않은 음이온] 가장 중요한 성분이다. 따라서 혈장 알부민 치에 따라 PAG 정상치를 수정하여야 한다. 일반적으로 혈장 알부민 1 g/dL 감소마다 PAG가 2.5 mEq/L 감소된다. 혈장 알부민이 2 g/dL(정상치 4 g/dL)이라면, 이 사람의 정상 PAG는 12 − (2×2.5) = 7 mEq/L이다.

① 정상 음이온 차(normal anion gap) 대사성 산증

설사나 신세뇨관 산증으로 HCO_3^-가 대변 혹은 소변으로 소실되어 산증이 초래되는 경우에는 [HCO_3^-]가 감소하면서 대신 [Cl^-]가 증가하므로 PAG은 변하지 않으며, 따라서 고염소 대사성 산증(hyperchloremic acidosis)이라고도 한다.

② 증가된 음이온 차(increased anion gap) 대사성 산증

Lactic acidosis나 케톤산증과 같이 탄수화물 또는 지방의 불완전연소에 의하여 젖산(H^+lactate$^-$)또는 케톤산(H^+ketoacid anion$^-$) 생성이 증가된 경우, 또는 신기능의 감소에 의하여 황산, 인산, 요산 등 내인성 산이 혈액 내에 축적되어 유기산이 증가할 경우에는 [HCO_3^-]가 감소하면서 [측정되지 않은 음이온]이 증가하므로 PAG이 증가하는 정상 염소 대사성 산증(normochloremic acidosis)이 발생한다.

표 4-2. 대사성 산증의 원인

혈청 음이온 차: 정상
신외성 원인: 설사, 요로전환(urinary tract diversion) 신세뇨관산증: 1형, 2형, 4형
혈청 음이온 차: 증가
Lactic acidosis Ketoacidosis 신부전(GFR이 정상의 20~30% 이하로 감소) 중독증: ethylene glycol, methanol, salicylate, toluene, paraldehyde 선천성 대사장애: Maple syrup urine disease, Methylmalonic acidemia, Propionic acidemia

(2) 신장의 소변 산성화 기전 평가

혈장 음이온 차가 정상이면서, 설사, 요로전환 등의 병력이 없어서 신세뇨관 산증이 의심되는 경우에는 다음과 같은 방법으로 신장에서의 소변 산성화 기전을 평가한다.

① **소변** pH

소변 pH를 pH meter (air tight)로 측정한다.

대사성 산증의 경우 원위세뇨관 산증(distal renal tubular acidosis, dRTA)이 없다면(원위 세뇨관의 H^+ 분비가 정상이라면) 소변 pH는 5.5 이하로 저하될 수 있다. 그러므로 혈장 $[HCO_3^-]$가 17~20 mEq/L의 경증 환자에게 염화암모니움(NH_4Cl)을 투여하여 혈장 $[HCO_3^-]$를 15 mEq/L 이하로 감소시킨 후 측정한 소변 pH가 5.5 이하이면 근위 신세뇨관 산증으로, 5.5 이상이면 원위 세뇨관의 H^+ 분비 장애가 있는 원위 신세뇨관 산증으로 구별할 수 있다(그림 4-2, 그림 4-3).

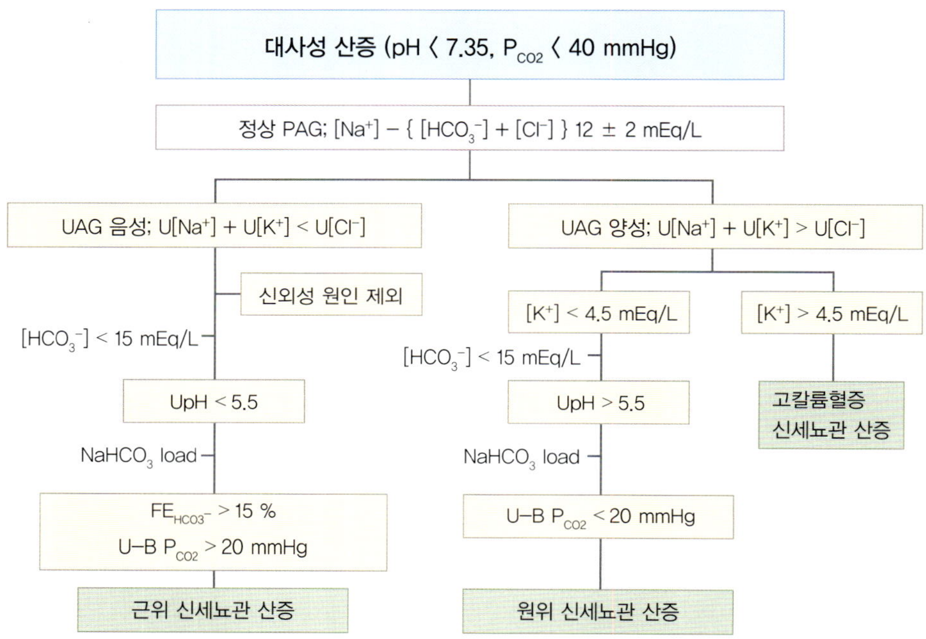

그림 4-2. 신세뇨관 산증의 감별진단

② **소변 음이온 차**(Urine anion gap, UAG)

신세뇨관에서는 유리 H^+보다는, NH_4^+와 결합한 형태로 더 많은 양의 산을 배설하므로, 산의 부하를 처리하는 신장의 능력을 판단하는 데에는 소변 pH보다 소변 내 NH_4^+의 배설량을 아는 것이 꼭 필요하다. 그러나 소변 내 $[Na^+]$, $[K^+]$, 및 $[Cl^-]$의 측정은 흔히 하나 $[NH_4^+]$는 일반 검사실에서 직접 측정하는 경우가 드물다. 그러므로 다음과 같이 소변 음이온 차(urine anion gap, UAG)를 계산하여 NH_4^+ 배설량을 추정한다.

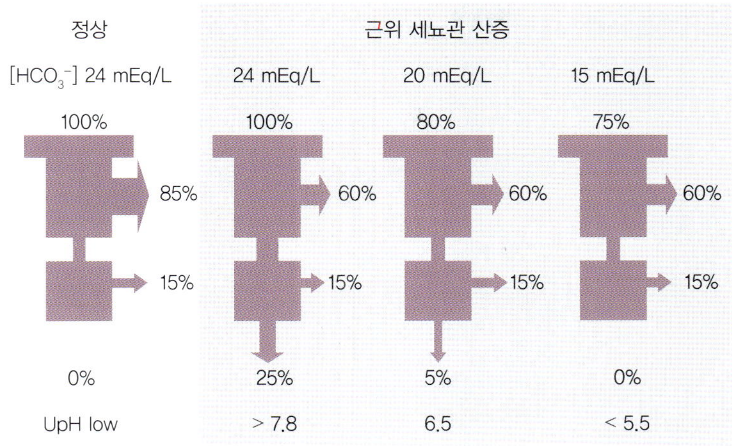

그림 4-3. 대사성 산증에서 소변 pH의 변화
정상적으로 사구체에서 여과된 HCO_3^-는 100% 재흡수되며 그중 85%가 근위 세뇨관에서, 15%가 원위 세뇨관에서 재흡수된다. 근위 세뇨관 산증 환자에서 혈장 [HCO_3^-]가 정상일 때는 여과된 [HCO_3^-]의 60% 정도만을 근위 세뇨관에서 흡수할 수 있으므로 원위 세뇨관에서 흡수할 수 있는 15%를 모두 흡수해도 소변으로 약 25% 가량의 HCO_3^-를 소실하게 된다. 그러나 전신 산증이 진행하여 혈장 [HCO_3^-]가 15 mEq/L 이하로 감소하면, 신장에서 여과된 HCO_3^-를 전량을 재흡수할 수 있게 되므로 더 이상 소변으로 HCO_3^-가 배설되지 않는다.

$$U[Na^+] + U[K^+] + U[\text{측정되지 않은 양이온}] = U[Cl^-] + U[\text{측정되지 않은 음이온}]$$

$$UAG = U[\text{측정되지 않은 음이온}] - U[\text{측정되지 않은 양이온}]$$
$$= U[Na^+] + U[K^+] - U[Cl^-]$$

소변 내 측정되지 않는 양이온은 주로 [NH_4^+]이며, 측정되지 않는 음이온은 주로 [HCO_3^-]이다.

그러므로 $UAG \fallingdotseq U[HCO_3^-] - U[NH_4^+] \fallingdotseq U[Na^+] + U[K^+] - U[Cl^-]$

소변 pH가 6.5 이하이면, 소변 내에 HCO_3^-는 거의 없으므로, 이때의 UAG는 [NH_4^+]의 음수이다. 이를 수식으로 표현하면 다음과 같다.

$$UAG \fallingdotseq -U[NH_4^+] \fallingdotseq U[Na^+] + U[K^+] - U[Cl^-]$$

생리적으로 소변 내 [측정되지 않은 음이온]이 [측정되지 않은 양이온]보다 많으므로 UAG는 양의 값이지만, 산증이 있을 때 신장의 산 배설 능력이 정상이라면 소변 내 NH_4^+ 배설이 현저히 증가하므로 UAG가 음의 값이 되어야 한다.

그러나 원위 세뇨관 산증에서는 NH_4^+ 배설이 증가되지 못하므로 UAG은 양의 값을 보인다.

③ 혈액-소변 이산화탄소 분압 차(urine-blood pCO_2 tension, U-B pCO_2)

원위 세뇨관의 산 배설을 평가하기 위한 또 다른 방법으로 $NaHCO_3$ 투여 후 혈액과 소변의 CO_2 분압 차(U-B pCO_2)를 측정한다. 즉 관내강 [HCO_3^-]를 증가시켜 근위세뇨관에서 최대량이 재흡수된 후에도 HCO_3^-가 집합관까지 운반되도록 하면, 이곳에서 분비된 H^+이 HCO_3^-와 결합하여 CO_2를 생성한다.

$$H^+ + HCO_3^- \leftrightarrow H_2CO_3 \leftrightarrow H_2O + CO_2$$

정상적으로 집합관 관내강막에는 탄산탈수효소(carbonic anhydrase IV형)가 없어서 CO_2가 아주 천천히 생성되므로, CO_2가 집합관 세포 내로 재흡수되지 않고 소변으로 배설된다. 즉 집합관 H^+ 분비가 정상이라면 소변 pCO_2가 70 mmHg 이상으로 증가하고, U-B pCO_2가 20 mmHg 이상으로 측정되어야 한다. 하지만, 원위 세뇨관 산증에서는 관내강으로 H^+가 분비가 제대로 되지 않으므로 관내강에서 CO_2를 충분히 만들지 못하여 U-B pCO_2가 20 mmHg 이하로 측정된다.

④ Fractional Excretion of HCO_3^- ($FE_{HCO_3^-}$)

NaHCO3를 투여하여 신역치(renal threshold)를 초과하도록 혈장 [HCO_3^-]를 30 mEq/L까지 상승시킨 후에 Fractional Excretion of HCO_3^- ($FE_{HCO_3^-}$)를 측정하여, 그 값이 15% 이상이면 근위 신세뇨관 산증으로 진단한다.

$$FE_{HCO_3^-} = \{ U[HCO_3^-] \times P[Cr] \ / \ P[HCO_3^-] \times U[Cr] \} \times 100$$

3) 임상증상 및 검사소견

(1) 경도의 산증에서는 원인 질환에 따른 증상이 주된 소견이며, 산증의 정도가 심할수록, 발병 속도가 빠를수록 증상이 심하다. 산증이 심해질수록 보상성 과호흡이 뚜렷해져서 피로를 느끼며 숨이 차게 된다.

(2) 급성 산혈증이 대사에 미치는 영향으로는 인슐린 저항성 증가, 단백질 분해 촉진, ATP 생성 저하 등이 있으며, 만성 대사성 산증은 성장 부전을 초래한다.

(3) pH가 7.20 이하로 감소하면 심장 수축력이 저하되고 부정맥이 발생할 수 있다. 특히 기저 심장질환이 있거나 전해질 장애가 있으면 더 위험이 높다. 산혈증은 심혈관계의 catecholamine에 대한 반응을 감소시키므로 혈량 감소나 쇼크 상태에서 저혈압을 악화시킨다. 신생아에서는 폐혈관의 수축을 유발하여 지속성 폐동맥 고혈압을 초래하기도 한다.

(4) 증가된 혈청 H^+가 세포 내로 유입되면 세포 내 K^+가 세포외액으로 이동하여 혈장 [K^+]를 증가시킨다.

4) 치료

(1) 가능한 빨리 원인 질환을 치료하는 것이 가장 중요하다.

(2) 기저 질환을 치료할 수 없는 만성 대사성 산증인 신세뇨관 산증이나 만성 신부전 또는 일부 선천선 대사장애 환자에게는 경구 알칼리를 장기 투여한다.

(3) 케톤산증과 lactic acidosis의 경우에 알칼리 치료는 효과가 입증되지 않았고, 합병증을 초래할 가능성이 있으므로 아주 심한 경우(혈액 pH < 7.1)에 국한하여 사용하며, 혈액 pH ~7.2, $[HCO_3^-]$ ~10 mEq/L 정도까지 올리는 것을 목표로 최소 필요량의 알칼리를 투여한다. HCO_3^- 필요량은 다음 식에 따라 계산할 수 있다.

$$HCO_3^- \text{ 필요량(mEq)} = 0.5 \times \text{체중(kg)} \times (24 - \text{혈청 } [HCO_3^-] \text{ mEq/L})$$

(4) 급성 대사성 산증의 응급상황에서 1~2 mEq/kg의 $NaHCO_3$를 증류수에 1:1로 희석하여 10분에 걸쳐 천천히 정주하거나, 최대 0.5 mEq/mL 농도로 포도당용액에 혼합하여 2시간에 걸쳐 투여한다(최대 속도; 1 mEq/kg/hour). 이 경우 혼합한 $NaHCO_3$와 동량의 NaCl를 수액에서 빼고 혼합하여 체액의 과잉 증가를 방지하여야 한다.

[주] pH와 $[HCO_3^-]$의 관계가 hyperbolic하므로, pH가 7.2 이하인 경우, $[HCO_3^-]$를 조금만 올려주어도 pH가 상당히 상승된다(그림 4-4). 따라서 대개 $[HCO_3^-]$를 5 mEq/L 정도만 올려 주는 것이 바람직하다. 체내에서 HCO_3^-이 분포하는 용적을 체중의 50%로 추정하면 $[HCO_3^-]$를 5 mEq/L 올리는 데 필요한 HCO_3^- 양은 5 mEq × 0.5 × 체중(kg), 즉 2.5 mEq/kg가 필요하다.
예를 들어, 20 kg의 체중을 가진 아이라면 50 mEq의 HCO_3^-가 필요하므로, 8.4% $NaHCO_3$(Bivon, 1 mL에 1 mEq의 HCO_3^- 함유) 50 mL를 약 2시간에 걸쳐 천천히 주입한다. 필요하면 반복하여 투여할 수도 있다.

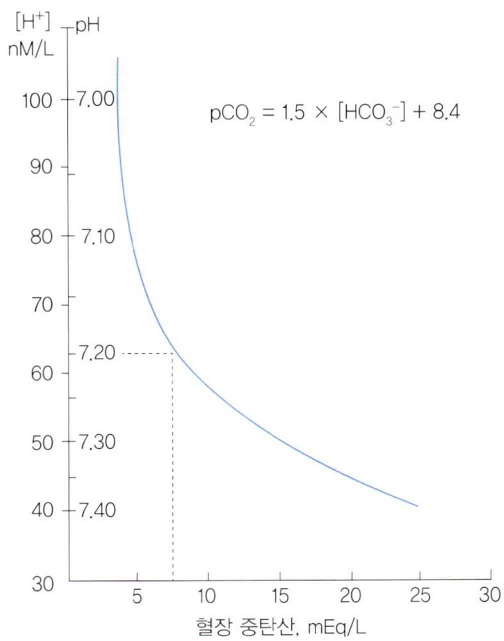

그림 4-4. 혈장 중탄산과 혈액 pH, $[H^+]$ 와의 관계

(5) 신부전이 있는 경우 특히 고칼륨혈증을 동반한 경우는 혈액 또는 복막 투석으로 치료한다.

(6) 알칼리($NaHCO_3$) 치료와 연관하여 초래될 수 있는 합병증

① 산혈증이 혈관 확장을 유발할 수 있는데, 알칼리를 투여하면 혈관이 수축되면서 말초혈액 순환에 장애가 더 심해지고, 젖산 생산이 증가될 수 있다.

② 혈액 pH를 높이면, 단백의 음이온 부위가 많아져 단백과 결합된 칼슘 양이 증가하고 이온화 칼슘은 저하되어 강직(tetany)이 초래될 수 있다.

③ 많은 양의 젖산이 생성되는 lactic acidosis의 경우 원인 질환의 치료 없이 $NaHCO_3$ 투여로 교정하기는 매우 어렵고, 혈액 pH가 높아지면 phosphofructokinase(포도당의 염기성 대사 과정의 rate limiting 효소)가 활성화되어 더 많은 젖산이 생성될 수 있다. 또한 많은 양의 $NaHCO_3$ 투여는 고나트륨혈증과 체액 증가를 초래할 수도 있다.

④ 혈장 $[H^+]$가 저하되면, 세포로부터 H^+가 혈장으로 나오게 되고, 따라서 이에 대한 반응으로 K^+가 세포 내로 이동하여 저칼륨혈증이 초래될 수 있고, 따라서 산혈증과 저칼륨혈증이 동반되어 있는 경우 $NaHCO_3$ 치료는 위험할 수 있다.

⑤ 혈장 pH가 증가하면 보상성 과호흡이 중지되어 혈장 Pco_2가 증가한다. CO_2는 blood brain barrier를 통과하나 $[HCO_3^-]$는 통과하지 못한다. 따라서 뇌척수액으로 CO_2가 유입되지만 $[HCO_3^-]$는 유입되지 못하므로 뇌척수액 pH가 더욱 저하되어 중추신경계 증상이 나타날 수 있다.

2.2 대사성 알칼리증(Metabolic alkalosis)

1) 정의

일차적으로 $[HCO_3^-]$농도가 상승되어 혈액 pH가 상승되는 (pH > 7.40) 경우로 정의한다. 단순 대사성 알칼리증에서는 보상작용으로 $[HCO_3^-]$가 10 mmHg 상승할 때마다 Pco_2가 7 mmHg 증가한다. 그러나 대상성 반응으로 Pco_2가 55~60 mmHg 이상 증가하지는 않는다(저산소증이 동반되므로 호흡수가 더 이상 떨어지지 않는다).

2) 병태생리

혈중 염기가 증가하면, 정상인에서는 신장에서 즉시 염기를 배출하여 체액의 산-염기 상태가 정상화된다. 따라서 대사성 알칼리증을 일으키려면 대사성 알칼리증을 일으키는 병리와 대사성 알칼리증이 유지되는 병리(신장에서의 염기 배설 능 저하)가 같이 작용해야 한다.

3) 원인 및 감별진단

소아에서 대사성 알칼리증은 구토로 인하여 고농도의 HCl을 함유한 위액이 소실에 되거나, 이뇨제의 사용으로 발생하는 경우가 흔하다. 대사성 알칼리증에서는 신장에서 HCO_3^-가 배설될 때 Na^+,

K^+ 등의 양이온과 결합하여 배설되므로, 체액량이 감소되어도 소변 [Na^+]는 감소되지 않을 수 있다. 그러므로 대사성 알칼리증 환자의 체액량을 평가할 때에는 소변 [Na^+]보다 소변 [Cl^-]가 더 좋은 지표이고, 대사성 알칼리증을 소변 [Cl^-]과 혈압에 따라 표 4-3, 그림 4-5와 같이 감별진단을 한다.

표 4-3. 대사성 알칼리증의 원인

염소 반응성; 소변 [Cl^-] < 15 mEq/L; 세포외액 감소
위장으로 손실; 구토, nasogastric suction
이뇨제 사용(loop or thiazide, distant use)
Chloride-losing diarrhea
Cystic fibrosis (OMIM #219700)
염소 저항성; 소변 [Cl^-] > 20 mEq/L
고혈압
신혈관성 고혈압 또는 레닌 분비 종양
선천성 부신 과형성(17β-Hydroxylase 결핍, 11β-Hydroxylase 결핍)
쿠싱 증후군
감초 섭취
부신 종양
유전성 고혈압: Glucocorticoid remediable aldosteronism, Liddle 증후군
정상 혈압
Gitelman 증후군
Bartter 증후군
상염색체 우성 부갑상선 기능 저하증(제5형 Bartter 증후군)
알칼리 투여
이뇨제 사용중

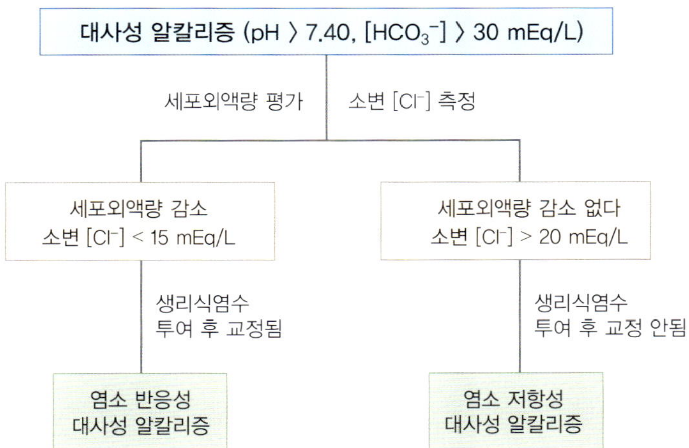

그림 4-5. 대사성 알칼리증의 감별진단

(1) 염소 반응성(chloride-responsive) 대사성 알칼리증(소변 [Cl^-] < 15 mEq/L)

이 경우 알칼리증을 유지하는 기전은 체액 감소이다. 그러므로 체액 보충이 치료에 필수적이다. 이뇨제에 의한 대사성 알칼리증에서 소변 [Cl^-]는 소변 채취를 하는 시점에 따라 다를 수 있으나(이뇨제 복용 기간 중에는 증가, 약효가 사라진 후에는 감소) 체액 보충으로 호전되므로 염소 반응성으로 분류한다. 체액의 감소가 신장의 HCO_3^- 배설을 감소시켜 알칼리증을 유지하는 기전은 다음과 같다.

① 사구체여과율의 감소 → 신장의 HCO_3^- 여과량 감소

② 근위 세뇨관에서 Na^+와 HCO_3^-의 재흡수 증가

③ 알도스테론의 증가 → 집합관에서 H^+의 분비와 HCO_3^-의 재흡수 증가

(2) 염소 저항성(chloride-resistant) 대사성 알칼리증(소변 [Cl^-] > 20 mEq/L)

소변 내 염소가 높은 경우에는 체액을 보충하여도 치료되지 않고, 이 경우에는 고혈압의 유무에 따라 다시 두 가지로 분류한다(그림 4-6).

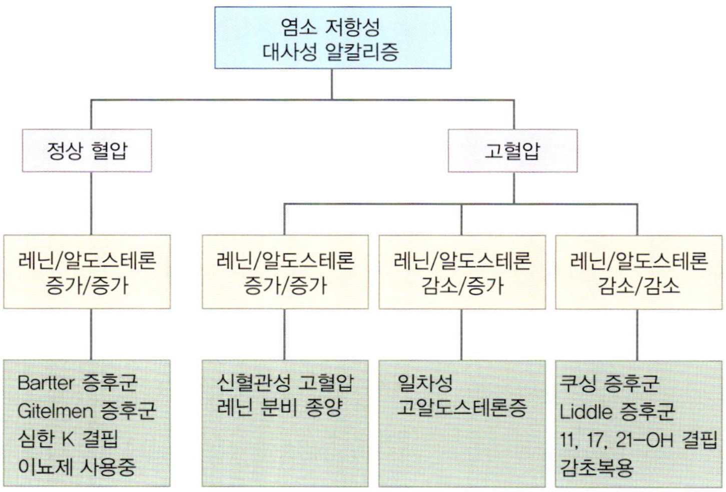

그림 4-6. 염소 저항성 대사성 알칼리증의 감별진단

① 고혈압

알도스테론 분비가 증가하면 신장에서 Na^+ 재흡수가 증가하여 혈압이 상승하며, H^+와 K^+의 배설이 증가되어 대사성 알칼리증과 저칼륨혈증이 발생한다. 체액 증가로 인해 소변 [Cl^-]는 증가된다.

쿠싱(Cushing) 증후군에서는 과잉 분비된 코티솔이 mineralocorticoid 수용체에 결합하여 활성을 증가시킨다.

② 정상 혈압

Bartter 증후군과 Gitelman 증후군은 각각 Henle 고리관 및 원위 세뇨관에서 Na^+와 Cl^-의 재흡수 장애로 인하여 체액이 감소하고 이차적 고알도스테론혈증이 발생한다. 또한 신장의 HCO_3^-배출 능력을 초과할 정도로 과량의 알칼리를 투여한 경우에도 대사성 알칼리증이 초래될 수 있다.

4) 임상 증상

흔히 원인 질환과 전해질 대사 장애에 따른 증상이 나타난다.

(1) 염소 반응성인 경우 체액감소에 의한 갈증, 기면 등의 증상을 보이고, 염소 불응성인 경우 고혈압에 관련된 증상을 보인다.

(2) 알칼리혈증에서는 칼슘과 알부민(알부민의 음이온수가 증가하여)과의 결합이 증가하여 이온화 칼슘이 감소되므로 테타니가 발생할 수 있다.

(3) 저칼륨혈증으로 인하여 부정맥이 초래될 수 있고, digoxin 독성의 위험을 증가시킨다.

(4) 호흡성 보상작용으로 Pco_2를 감소시키기 위해 호흡이 억제되면 저산소증을 유발할 수 있다.

5) 치료

(1) 경한 대사성 알칼리증 ($[HCO_3^-]$ <32 mEq/L)인 경우에는 특별한 치료가 필요 없다.

(2) 중등도 이상의 심한 알칼리증의 경우 원인에 따라 치료한다. Nasogastric suction을 하는 경우 중단하거나 proton pump inhibitor를 투여하고, 이뇨제를 사용하는 경우 용량을 조절하거나 다른 이뇨제(K-sparing diuretics 등)로 변경한다.

(3) 대부분 염소 반응성 원인이며, 구토 등의 경우 체액량 감소 저칼륨혈증을 교정하기 위하여 생리식염수를 투여하면서 신기능이 정상인 경우 하루 3 mEq/kg의 K^+를 투여한다. 드물게 NH_4Cl (5.35% 용액, 1 mM/mL 함유)로 더 빨리 알칼리혈증을 교정하여야 하는 경우도 있다.

(4) 고혈압이 동반된 염소 불응성 원인인 경우 체액량이 증가되어 있으므로 수액을 보충할 경우 고혈압이 악화될 수 있다. 과도한 알도스테론의 효과를 감소시키는 방향으로 원인에 따라 치료한다.

2.3 호흡성 산증(Respiratory acidosis)

1) 정의

혈중 Pco_2가 부적절하게 상승되어 혈액의 pH가 저하된 경우이다. CO_2는 체내 대사에 의하여 생산되고, 폐로 배출된다. 폐 기능이 정상인 경우에는 많은 양의 CO_2가 충분히 배출되므로, CO_2 생산 증가만으로 호흡성 산증이 발생하지는 않는다.

2) 보상반응

(1) 급성 호흡성 산증

급성으로 CO_2가 축적되면 다음의 반응이 일어난다.

$$CO_2 + H_2O \rightarrow H_2CO_3 \rightarrow [H^+] + [HCO_3^-]$$

부하된 산은 헤모글로빈 등 non-bicarbonate buffer에 의해 완충되고, HCO_3^-가 남게 되므로, Pco_2가 10 mmHg 상승할 때마다 약 1 mEq/L의 [HCO_3^-]가 상승된다 즉 급성기의 [HCO_3^-] 상승은 보상작용에 의한 것이 아니고 완충작용에 의한 것이다.

(2) 만성 호흡성 산증

호흡성 산증이 48시간 이상 지속되면 신장을 통하여 산이 배설되므로, 10 mmHg의 Pco_2 상승 때마다 3.5 mEq/L의 [HCO_3^-]가 상승되고, 이 경우 [Cl^-] 결핍을 동반한다. 호흡기 치료 등으로 갑자기 Pco_2를 낮추면 [HCO_3^-]는 그대로 상승된 상태이므로 대사성 알칼리증(posthypercapneic metabolic alkalosis)과 그로 인한 부정맥, 심박출량 감소와 뇌혈류량 감소 등의 합병증이 나타날 수 있다. 이는 염소 결핍이 있는 반응성 대사성 알칼리증으로 [Cl^-] 투여가 필요하며, 생리식염수를 투여하면 교정된다.

3) 원인

호흡성 산증의 원인은 표 4-4와 같이 폐 또는 폐 이외의 원인으로 나눌 수 있다. 일반적으로 가벼운 폐질환의 경우 저산소증이나 폐의 기계적 또는 화학적 수용체의 자극으로 호흡수가 증가하면서 호흡성 알칼리증이 생기는 경우가 더 흔하다. 그러나 아주 심한 호흡기 질환에 의한 저호흡 (hypoventilation)이 초래되면 혈액 CO_2가 증가되어 호흡성 산증이 발생한다. 중추신경계 장애로 호흡수가 감소되어도 호흡성 산증이 발생한다.

표 4-4. 호흡성 산증의 원인

호흡성 산증의 원인
중추신경계 억제(depression)
척수, 말초신경, 신경근육계의 질환
호흡근육 약화(weakness)
폐 질환
상기도 폐쇄
기타

4) 임상증상

(1) 심한 폐질환, 상기도 폐쇄 등의 경우 불충분한 환기(ventilation)를 이기기 위해 호흡수가 증가할 수 있고, 중추신경계 억제나 호흡근육 피로에 의한 심한 호흡 부전의 경우는 호흡수가 감소한다.

(2) 증상은 과탄산혈증(hypercarbia)의 정도와 연관되어서 생기며, 만성보다 급성 호흡성 산증이 증세가 심하다. 저산소증이나 대사성 산증이 동반되면 증상은 훨씬 심해진다.

(3) Room air에서 호흡성 산증이 있다면 거의 대부분 저산소증을 동반한다.

(4) 뇌신경계 증상: 불안, 어지러움, 두통, 혼돈, 자세고정불능(asterixis), myoclonic jerk, 환각, 정신병, 혼수, 경련 등

(5) 심혈관계 증상: pH가 7.20 이하이면 심실 수축력이 저하되고, 심질환이 있는 아이들에서 부정맥을 초래한다.

(6) 고탄산혈증(hypercapnea)은 뇌혈관은 확장시키나, 폐혈관은 수축시킨다.

5) 치료

(1) 원인 질환에 대한 치료

(2) 만성 호흡성 산증에서는 단계적으로 천천히 치료해야 한다.

(3) 산소 투여

만성인 경우 호흡 드라이브는 고탄산혈증보다 저산소증에 더 예민하여, 산소를 과다하게 투여하면 호흡이 감소되고, 고탄산혈증이 악화될 수 있으므로 주의하여야 한다.

(4) 기계적 환기

심한 고탄산혈증(Pco_2 > 75mmHg)의 경우에는 기계적 환기가 필요하다. 그러나 만성 호흡성 산증에서 기계적 환기 적용하면 호흡기를 제거하기 힘드므로 가능한 한 피해야 하고, 적용하더라도 환자의 평상시 baseline까지만 점차적으로 교정해야 한다. 갑자기 Pco_2를 낮추면 심한 대사성 알칼리증(posthypercapneic metabolic alkalosis)이 초래될 수 있다.

(5) 기계적 환기 등으로 Pco_2가 정상으로 유지되면 혈청 [HCO_3^-]도 정상화된다. 이 경우 호흡성 산증을 일으킨 원인 질환이 충분히 치료되기 전에 호흡기를 제거하면 대사성 대상반응이 없는 상태이므로 더 심한 호흡성 산증이 초래될 수 있다.

(6) 만성 호흡성 산증 환자에게 폐부종의 치료를 위해 이뇨제나 스테로이드를 사용할 경우 대사성 알칼리증이 병발하기 쉽고, 그로 인해 ventilation이 억제되어 저산소증과 hypercapnia 등이 심하게 되어, 기계적 호흡 장치를 떼기 어렵게 만든다. 이러한 문제를 예방하려면 기계적 환기 치료할 때 혈청 HCO_3^-가 지나치게 상승하지 않도록 수 시간에서 수일간에 걸쳐서 단계적으로 Pco_2를 천천히 떨어뜨리는 것이 가장 중요하다.

① 혼합성 대사성 알칼리증를 수정하기 위하여 투여 중인 이뇨제나 스테로이드를 중지하거나 NaCl 투여가 효과적일 수 있다.

② 혈청 HCO_3^-가 35 mEq/L 이상이거나 이뇨제가 필요한 경우에는 acetazolamide 투여로 소변 내 HCO_3^- 배설을 원활하게 하여 알칼리증을 개선할 수 있다.

2.4 호흡성 알칼리증(Respiratory alkalosis)

1) 정의

일차적으로 지나치게 혈액의 Pco_2가 낮아져서 혈액 pH가 높아지는 경우이다. 대개 과다호흡에 의하여 발생하고, extracorporeal membrane oxygenation (ECMO) 또는 혈액투석을 할 때 CO_2가 순환 시 직접 제거되어 초래될 수도 있다. 단순 호흡성 알칼리증의 경우, 혈액의 pH가 증가하지만 정상적인 보상성 대사 반응이 일어나면 혈액 pH의 변화는 적게 발생한다.

(1) 급성 호흡성 알칼리증

대사성 보상 반응은 수분 내에 일어나며 단백 등 non-bicarbonate buffer에서 산이 유리된다.

$HProt \rightarrow [H^+] + [Prot^-]$

$[H^+] + [HCO_3^-] \rightarrow H_2CO_3 \rightarrow CO_2 + H_2O$

즉 호흡성 산증과 반대의 반응이 일어나서, Pco_2 10 mmHg 감소할 때 마다 혈청 $[HCO_3^-]$가 2 mEq/L씩 감소한다.

(2) 만성 호흡성 알칼리증

만성(48시간 이상)인 경우 신장에서 대사성 보상 작용이 이루어지므로(원위, 근위 세뇨관에서 산 배설이 감소하며 혈청 $[HCO_3^-]$ 농도가 감소), Pco_2가 10 mmHg 감소할 때마다 4 mEq/L의 혈청 $[HCO_3^-]$가 저하된다. 만성 호흡성 알칼리증에서는 다른 산-염기 대사 장애와 달리 충분히 보상되는 경우, pH가 7.40에 매우 근접한 값을 보일 수 있다.

Pco_2의 저하는 호흡성 알칼리증 이외에 대사성 산증에 대한 보상작용으로 나타날 수도 있다. 그러나 Pco_2의 저하와 알칼리혈증이 있다면 호흡성 알칼리증이다.

2) 원인 및 감별진단

(1) 원인

① 동맥혈 저산소증, 조직 저산소증

산소분압이 90% 이하(Po_2 < 60 mmHg)가 되면 말초 화학수용체와 호흡 중추가 자극되어 과호흡이 초래된다.

② 폐 수용체 자극

저산소증이 없어도, 폐는 기계적(stretch), 화학적(irritants) 수용체를 가지고 있어서 이 수용체가 자극되면 호흡중추로 신호를 보내 호흡수를 증가시킨다. 흡인(aspiration) 또는 폐렴은 화학수용체를 자극하고, 폐부종은 기계적 수용체를 자극한다. 이 두 가지 수용체가 자극되면 hypoxemia가 생겨서 과호흡이 발생할 수 있다. 일차성 폐질환의 경우 초기에는 호흡성 알칼리증을 보이나, 질환이 점점 심해지고 호흡근의 피로가 심해지면 호흡부전이 생기고 호흡성 산증을 초래한다.

③ 호흡중추 자극

(2) 감별진단

① 임상적으로 증상이 뚜렷하지 않은 경우가 많으므로, 원인이 될 수 있는 질환이 있는 경우 호흡성 알칼리증을 의심하고 검사하여야 한다. 일반적인 전해질 검사(electrolyte battery)에서는 tCO_2 저하만 있으므로, 동맥혈 가스 검사를 하여 Pco_2, pH 등을 알아야 진단이 가능하다.

② 과호흡(hyperventilation)이 있다고 반드시 호흡문제가 있는 것은 아니다. 과호흡은 대사성 산증의 호흡성 보상반응으로도 생길 수 있다. 호흡성 알칼리증에 대한 대사성 보상 반응으로 인한 혈청 $[HCO_3^-]$의 저하는 17 mEq/L 이하로 내려가지 않는다.

③ 과호흡에 동반된 호흡성 알칼리혈증의 주된 원인은 저산소증이며, 저산소증은 청색증 소견이나 pulse oximetry로도 찾아낼 수 있다. 그러나 pulse oximetry만으로 저산소증 유무를 완벽하게 찾아내기는 어렵고, 원인 감별을 위해 동맥혈 가스 검사가 반드시 필요하다

㉠ Po_2가 약간 낮은 경우 pulse oximetry를 통해 감지하기 어렵다.

㉡ 과호흡이 있는 호흡성 알칼리혈증의 경우 과호흡으로 Po_2가 올라가서 저산소증이 있어도 pulse oxymetry는 정상으로 인식한다.

④ 폐색전증은 진단이 어려우며, 위험 인자(오랫동안 침상에 누워있는 경우, 신증후군, lupus anti-coagulants 양성 등 혈액응고 경향이 있는 경우)가 있는 환자에서 의심해야 한다, 특히 정상 흉부 X-선 소견을 보이면서 저산소증 없이, 호흡성 알칼리증이 단독으로 있는 경우 의심한다.

3) 임상증상

(1) 원인 질환에 따른 증상이 훨씬 더 뚜렷하다. 만성인 경우 대사성 보상으로 인해 알칼리혈증이 심하지 않아서 무증상인 경우도 있다.

(2) 급성 호흡성 알칼리증 증상: 가슴 조임, 두근거림, 입 주위 저림, 사지 감각이상 등

(3) 저탄산혈증으로 뇌혈관이 수축되고 뇌혈류량이 감소되어 현기증, 실신 등을 일으킬 수 있다.

[주] 뇌압이 높은 환자에서 치료 목적으로 저탄산혈증을 유발시킬 수도 있다.

(4) 드물게 혈청 이온화 칼슘 감소로 인하여 경축, 경련이 초래될 수도 있다:

(5) 저칼륨혈증은 대사성 알칼리증에 비하여 덜 심하다.

4) 치료

(1) 원인 질환에 대한 치료가 필요하며, 호흡성 알칼리증 자체에 대한 치료는 거의 필요 없다.

(2) Benzodiazepine이 신경성 과호흡에 도움이 된다.

(3) 종이 봉투(Paper bag) 재호흡이 급성기에 이용된다. 종이 봉투(종이 봉투를 사용해야 산소가 공급되면서, 봉투 내 공기의 CO_2 농도는 높아진다)를 머리에 씌워서 재호흡시킨다. 이러한 시술은 1회만 시행하고 반복하지 않는다.

3. 혼합 산-염기 장애(Mixed acid-base disorders)

혼합성 산-염기 대사장애란 일차성 산-염기 장애가 한 가지 이상 존재하는 경우이다. 특히 대사성 및 호흡성 보상작용이 함께 있을 때에는 진단이 더욱 복잡해진다. 그러므로 산-염기 대사장애를 진단하기 위해서는 환자의 병력과 신체검사 등 임상 소견과 검사 소견에 기초한 모든 필요한 정보를 분석하고 종합하여 판단하여야 한다. 이러한 자료 중 한 가지만을 이용해서는 원인 장애와 보상작용을 결정해주는 다양한 기전을 확인할 수 없다.

4. 동맥혈 가스 검사결과의 해석의 실제

항상 검사결과를 임상소견에 비추어 해석하여야 한다

1) 1단계: 산혈증 또는 알칼리혈증의 존재 확인

pH 결과에 따라 두 가지 가능한 산-염기 대사장애를 생각한다.

(1) pH < 7.35(산혈증)이면 대사성 산증 및 호흡성 산증이 단독 또는 혼합으로 존재한다.

(2) pH > 7.45(알칼리혈증)이면 대사성 알칼리증 및 호흡성 알칼리증이 단독 또는 혼합으로 존재한다.

2) 2단계: Pco_2 검사 결과에 따라 호흡성 또는 대사성 장애인지 판단한다.

Pco_2와 $[HCO_3^-]$의 변화로 대사성 장애인지 호흡성 장애인지 구분한다. 대부분의 경우에는 $[H^+]$ 농도의 변화를 초래하는 장애가 한 가지 원인(단순 산-염기 장애)으로 설명되나, 한 가지 이상의 원인이 함께 있는 경우(혼합성 산-염기 장애)도 있다.

(1) pH < 7.35

Pco_2 < 40 mmHg이면 최소한 대사성 산증이 있다.

Pco_2 > 40 mmHg이면 최소한 호흡성 산증이 있다.

(2) pH > 7.45일 때

Pco_2 < 40 mmHg이면 최소한 호흡성 알칼리증이 있다.

Pco_2 > 40 mmHg이면 최소한 대사성 알칼리증이 있다

3) 3단계: 혼합성 산-염기 장애 여부 확인

보상작용에 의한 $[HCO_3^-]$와 Pco_2 변화를 계산하여 적절한 보상이 이루어졌는지 여부에 따라 다른 산-염기 대사 장애가 더 있는지 판단한다(표 3-3 참조).

즉 보상작용으로 예측되는 정도만큼 $[HCO_3^-]$나 Pco_2가 변동되면 단순 산-염기 장애로 진단하고,

예측되는 보상치보다 낮거나 높으면 혼합성 산-염기 장애로 판단하고 자세한 병력 청취로 일차적 장애 이외의 다른 원인을 규명하여야 한다.

(1) 대사성 산증의 경우

실제 P_{CO_2} ≫ 예측 P_{CO_2}; 호흡성 산증이 혼합되어 있다.

실제 P_{CO_2} ≪ 예측 P_{CO_2}; 호흡성 알칼리증이 혼합되어 있다.

(2) 대사성 알칼리증의 경우

실제 P_{CO_2}가 예측 P_{CO_2}보다 5 mmHg 이상 높거나, P_{CO_2}가 50~55 mmHg 이상이면 호흡성 산증이 혼합되어 있다.

실제 P_{CO_2}가 예측 P_{CO_2}보다 5 mmHg 이상 낮거나, P_{CO_2}가 40 mmHg 이하이면 호흡성 알칼리증이 혼합되어 있다.

(3) 호흡성 산증 또는 호흡성 알칼리증의 경우

실제 $[HCO_3^-]$ ≫ 예측 $[HCO_3^-]$; 대사성 알칼리증이 혼합되어 있다.

실제 $[HCO_3^-]$ ≪ 예측 $[HCO_3^-]$; 대사성 산증이 혼합되어 있다.

(4) 산증과 알칼리증이 같은 정도로 혼합되어 pH가 정상인 경우

대사성 알칼리증과 호흡성 산증 혼합; P_{CO_2}와 $[HCO_3^-]$ 모두 상승

대사성 산증과 호흡성 알칼리증 혼합; P_{CO_2}와 $[HCO_3^-]$ 모두 감소

대사성 알칼리증과 대사성 산증; P_{CO_2}와 $[HCO_3^-]$ 모두 정상

4) 4단계: 대사성 산증의 감별진단

(1) 혈장 음이온 차 PAG = $[Na^+] - \{ [HCO_3^-] + [Cl^-] \}$

① PAG > 16 mEq/L이면 증가된 음이온 차 대사성 산증 또는 정상 염소 대사성 산증 또는 수혈(citrate가 많이 포함된 경우)

② PAG가 감소되면 저알부민혈증이나 심한 세포외액의 희석

③ PAG가 정상(12± 2 mEq/L)이면 정상 음이온 차 대사성 산증 또는 고염소 대사성 산증

[주] PAG 증가 대사성 산증에서도 경우에 따라서는 측정되지 않은 음이온이 소변을 통하여 급속히 배출되어, PAG의 상승이 현저하지 않을 수 있다(예: diabetic ketoacidosis with adequate hydration).

(2) 소변 pH 의 평가

소변 pH는 pH meter로 측정하여야 의미가 있다. 산증이 있는데도 소변의 pH가 > 5.5이면 신세

뇨관 산증을 의심한다. 단 요소 분해 세균(*Proteus* 등)에 의한 요로감염, 만성 대사성 산증, K+ 결핍 등의 원인을 제외하여야 한다.

소변 pH < 5.5이면 근위 신세뇨관 산증
소변 pH > 5.5이면 원위 신세뇨관 산증(수소이온 분비의 장애)

(3) 소변 음이온 차(Urine anion gap, UAG = $U[Na^+] + U[K^+] - U[Cl^-] \fallingdotseq -U[NH_4^+]$)
전신성 산증이 심하거나 NH_4Cl을 섭취하여 혈청 $[HCO_3^-]$가 15 mEq/L 이하로 감소되어 있을 때, 신장에서 NH_4^+배설 능력을 평가한다. 소변 pH < 6.5 때 이용할 수 있다.

UAG가 음의 값이면 $\{U[Na^+] + U[K^+] < U[Cl^-]\}$ 근위 세뇨관 산증
UAG가 양의 값이면 $\{U[Na^+] + U[K^+] > U[Cl^-]\}$ 원위 세뇨관 산증

(4) Fractional Excretion of HCO_3^- ($FE_{HCO_3^-} = \{ U[HCO_3^-] \times P[Cr] / P[HCO_3^-] \times U[Cr] \} \times 100$)
$NaHCO_3$를 투여하여 혈청 $[HCO_3^-]$를 30 mEq/L 이상 상승시킨 후 $FEHCO_3^-$를 측정한다.

$FE_{HCO_3^-}$ > 15% 이면 근위 신세뇨관 산증

(5) 소변-혈액 이산화탄소 분압 차(U-B pCO_2 tension)
HCO_3^- 투여 후 소변 이산화탄소 분압(urine pCO_2)을 측정하여 수소이온 분비에 결함을 파악한다.

U-B pCO_2 > 20 mmHg이면 근위 세뇨관 산증
U-B pCO_2 < 20 mmHg이면 원위 세뇨관 산증

5) 5단계: 대사성 알칼리증인 경우 소변 $[Cl^-]$에 따라 분류

소변 $[Cl^-]$ < 15 mEq/L이면 염소 반응성 대사성 알칼리증으로 생리식염수 투여로 교정된다.
소변 $[Cl^-]$ > 20 mEq/L이면 염소 불응성 대사성 알칼리증
고혈압 동반 여부에 따라 분류
혈장 레닌과 혈장 알도스테론에 따라 원인 분석

연습문제

증례 1 당뇨병을 가진 10세 여아가 무력감, 심한 갈증과 다뇨로 내원하였다.

검사소견:

동맥혈 가스검사: pH 7.24 (정상 7.35~7.45), Pco_2 24 mmHg (정상 40 mmHg),
$[HCO_3^-]$ 10 mEq/L(정상 24 mEq/L)

혈장 화학검사: $[Na^+]$ 130 mEq/L, $[K^+]$ 4.5 mEq/L, $[Cl^-]$ 94 mEq/L,
[Glucose] 600 mg/dL

소변: pH = 5.0

[주] 혈장 glucose가 많이 높을 때, 세포내액이 세포외액 쪽으로 이동하므로 혈장이 희석되어 혈장 $[Na^+]$가 저하된다. 혈장 glucose 농도가 100 mg/dL 이상일 때, 100 mg/dL 높아질 때마다 혈장 $[Na^+]$가 1.6 mEq/L 정도 낮아진다. 따라서 이 경우 혈장 glucose 농도가 정상이었다면 예견되는 혈장 $[Na^+]$는 130 + 1.6×5 = 138 mEq/L이다. 이와 같은 경우를 factitious hyponatremia라고 하며, 혈장 osmolality는 정상보다 높을 수 있다.

평가:

1) 동맥혈 pH가 7.24로 낮으므로(산혈증), 대사성 혹은 호흡성 산증이 있을 것이다.
2) Pco_2가 24 mmHg로 정상보다 낮으므로 최소한 대사성 산증이 있다. 저탄산혈증(hypocapnia) 가 일차적 소견이라면 호흡성 알칼리증이므로, 혈액 pH는 높아야 한다.
3) 혈장 $[HCO_3^-]$가 10 mEq/L로 정상보다 14 mEq/L 저하되었으므로, 이때 호흡성 보상작용이 적절하다면 기대되는 Pco_2는 26 mmHg 정도이다(표 3-3 참조. 대사성 산증의 경우 $[HCO_3^-]$ 1 mEq/L 저하될 때마다 Pco_2가 1~1.2 mmHg 저하된다). 실제 측정치도 이와 거의 같으므로, 이 환자는 단순성 대사성 산증을 갖고 있다고 판단할 수 있다.
4) 혈장 음이온차(plasma anion gap, PAG) = 130 − (94 + 10) = 26(정상 혈장 음이온차를 12 mEq/L라고 할 때, 이 환자의 PAG은 14 mEq/L 증가되었다). 혈장 $[HCO_3^-]$도 14 mEq/L 저하된 10 mEq/L이므로 이 환자는 PAG이 증가된 단순성 대사성 산증만 있다고 판단할 수 있다.

[주] 1. PAG이 증가된 대사성 산증에서는, PAG이 증가된 것만큼 혈장 $[HCO_3^-]$가 저하된다.

예를 들어 ketoacidosis (ketoacid = H^+ + ketoacid $anion^-$)가 있다면

H^+ + ketoacid $anion^-$ + HCO_3^- → H_2CO_3 + ketoacid $anion^-$

→ H_2O + CO_2 + ketoacid $anion^-$ → 즉 ketoacid $anion^-$만 남는다.

→ 즉 △ketoacid anion−, 즉 △PAG는 △$[HCO_3^-]$과 같다.

2. 관련된 이온들이 체내 분포에 차이가 있고, 소변으로 배설되는 정도가 다르므로 꼭 1:1을 보이

는 것은 아니다. Fasting ketoacidosis, diabetic ketoacidosis (DKA)의 초기 등 에서는 대개 1:1 이나, lactic acidosis 때는 1.6~1.8:1 정도가 되고 hippuric aciduria, 그리고 DKA에서 소변으로 ketoacid anion-이 배설되는 시기 등의 경우에는 대개 1:1 이하가 된다.

5) 소변 pH는 5.0이므로 산혈증에 적합한 소견이다.
6) 병력으로 보아 diabetic ketoacidosis (DKA)가 있다고 판단되며, 이에 따른 치료를 즉시 시행한다. 한편 혈장과 소변에서 ketone도 측정한다. DKA 환자들에서 흔히 K^+ 결핍이 있으나, 산혈증과 인슐린 부족으로 K^+가 세포로부터 혈장으로 유리되어, 초기에는 혈장 K^+가 정상인 경우가 흔하다. 그러나 수액과 인슐린을 공급되고 산혈증이 교정되면서 K^+가 다시 세포 내로 유입되어 혈장 K^+가 크게 떨어질 수 있으므로, 치료 시 적절한 시기에 K^+의 공급도 중요하다.

증례 2 7세 남아가 하루 전에 시작된 구토로 내원하였다.

검사소견:

동맥혈 가스검사: pH 7.47, Pco_2 46 mmHg, $[HCO_3^-]$ 32 mEq/L
혈장 화학검사: $[Na^+]$ 136 mEq/L, $[K^+]$ 3.4 mEq/L, $[Cl^-]$ 92 mEq/L
BUN 30 mg/dL, Cr 1.1 mg/dL
소변: pH = 6.8, $[Cl^-]$ 10 mEq/L

평가:

1) 동맥혈 pH가 높으므로 대사성 또는 호흡성 알칼리증이 있을 것이다.
2) Pco_2가 정상보다 높으므로 최소한 대사성 알칼리증이 있다. 고탄산혈증(hypercapnea)이 일차적 소견이라면 호흡성 산증이므로 혈액 pH는 낮아야 한다.
3) 혈장 $[HCO_3^-]$가 32 mEq/L로 정상보다 8 mEq/L 증가되었으므로, 이때 호흡성 보상작용이 적절하다면 기대되는 Pco_2는 45.6 mmHg ($40 + 8 \times 0.7 = 45.6$)로 실제 측정치와 거의 같다. 즉 단순성 대사성 알칼리증이다.
4) PAG = 136 − (92+32) = 12 mEq/L
5) 소변 pH는 6.8으로 알칼리혈증에서 보일 수 있는 소견이다.
6) 혈장 $[K^+]$가 3.4 mEq/L로 낮다. 구토로 인한 대사성 알칼리증의 경우 volume contraction으로 레닌-알도스테론계가 활성화되어 소변 내 K^+ 배설이 증가하는 것 등으로 혈장 $[K^+]$가 낮을 수 있다.
7) BUN과 혈장 Cr이 높아진 이유는 소변 $[Cl^-]$가 낮은 것으로 보아 volume contraction으로 인한 prerenal azotemia로 생각된다.
8) 대사성 알칼리증이 있는 경우, volume contraction을 판단하기 위하여는 소변의 $[Cl^-]$를 측정하여야 한다(volume contraction이 있는 경우 15 mEq/L 이하이다). 구토로 인하여 대사성 알칼리증이 생기면, 탈수가 있더라도 소변으로의 HCO_3^- 배설이 증가하고, 이는 Na^+과 결합하여 배설되므로 소변의 $[Na^+]$가 낮지 않을 수 있기 때문이다.

증례 3 2세 여아가 성장부진과 내반슬(bow legs)로 내원하였다.

검사소견:

동맥혈 가스검사: pH 7.30, PCO_2 32 mmHg, $[HCO_3^-]$ 15 mEq/L

혈장 화학검사: $[Na^+]$ 138 mEq/L, $[K^+]$ 3.0 mEq/L, $[Cl^-]$ 110 mEq/L

소변: pH 6.2, $[Na^+]$ 30 mEq/L, $[K^+]$ 40 mEq/L, $[Cl^-]$ 65 mEq/L

단순복부 촬영: 신석회화(nephrocalcinosis) 소견을 보임

평가:

1) 동맥혈 pH가 낮으므로 대사성 혹은 호흡성 산증이 있을 것이다.
2) Pco_2가 낮으므로 최소한 대사성 산증이 있다.
3) 혈장 $[HCO_3^-]$가 15 mEq/L로 보상작용이 정상이라면 기대되는 Pco_2는 30 mmHg 정도이다. 실제 측정치(32 mmHg)와 큰 차이가 없으므로, 적절하게 보상된 단순형 대사성 산증이다.
4) PAG = 138 − (110 + 15) = 13 mEq/L(정상)
5) 소변 pH가 6.2로 산혈증이 있는 환자에서 부적절하게 높다.
6) 정상에서는 산혈증이 생기면 소변으로 NH_4^+의 배설이 증가되어야 한다. 소변 anion gap (UAG)은 음의 값(산혈증이 있을 때 NH_4^+이 NH_4Cl 형태로 배설되므로)을 보여야 한다. 그러나 이 환자에서는 (30+40) − 64 = +5, 즉 양의 값을 보여 소변의 암모니움 배설이 적절치 않게 낮다고 판단되고, 따라서 이 환자는 신세뇨관 산혈증(Renal Tubular Acidosis, RTA)이 있다고 판단된다.
7) 혈장 $[K^+]$이 낮으므로 hyperkalemic type (type IV) RTA는 배제할 수 있다. 근위세뇨관 RTA (proximal type, pRTA, type II)의 경우에는 집합관 H^+ 배설은 정상이므로 혈장 $[HCO_3^-]$가 최대흡수능(threshold, pRTA의 경우 대개 $[HCO_3^-]$ 최대흡수능이 대개 16~18 mEq/L 정도이다) 이하로 낮아지면, 소변 pH가 5.5 이하로 낮아지며, NH_4^+ 배설도 충분하다(즉 UAG은 음성).
   신석회화가 있다는 점에서도 원위세뇨관 RTA (Distal type, dRTA, type I)로 진단할 수 있다. dRTA가 있을 때, 지속적인 H^+의 축적으로 뼈의 Ca^{++}과 H^+이 교환되어 어린 아이들에서 구루병과 비슷한 X-선 소견을 보이는 골병변이 생길 수 있다. 알칼리를 투여하여 산혈증이 교정되면 골병변도 호전된다.
8) 대사성 산증에서 혈장 $[K^+]$가 낮은 경우, 알칼리를 투여하면 세포에서 H^+이 나오면서 K^+이 세포로 유입되어(transcelluar shift of K^+) 혈장 $[K^+]$가 더 떨어져 위험할 수 있으므로 K^+을 먼저 혹은 알칼리와 함께 공급하여야 한다.

증례 4 신증후군을 가진 6세 남아가 이틀 전부터 다시 전신부종과 설사가 시작되었으며, 내원 1시간 전쯤에 갑자기 흉통과 호흡곤란(호흡수 분당 46회)가 나타나서 응급실로 내원하였다.

검사소견:

동맥혈 가스검사: pH 7.40, PCO_2 20 mmHg, $[HCO_3^-]$ 15 mEq/L

혈장 화학검사: $[Na^+]$ 136 mEq/L, $[K^+]$ 3.8 mEq/L, $[Cl^-]$ 114 mEq/L, 알부민 2.0 g/dL

소변: 알부민 4+

흉부 X-선 검사: 정상

평가:

1) 동맥혈 pH가 정상이지만, 혈장 Pco_2, $[HCO_3^-]$가 비정상이므로 혼합(mixed) 산-염기 장애가 있을 것이다.
2) Pco_2가 낮으므로 호흡성 알칼리증이 있을 가능성이 있다
3) 혈장 $[HCO_3^-]$가 낮으므로 대사성 산증이 있을 가능성이 있다.
4) 따라서 이 환자는 호흡성 알카리증과 대사성 산증이 함께 같은 정도로 있을 가능성이 있다.
5) 일단 대사성산증이 있다고 생각하고, 호흡성 보상반응의 정도를 보면 혈장 $[HCO_3^-]$가 15 mEq/L로 감소되어 있으며, 따라서 정상적으로 호흡성 보상반응이 이루어졌다면 Pco_2는 31 mmHg 이어야 한다. 그러나 이 환자의 Pco_2는 20 mmHg로 훨씬 더 낮아져 있으므로 호흡성 알칼리증이 함께 있어야 한다. 병력으로 보아 급성 호흡성 알칼리증이 있다.
6) PAG = 136 − (15+114) = 7 mEq/L(혈장 알부민이 정상인 4 g/dL보다, 2 g/dL로 저하되어 있으므로, 이 환자에서 정상 PAG은 12 − (2×2.5) = 7 mEq/L이어야 한다) 즉 이 환자의 PAG은 정상이다. 병력으로 보아 설사에 의한 대사성 산증으로 판단할 수 있다.
7) 즉 이 경우는 설사에 의한 대사성 산증과 급성 호흡성 알칼리증이 함께 있는 혼합성(mixed) 산-염기 대사장애이다.
8) 급성 호흡성 알칼리증은 심한 신증후군에서 볼 수 있는 합병증인 폐색전(pulmonary embolism)에 의한 것일 가능성이 있으므로, 즉시 ventilation perfusion lung scan을 시행하여 폐색전 여부를 확인하여야 하고, 폐전색이 확인되면 신증후군의 치료와 함께 항응고제를 투여하여야 한다.

증례 5 Down 증후군을 가진 8개월 된 여아가 3일 전부터 시작된 열 그리고 설사를 주소로 찾아왔다. 그동안 잘 먹지 못했으며, 약 12시간 정도 소변을 보지 않았다고 한다.

검사소견:

동맥혈 가스검사: pH 7.25, Pco_2 26 mmHg, HCO_3^- 12 mEq/L

혈장: $[Na^+]$ 145 mEq/L, $[K^+]$ 4.1 mEq/L, $[Cl^-]$ 112 mEq/L, $[tCO_2]$ 13 mEq/L, 알부민 5.0 g/dL

BUN / 혈장 Cr: 40 mg/dL / 1.7 mg/dL

소변: 비중 1.030, $[Na^+]$ 18 mEq/L, ketone ++

평가:

1) 혈액 pH가 낮으므로 대사성 혹은 호흡성 산증이 있을 것이다.
2) 혈액 Pco_2가 낮으므로, 호흡성이 아닌 대사성 산증이 있을 것이다.
3) 대사성 산증이 있다고 판단하고 호흡성 보상반응을 보면, 혈장 $[HCO_3^-]$ 12 mEq/L로 정상에 비하여 12 mEq/L 저하되어 있으므로 기대되는 Pco_2는 40 − 12 = 28 mmHg 정도이다. 측정된 Pco_2는 26 mmHg로 큰 차이가 없다. 즉 이 아이는 단순성 대사성 산증이 있다고 판단할 수 있다.
4) PAG = 145 − (112 + 12) = 21 mEq/L
   혈장 알부민이 5.0 g/dL로 정상(4 g/dL)보다 1 g/dL 높으므로 이 경우 기대되는 정상 PAG은 12 + 2.5 = 14.5 mEq/L이고, △ PAG = 21 − 14.5 = 6.5 mEq/L이다. 병력과 검사 소견으로 보아 fasting ketoacidosis에 의한 PAG 증가된 대사성 산증이 의심된다.
5) △ $[HCO_3^-]$= 24 − 12 = 12 mEq/L이다.
6) PAG이 증가되는 대사성 산증만 있다면 △ PAG:△ $[HCO_3^-]$= 1:1이 기대되지만, 이 환자는 6.5: 12로 HCO_3^- 저하가 훨씬 크므로, PAG이 증가되는 대사성 산증 이외에 HCO_3^-가 소실되는 대사성 산증이 함께 있다고 판단된다.
7) 즉 ketoacidosis와 설사로 인한 대사성 산증이 함께 있다고 판단할 수 있다.
8) BUN과 혈장 Cr의 상승은, 소변 $[Na^+]$이 18 mEq/L로 낮아져 있으므로 volume depletion에 의한 것(prerenal azotemia)으로 판단된다.

[주] Ketonuria가 있는 경우 volume depletion이 있는데도 소변 Na 농도가 낮지 않은 경우도 있다. 배출되는 ketoacid $anion^-$이 Na^+와 함께 배출되기 때문으로 추정된다.

증례 6 오랫동안 경련과 아주 심한 척추측만증을 가진 12세 남아가 최근 더 심해지는 경련으로 중환자실에 입원 하였다.

검사소견 1:

동맥혈 가스검사: pH 7.31, Pco_2 70 mmHg, [HCO_3^-] 34 mEq/L
혈장: [Na^+] 142 mEq/L, [K^+] 3.6 mEq/L, [Cl^-] 98 mEq/L

평가 1:

1) 혈액 pH가 낮으므로 대사성 혹은 호흡성 산증이 있을 것이다.
2) Pco_2가 높으므로 호흡성 산증이 있을 것이다.
3) 대사성 보상반응 정도를 보면, Pco_2가 정상에 비하여 30 mmHg 상승되었고, 병력으로 보아 만성일 가능성이 높으므로 기대되는 혈장 [HCO_3^-]는 34.5 mEq/L (24 + 3×3.5 = 34.5)인데, 실제 측정된 혈장 [HCO_3^-]는 34 mEq/L로 차이가 없으므로 단순성 만성 호흡성산증이 있다고 판단된다.

이 환아는 중환자실에서 인공호흡기를 부착하였고, 수 시간 후 다시 시행한 검사 결과는 다음과 같았다.

검사소견 2:

혈액 가스검사: pH 7.58, Pco_2 40 mmHg, [HCO_3^-] 32 mEq/L
혈장 [K^+]은 3.2 mEq/L로 저하되었다.

평가 2:

1) 인공호흡기로 Pco_2를 정상치(40 mmHg)로 갑자기 떨어졌다. 그러나 대사성 보상반응에는 시간이 걸리므로 혈장 [HCO_3^-]는 즉시 충분히 저하되지 않아서 대사성 알칼리증이 되었다. 이러한 경우를 post-hypercapneic 대사성 알칼리증이라고 한다. 따라서, 만성 호흡성 장애가 있을 때 서서히 Pco_2를 낮추어 주어야 한다.
2) 혈장 [K^+]의 저하는 대사성 알칼리증이 생겨, 세포내액으로부터 H^+가 흘러나오게 되고, 이에 따른 K^+의 세포 내 유입 때문으로 판단된다(transcellular shift of K^+).

참 고 문 헌

1. Adroque HJ, Madias NE. Secondary responses to altered acid-base status: the rules of engagement. J Am Soc Nephrol 2010;21:920-3.
2. Emmet M. Anion-gap interpretation: the old and the new. Nat Clin Pract Nephrol 2006;2:4-5.
3. Kraut JA, Madias NE. Metabolic acidosis: pathophysiology, diagnosis and management. Nat Rev Nephrol 2010;6:274-85.
4. Postlethwaite RJ. The approach to a child with metabolic acidosis or alkalosis. In Webb NJA et al. (Eds). Clinical Paediatric Nephrology. 3rd ed. Oxford; 2003. p61-71.
5. Whitney GM, Szerlip HM. Acid-base disorders in the critical care setting. Dubose TD and Hamm LL.(eds) Acid-base and electrolyte disorders. Saunders; 2002. p165-87.

5장

유지용액 Maintenance Fluid

강희경 · 남궁미경

유지용액은 수분과 전해질의 자연 소실량을 보충해 줌으로써 탈수, 전해질 이상, 케톤산증(ketoacidosis)의 발생, 단백질 소모를 방지하기 위한 수액요법이다. 경구 섭취를 할 수 없는 경우에 정맥주사로 유지용액을 공급하며, 건강한 경우 항상성 유지 기전에 의해 수분과 전해질 섭취량의 상당한 변화에도 잘 적응할 수 있으므로 모든 환자에게 정맥으로 수액을 공급할 필요는 없다.

[예 1] 건강한 14세 남자 청소년이 다음날 오전의 시술을 위해서 자정부터 금식하더라도 정주 수액요법은 시술 2~3시간부터 시작하면 충분하다.

[예 2] 탈장 수술을 위해 입원한 6개월 영아가 수술 시작 시간이 지연되었을 경우에는 마지막 수유 후 8시간 이내에 수액요법을 시작한다.

유지용액은 수분, 전해질(Na, K), 당분으로 구성한다. 5% 포도당 용액을 정주하는 경우 정상인의 칼로리 요구량의 20%가량만을 공급할 수 있으므로(하루 0.5~1%의 체중감소 초래) 수일 이상 경구 영양 섭취를 할 수 없는 환자는 유지용액 대신 총정맥영양공급을 해야 한다.

1. 유지량(Maintenance fluid requirement)의 계산

체중 또는 체표면적을 기준으로 계산하는데, 이는 체내 항상성 유지 기전이 정상적으로 작동한다는 가정하에 만들어진 계산법으로서 수액요법 시작의 가이드라인에 불과하다. 따라서 환자의 몸무게, 소변량, 전해질을 주의 깊게 모니터 하여 체액량의 부족 또는 과다, 저나트륨혈증 등의 전해질 교란의 발생 여부를 확인하여 수액요법을 적절히 조절해야 한다.

1) 유지 수분량

(1) 체중(kg)을 기준으로 계산하는 방법 (Holliday & Segar 법, 표 5-1)

표 5-1. 체중 기준 하루 유지 수분량과 시간당 주입량

체중 범위	하루 유지 수분량	시간당 수분 주입량
0~10 kg	100 mL/kg	4 mL/kg/hr
10~20 kg (10 kg 초과 체중당)	1,000 mL + 50 mL/kg	40 mL/hr + 2 mL/kg/hr
> 20 kg (20 kg 초과 체중당)	1,500 mL + 20 mL/kg	60 mL/hr + 1 mL/kg/hr

* 최대량: 하루 ≤ 2,400 mL, 시간당 ≤ 100 mL/hr

이는 인체가 칼로리를 소모할 때 표 5-2에서와 같이 수분을 소모하는 것을 기준으로 한 계산법이다. 체중에 따른 칼로리 소모량은 그림 5-1과 같으며, 항상성 유지기전이 정상적인 입원환자에서 하루에 필요한 수분량은 하루에 필요한 칼로리 소모량과 같다.

표 5-2. 100 kcal를 소모할 때 필요한 수분량

불감손실	40 mL
소변	75 mL
Water of oxidation	-15 mL

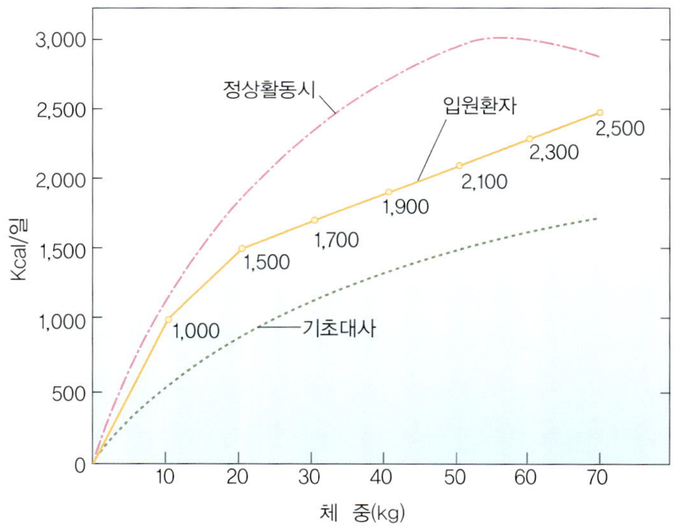

그림 5-1. 체중에 따른 칼로리 소비량. Holliday MA, Segar WE. The maintenance need for water in parenteral fluid therapy. Pediatrics 1957;19: 823-832

비만 아동의 경우에는 몸무게를 기준으로 계산하면 과량의 수액이 주입될 수 있으므로 아동의 키에 해당하는 체중의 50 백분위수를 기준으로 계산하는 것이 바람직하다.

(2) 체표면적(m^2)을 기준으로 하는 방법(표 5-3)

표 5-3. 체표면적(m^2) 기준 하루 유지 수분량

신생아 (생후 1주까지)	1,200 mL/m^2/일
영아	2,000 mL/m^2/일
청소년	1,500 mL/m^2/일

(3) 유지 수분량을 증감시키는 요인(표 5-4, 표 5-5)

유지 수분량은 정상적인 상태에서의 손실, 즉 불감손실(insensible water loss, IWL, 눈에 보이지 않고 느낄 수 없는 수분 소실로서 피부와 폐를 통한 손실. 땀은 느낄 수 있으므로 불감손실에 해당하지 않음. ≅ 35%), 소변(농축 또는 희석되지 않은 iso-osmotic, 60%), 그리고 대변 (정상인에서는 거의 무시할 수 있을 정도, < 5%)을 통한 손실(표 5-4)을 보충하는 데에 필요한 양이다.

표 5-4 소실 경로에 따른 체중(kg)당 수분 손실량

경로	신생아~6개월	7개월~5세	6세~10세	청소년
불감손실	40	30	20	10
소변	60	60	50	40
대변	20	10	-	-
합계	120	100	70	50

표 5-5와 같은 상황에서는 불감손실 수분량이 변화하며 소변량은 정상적으로 최소 25 mL/100 kcal(소변이 1200~1400 mOsm/L로 최대한 농축된 경우)로부터 수 L까지 변화하므로 이를 고려하여 수분량을 적절히 증감한다.

표 5-5. 유지 수분량을 증감시키는 요인(소변량의 변화 제외)

상태	변화
열(38℃ 이상에서 1℃ 상승할 때마다)	10~15%(12%) 증가
미숙아(Radiant warmer 또는 광선치료 중)	2~3배 증가
대사항진(갑상선 기능항진, 아스피린 중독증)	25~50% 증가
주위의 습도가 높을 때(인공호흡기 사용 등)	0~15 mL/100 kcal 감량
과호흡	20~50 mL/100 kcal 증량
땀을 많이 흘릴 때	10~25 mL/100 kcal 증량

2) 유지 전해질량(표 5-6)

표 5-6. 수분 소요량 기준 전해질량

Na^+	3 mEq/100 mL 수분소요량
K^+	2 mEq/100 mL 수분소요량

전해질의 소실은 소변을 통해서만 이루어지므로(예외: cystic fibrosis) 소변이 나오지 않는 경우라면 유지용액(이 경우 불감손실량)에 전해질을 포함시키지 않는다. 반면, 소변량이 많은 경우에는 소변의 전해질 함량에 따라 위의 표 5-6에 따라 계산한 것과는 다른 양의 전해질이 소실될 수 있으므로 소변의 전해질을 측정하여 소실량만큼 보충한다.

[예 1] 말기 신부전으로 소변을 전혀 보지 않고, 평소 복막투석을 하던 3세 어린이(몸무게 15 kg)가 서혜부 탈장 수술을 위해 입원하였다. 수술 후 12시간 동안 금식할 경우(복막투석도 중단) 이 어린이의 불감손실 수분량은 약 500 mL/일(1250 kcal x 40 mL per 100 kcal)이고 소변량과 전해질 소실은 0이므로 전해질이 포함되지 않은 용액(예: 10% 포도당 용액, D10)으로 불감손실만큼 투여(21 mL/시간)한다.

[예 2] 서혜부 탈장으로 수술 후 12시간 동안 금식하게 된 3세 신성요붕증 환자(15 kg)의 유지요법 처방; 소변량이 과다하게 많으므로 소변량과 소변 전해질을 측정하여 계산한다.

불감손실량 = 500 mL

소변량 2000 mL/일

소변 Na 30 mEq/L, K 6 mEq/L

즉, 1일 수분 필요량 2560 mL, 전해질 필요량 60 mEq, K 12 mEq

따라서, D5/D2.5 + Na 25 mEq/L, K 5 mEq/L의 수액을 100 mL/시간의 속도로 공급하며 소변량과 혈청/소변 전해질 및 Osm을 측정하면서 수액의 조성과 수액량을 조절한다.

2. 유지용액의 선택

통상의 경우 10 kg 미만의 어린이는 0.2%의 NaCl (34 mEq/L NaCl)이 함유된 5% 포도당 용액(D5) + 20 mEq/L KCl(병원에 따라 NAK3, DNK3, NK3 등으로 부른다)을, 10 kg 이상인 경우에는 0.45% NaCl (77 mEq/L NaCl)이 함유된 D5+ 20 mEq/L KCl (NAK2, DNK2, NK2 등)을 사용하여 수액요법을 시작하고 추후 모니터 결과(전해질 검사 포함)에 따라 적절히 조절한다.

[예] 25 kg 소아의 유지용액 처방

필요한 수분량: 1,000 mL + 500 mL + 100 mL = 1600 mL

선택한 유지용액: D5 + 0.45% NaCl + 20 mEq/L KCl (NAK2, DNK2, NK2 등)

주입 속도: 67 mL/hr (1,600 mL/24시간)

3. 유지용액과 저나트륨혈증

입원환자들에서는 유효혈류량이 감소되거나(예: 혈량저하증, 저혈압 등), non-osmotic ADH 분비(예: 뇌수막염, 폐렴 등의 폐질환, 통증, 스트레스, 오심 등) 등으로 항이뇨호르몬의 분비가 증가되어 있는 경우가 적지 않다. 이러한 경우에는 수분 축적에 따른 저나트륨혈증이 발생할 위험이 높으며, 저장성 용액을 유지용액으로 사용하면 저나트륨혈증의 가능성이 더 높아질 수도 있다.

따라서 급성 질환 등으로 입원한 환자에서는 언제나 저나트륨혈증의 가능성을 염두에 두고 유지용액을 결정하여야 한다. 유지용액을 정맥 투여하는 경우 먼저 혈청과 소변의 전해질 농도와 Osm을 측정하여 혈청 Na 농도가 135 mEq/L 미만이거나 osmolality가 275 mOsm/kg H_2O 미만이면서 소변 Na 농도가 20 mEq/L 이상이라면 저나트륨혈증의 초기일 수 있으므로 등장성(isotonic) 용액인 D5 + 0.9% NaCl (154 mEq/L NaCl) + K를 유지용액으로 사용한다. 또는 저장성(hypotonic)용액을 사용하되 주입 속도를 1/2 정도로 감량하여 투여한다. 체중이 10 kg 미만인 어린이의 경우라도 이러한 경우에는 0.2% NaCl 용액은 사용하지 않는다.

[예 1] 급성 모세기관지염으로 입원한 18개월 여아(10kg)의 경구섭취량이 감소하여 수액을 주사로 공급할 때: 혈액 전해질 검사에서 혈청 Na 농도가 136 mEq/L라면 계산한 필요 수액량 하루 1000 mL의 1/2인 500 mL/일을 D5 + 0.45% NaCl + K의 용액으로 주입하며 매일 소변량 측정과 전해질 검사를 하여 이 수액의 종류와 양이 적절한지 평가한 후 조절하여 주입한다

[예 2] 경미한 혈량저하증이 있는 경우(입원 환자의 많은 경우가 이에 해당 – 대표적으로 급성위장관염): 등장성 용액 20 mL/kg(≤ 1 L)을 1~2시간에 걸쳐 주입(필요하면 반복)하여 혈류량을 회복시킨 후 D5 + 0.45% NaCl + K 용액으로 유지량을 주입한다.

[예 3] 수술 전후 금식 중인 환자: 등장성 용액을 사용한다. 이후에도 경구 섭취가 가능하지 않은 경우에는 환자의 상황에 따라 0.9% 또는 0.45%의 수액을 선택하되, 수술 후 통증, 스트레스 등으로 ADH가 상승되어 있을 수 있으므로 수액의 주입 속도를 2/3 정도로 감소시켜 투여한다(제15장 수술환자에서의 수액요법 참조).

4. 결론

1) 누구에게나 알맞은 절대적인 유지용액 요법은 없으므로 환자 각각의 병태생리를 파악하여 적절한 수액요법을 시행한다.
2) 유지용액을 정맥 주사로 공급하는 것은 필요한 경우에만 하도록 한다. 경구 수액요법이 가능

하다면 보다 안전한 경구 수액요법을 선택한다. 경구 섭취에 문제가 없으나 약물 투여를 위해 정맥주사를 하는 경우에는 정주 경로에 heparin lock을 하는 것이 편리하다.

3) 환자에게 공급되는 수분과 전해질량은 경구 섭취량과 정주 투여량을 함께 고려한다. 정주 투여량을 계산할 때 유지용액으로 투여하는 양뿐 아니라 항생제 등의 약물을 투여할 때 주입되는 양도 고려해야 한다.

4) 유지용액은 저장성 용액을 이용하는 경우가 많으므로 수분 필요량이 많아졌을 때 단순히 유지용액의 주입속도나 주입량을 증가시키는 것은 저장성 용액을 과량으로 투여하는 결과를 초래하므로 위험하다.

5) Hydration이 필요한 경우(예: 항암제 투여 전의 hydration, 만성질환 환자에서 탈수와 동반된 경미한 azotemia 등), 통상 사용하는 저장성 유지용액을 과량(평소의 1.5~2배) 투여하면 저나트륨혈증이 발생할 위험이 매우 높으므로, 이 경우에는 등장성 용액(0.9% NaCl)을 사용한다. 단, furosemide 등의 이뇨제를 함께 사용하는 경우에는 free water excretion이 증가하므로 고나트륨혈증의 발생 가능성이 있으므로 저장성 용액이 더 적절하다.

6) 수액요법을 시행하는 환자는 자주 전해질 검사를 시행하여 현재의 치료 방법이 적절한지 판단하고 이에 따라 수액 요법을 조절한다. 검사의 빈도는 환자의 상태에 따라 결정하는데 환자의 상태가 변화할 때, 즉 수술 직후나 계속적인 수분 손실이 있을 때(심한 설사 등) 등의 경우에는 하루 한 번 이상, 환자의 상태가 안정적일 때에는 주 1회 이상 검사하는 것이 바람직하다.

참고문헌

1. Avner et al. Pediatric Nephrology. 6th ed. New York: Springer; 2009. p325-53.
2. Holliday MA, Friedman AL, Segar WE, Chesney R, Finberg L. Acute hospital-induced hyponatremia in children: a physiologic approach. J Pediatr 2004;145:584-7.
3. Holliday MA, Segar WE. The maintenance need for water in parenteral fluid therapy. Pediatrics 1957;19:823-32.
4. Moritz ML, Ayus JC. Prevention of hospital-acquired hyponatremia: a case for using isotonic saline. Pediatrics 2003;111:227-30.

6장

탈수증에 대한 수액요법

하일수 · 하태선

탈수증은 여러 가지 원인으로 몸의 체액이 모자라는 상태를 말하며 심한 탈수는 순환 기능 부전을 초래하므로 치명적일 수 있다. 그러므로 탈수증이 의심되는 환자를 찾아내어 적절한 치료를 하는 것은 매우 중요하다.

1. 탈수증의 진단 및 탈수의 정도 구분

1) 탈수증의 임상 소견

수분은 체중의 60~70%를 차지하므로 탈수는 체중의 감소를 가져온다. 또 탈수증의 정도에 따라서 소변량 감소, 의식의 변화, 맥박수 상승, 혈압 저하, 피부긴장도(turgor) 감소 (그림 6-1), 점막 건조, 모세혈관 재충만시간(capillary refill time, 그림 6-2) 연장 등의 소견이 나타난다.

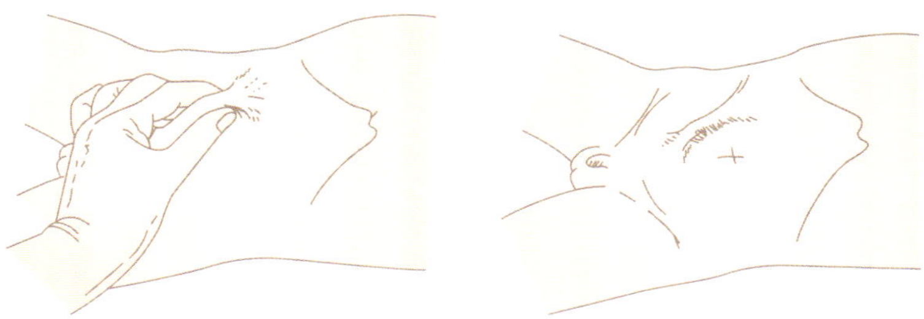

그림 6-1. 피부의 turgor를 보는 방법
피부의 긴장도가 저하되어 있을 때 배 가죽을 집었다 놓으면 피부가 즉시 원상으로 돌아오지 않고 잠시 그대로 머물러 있다.

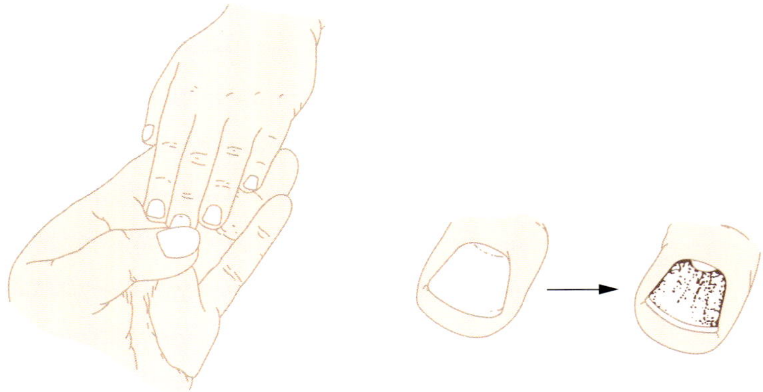

그림 6-2. Capillary refill time의 측정
환자의 손톱을 압박했다가 놓고 손톱 밑(nail bed)이 다시 붉은 색으로 되기까지의 시간을 측정한다. 정상은 2초 미만인데 탈수가 심하면 2초 이상 걸린다. 그러나 capillary refill time은 연령이나 온도에 따라 차이가 날 수 있다.

2) 탈수의 정도 구분

탈수의 정도는 체중의 몇 %의 수분을 소실하였는지로 표현되며, 탈수되기 전·후의 체중을 정확히 알면 그 차이로 탈수량을 알 수 있다. 그러나 영유아의 빠른 성장 속도와 체중 측정의 오차 때문에 체중 변화로 탈수의 정도를 평가하기 어려운 경우가 많다.

그러므로 표 6-1을 참고하여 임상 소견으로 탈수의 정도를 중증(重症), 중등도(中等度)와 경증(輕症)으로 구분하고, 이를 기준으로 탈수량을 역산한다. 특히 중증 탈수 환자를 찾아내어 신속히 치료하는 것이 매우 중요하다.

표 6-1. 탈수의 정도와 임상 소견

	경증(輕症)	중등도(中等度)	중증(重症)
탈수량 영아 연장아	< 5% < 3%	5~10% 3~6%	> 10% > 6%
피부 긴장도	정상	약간 저하	저하
점막	정상~약간 건조	건조	바싹 마름
눈물	정상	감소	없음
숫구멍과 안구	정상	함몰	현저히 함몰
요량	정상~약간 감소	감소	없음
혈압	정상	정상~저하	저하
맥박	정상~약간 증가	빠름	빠르고 약함 또는 만져지지 않음
의식	정상	보챔/졸림	혼수
모세혈관 재충만시간	정상	1.5~3초	> 3초

2. 탈수의 형(Type) 구분

탈수증은 혈장 Na^+농도를 검사하여 다음과 같이 분류한다.

등장성(isotonic) 탈수	혈장 $[Na^+]$= 130~150 mEq/L
저장성(hypotonic) 탈수	혈장 $[Na^+] < 130$ mEq/L
고장성(hypertonic) 탈수	혈장 $[Na^+] > 150$ mEq/L

3. 혈관내 용적 소생술(제I기 치료)

혈관내 용적 소생술(resuscitation of intravascular volume) 또는 제I기 치료라고 하며 치명적인 합병증이 올 수 있는 중증(重症) 탈수에 사용되는 초기 소생술(initial resuscitation)로서 심한 탈수로 인한 사망 또는 심각한 합병증을 막기 위한 응급 조치이다(표 6-2).

표 6-2. 탈수의 수액 치료 원칙

1. 혈관내 용적 소생술(resuscitation of intravascular volume): 제I기 치료 Normal saline (or Ringer lactate) 20 mL/kg over 20 min. (repeat as needed)
2. 신속 용적 회복술(Rapid volume repletion): 제II기 치료 Normal saline (or Ringer lactate) 20 mL/kg (maximum 1 L) over 2 hr: 1회
3. 마무리 치료: 제III기 치료 ① 24시간 수분 요구량(탈수량 + 24시간 수분 유지량)을 계산한다. ② ①의 계산 결과에서 혈관내 용적 소생술과 신속 용적 회복술로 투여한 양을 뺀다. ③ ②의 계산 결과를 적절한 농도의 NaCl(탈수의 형에 따라 35~100 mEq/L)과 KCl (20 mEq/L)을 가진 5% dextrose 용액으로 준다. ④ Ongoing loss가 있으면 그만큼 더 준다.

1) 적응증

탈수의 형(혈장 Na^+ 농도)에 상관없이 중증 탈수가 있는 모든 환자에게 시행된다. 중증 탈수는 영아에서 체중의 10%, 연장아에서 체중의 6%를 초과하는 탈수로서, 순환 혈관내 용적(circulating intravascular volume)이 심각하게 감소하여 중요한 기관의 관류가 저하되고 치명적 합병증이 올 수 있는 위험한 상태이다. 이 치료는 환자가 치료 도중에 사망하거나 심각한 합병증이 발생하지 않게 하기 위해 시행되는 응급 처치이다.

2) 방법

우선 생리식염수나 Ringer lactate 20mL/kg(체중의 2%)를 약 20분간 정맥으로 투여하여 혈관내 용적(intravascular volume)을 소생시킨다. 대사성 산증이 예상되는 경우(예: 심한 설사)에는 Ringer lactate가, 대사성 알칼리증이 예상되는 경우(예: 심한 구토)에는 생리식염수가 더 좋다. 혈관내 용적 소생술에는 K^+을 포함하지 않은 용액을 사용하는 것이 원칙이나 Ringer lactate에는 아주 소량의

K^+이 포함되어 있으므로 사용해도 무방하다. 응고장애가 있는 경우에는 혈장(10 mL/kg)을, 저알부민혈증이 심한 경우에는 5% 알부민을, 출혈이나 빈혈이 심할 경우에는 전혈(whole blood)을 1시간 동안 정맥으로 투여할 수 있으나 효과와 부작용을 비교하여 반드시 필요한 경우에만 사용한다(표 6-3).

혈관내 용적 소생술은 혈관내 용적이 회복될 때까지, 즉 혈압, 맥박, 관류 상태, 소변량과 의식이 좋아질 때까지 반복할 수 있다. 치료를 반복할 때에는 과잉 치료가 되지 않게 주의해야 한다. 정맥주사가 불가능한 경우에는 골내 주입(intraosseous infusion)을 할 수 있다.

혈관내 용적 소생술과 동시에 전해질(Na, K, Cl, bicarbonate), BUN, creatinine과 hemoglobin, calcium, glucose 등을 검사하면 탈수의 형을 구분하고 다음 단계의 치료 계획을 세우는 데 도움이 된다. 소변을 보면 요의 비중, 전해질과 크레아티닌을 검사한다.

표 6-3. 중증 탈수의 혈관내 용적 소생술(제I기 치료)에 사용되는 용액의 조성

	Na^+	K^+	Cl^-	HCO_3^-	Ca^{++}
0.9% isotonic saline	154		154		
Ringer's lactate (Hartmann solution)	130	4	109	28	3
Plasma	152	4	100	27	
혈액	95	4	50	40	

4. 신속 용적 회복술(제II기 치료)

1) 적응증

중증(重症) 탈수와 중등도(中等度) 탈수 중에서 초기 혈장 Na^+ 농도가 150 mEq/L 이하인 경우, 즉 등장형 탈수와 저장형 탈수에서만 시행된다. 고장형 탈수에서는 혈관내 용적 감소가 심하지 않으므로 시행하지 않으며 경증 탈수에서도 시행하지 않는다.

중증 탈수에서는 위에 기술한 혈관내 용적 소생술(제I기 치료)을 시행한 후 시행하며, 중등도 탈수에서는 치료의 첫 단계로 신속 용적 회복술(제II기 치료)을 시행한다.

2) 방법

순환 회복을 보장하기 위해 생리식염수 또는 Ringer lactate 20 mL/kg(최대량 1 L)를 2시간에 걸쳐 정맥으로 1회 투여한다(10 mL/kg/hour로 2시간 투여).

5. 탈수증의 마무리 치료(제III기 치료)

탈수량과 수분 유지량을 계산하여 탈수의 치료를 최종 마무리하는 단계이다.

1) 적응증

중증(重症) 탈수와 중등도(中等度) 탈수에서 시행되며 경증 탈수에서는 시행되지 않는다.

2) 방법

탈수량과 24시간 수분 유지량을 계산하여 그 합계에서 앞 단계에서 이미 투여된 수액량을 뺀 양을 주는 것이 원칙이며 구체적인 방법은 탈수의 형에 따라 다르다. 이 단계의 치료에서 공복(fasting)으로 인한 ketotic hypoglycemia의 발생을 막기 위해 5% dextrose 용액에 전해질을 추가하여 사용하는 것이 좋다.

(1) 탈수량의 추정

위에서 구분한 탈수의 정도(중증, 중등도, 경증 탈수의 구분, 즉 탈수의 %)와 환자의 현재 체중으로 탈수가 되기 전 평소 체중을 구하고, 탈수된 현재 체중과의 차이로 아래와 같이 탈수량을 계산한다.

평소 체중/탈수된 체중 = 100/(100−탈수%)

즉, 탈수량(L) = 탈수된 체중(kg) × {탈수%/(100 − 탈수%)}

여러 원인의 탈수증에서 수분 및 전해질 소실은 대략 표 6-4과 같다.

표 6-4. 영아의 중증 탈수에서 원인 질환 별 체중(kg)당 소실된 수분 및 전해질의 양

원인 질환	H_2O (mL)	Na^+ (mEq)	K^+ (mEq)†	Cl^- (mEq)
Fasting and thirsting	100~200	5~7	1~2	4~6
Diarrhea				
Isotonic	100~200	8~10	8~10	8~10
Hypertonic	100~200	2~4	0~4	−2~6‡
Hypotonic	100~120	10~12	8~10	10~12
Pyloric stenosis	100~200	8~10	10~12	10~12
Diabetic acidosis	100~200	8~10	5~7	6~8

† 조직 세포의 파괴에 대한 교정
‡ Cl^-의 negative balance는 치료 시작 시의 과잉을 의미

(2) 탈수의 형에 따른 제III기 치료

중증 탈수에서는 탈수의 형과 관계없이 위에 기술된 혈관내 용적 소생술(제I기 치료)을 먼저 시행한다. 또 중증 탈수와 중등도 탈수 중 등장형 및 저장형 탈수에서는 신속 용적 회복술(제II기 치료)을 시행한 후 제III기 치료로 넘어 간다. 중등도 탈수 중 고장형 탈수에서는 제III기 치료로 치료를 시작한다.

① **등장형 탈수**(혈장 [Na^+] = 130~150 mEq/L)

소실된 수분량(탈수량)과 1일 유지 수분의 합계에서 혈관내 용적 소생술과 신속 용적 회복술(제I + 제II기 치료)에서 투여된 수액량을 뺀 양을 22시간 동안 준다. 치료 중 경구로 투여된 수분이나 항생제 등을 정맥 투여하면서 추가로 투여된 수분이 있으면 그만큼 수액을 더 줄인다. 용액의 Na^+ 농도는 50~60 mEq/L (1/3 NS, 0.33% NaCl)로 하며(표 6-5), 소변을 보는 경우에는 K^+을 20~40 mEq/L 정도로 추가한다.

표 6-5. 탈수의 형에 따라 제III기 치료에서 추천되는 수액의 [Na^+]

탈수의 형 (혈청 [Na^+])	바람직한 Na^+ 농도	수액의 종류 (수액 내 Na^+농도)
등장형 (130~150 mEq/L)	50~60 mEq/L	1/3 NS ([Na^+] 56 mEq/L)
저장형 (120~130 mEq/L)	70~80 mEq/L	1/2 NS ([Na^+] 77 mEq/L)
저장형 (<120 mEq/L)	90~110 mEq/L	1/2 NS + bicarbonate* ([Na^+] 100 mEq/L)
고장형 (> 150 mEq/L)	30~40 mEq/L	1/4 NS ([Na^+] 34 mEq/L)

* 1/2 NS 1 L에 8.4% $NaHCO_3$를 24 mL 섞는다.

② **저장형 탈수**(혈장 [Na^+] < 130 mEq/L)

소실된 수분(탈수량)과 1일 유지 수분의 합계에서 이전 단계의 치료 중 투여된 수액량을 뺀 양을 나머지 22시간에 준다. 또는 이것의 반을 첫 8시간에 주고 나머지 반을 그 다음 14시간 동안 주기도 한다. 치료 중 경구로 투여된 수분량이나 항생제 등을 투여할 때 추가로 투여된 수분이 있으면 투여량을 그만큼 더 줄인다.

혈장 [Na^+]이 120~130 mEq/L일 때에는 용액의 Na^+ 농도를 70~80 mEq/L(1/2 NS, 0.45% NaCl)로, 혈장 Na^+ 농도가 120 mEq/L 미만일 때는 용액의 Na^+ 농도를 90~110 mEq/L로 한다(표 6-5). 소변을 보는 경우에는 K^+을 20~40 mEq/L 정도로 추가한다.

Hyponatremic encephalopathy의 소견이 있으면3% NaCl (2 mL/kg을 10분에 걸쳐 정맥 투여, 증상이 호전될 때까지 1~2회 반복)로 치료한다. 3% NaCl을 5~6 mL/Kg 투여하면 hyponatremic encephalopathy의 신경 증상은 호전된다. Hyponatremic encephalopathy의 소견이 없다면 [Na^+]을 하루에 12 mEq/L 정도씩 천천히 올려 주는 것이 바람직하다.

③ **고장형 탈수**(혈장 [Na^+] > 150 mEq/L)

초기 혈장 Na^+ 농도에 따라 치료의 기간이 달라진다(표 6-6). 즉, 초기 혈청 Na^+ 농도가 157 mEq/L 이하일 때에는 소실된 수분(탈수량)의 전부와 1일 유지 수분량의 합계에서 이전 단계에서 투여한 양을 뺀 양을 첫 날 모두 투여한다. 그러나 초기 혈청 Na^+ 농도가 158~170 mEq/L일 때에는 탈수량의 1/2과 1일 유지 수분의 합계에서 이전 단계에 투여된 양을 뺀 양을 첫 23시간 동안 주고, 탈수량의 나머지 반과 1일 유지 수분량의 합계를 그 다음 24시간(제2일) 동안 준다. 또 혈장 Na^+ 농도가 171~183 mEq/L일 때에는 탈수량의 1/3과 1일 유지 수분량의 합계에서 이전 단계 투여량을 뺀 양을 첫 24시간에 주고, 탈수량의 나머지 2/3는 제2일과 제3일에 걸쳐서 나누어 준다. 이와 같은 방법으로 혈장 Na^+ 농도가 184 mEq/L 이상일 때에는 탈수량을 4일에 걸쳐서 나누어 준다(표 6-6).

용액의 Na^+ 농도는 30~40 mEq/L (1/4 NS, 0.2% NaCl)로 하며(표 6-5), 소변을 보는 경우에는 K^+을 20~40 mEq/L 정도로 추가한다.

표 6-6. 고장형 탈수에서 초기 혈청 Na 농도에 따른 적절한 교정 기간

혈청 [Na^+]	교정 기간
150~157 mEq/L	24 시간
158~170 mEq/L	48 시간
171~183 mEq/L	72 시간
184~196 mEq/L	84 시간

6. 중등도 탈수의 치료

등장형 탈수와 저장형 탈수에서는 혈관내 용적 소생술(제I기 치료)을 건너뛰어 신속 용적 회복술(제II기 치료)로 치료를 시작한다. 그 방법은 생리식염수 또는 Ringer lactate 20 mL/kg를 2시간 동안 정맥으로 투여하는 것이다. 그 후 마무리 치료로 탈수량과 유지량의 합계에서 신속 용적 회복술에서 투여한 양을 뺀 양을 나머지 22시간 동안 투여한다 (제III기 치료).

고장형 탈수에서는 혈관내 용적 소생술(제I기 치료)과 신속 용적 회복술(제II기 치료)를 건너뛰어 바로 제III기 치료를 시작한다. 즉, 탈수량과 유지량의 합계를 24시간 동안 투여한다.

경구 섭취가 가능하고 전해질, 산-염기 불균형이 없는 경우에는 경구 수액 요법으로 치료할 수 있다. 이 경우에 경구용 수액을 15~20 mL/kg/시간으로 4시간 동안(총 100 mL/kg까지) 경구로 투여한 후 환자의 상태를 다시 평가한다(제11장 참조).

7. 경증 탈수증의 치료

대부분 경구 수액요법으로 충분하다. 경구용 수액을 10 mL/kg/시간으로 4시간 동안(총 50 mL/kg까지) 경구 투여한 후 상태를 재평가한다(제11장 참조).

8. 추적 관찰

탈수증 치료의 모든 계산은 근사치를 얻는 데 불과하며, 실제 환자에서는 성별, 개별적인 체형, 탈수의 기간과 원인, 동반 질환의 차이로 인해 같은 치료를 하더라도 서로 다른 결과를 초래할 수 있다. 그러므로 치료 중 맥박, 혈압, 소변량, 체중 변화, 탈수 또는 수분 과잉의 임상 소견, 의식 상태, 전해질 균형 등을 주의 깊게 관찰해야 하며 필요한 경우에는 치료 방법을 다시 조정해야 한다.

연습문제

증례 1 11개월 된 남자 아이가 설사로 인한 탈수 증세를 보여 입원하였다. 입원 당시에는 설사가 멎었고 구토나 열은 없었다. 체중은 원래 10 kg였는데 입원 시에는 8.8 kg이었다.
구강 점막은 건조하였으며 혈압은 70/40 mmHg, 모세혈관 재충만시간(capillary refill time)은 연장되어 있었다.
혈장 Na^+ 132 mEq/L, K^+ 5.0 mEq/L, Cl^- 105 mEq/L, HCO_3^- 15 mEq/L, BUN 32 mg/dL
요비중 1.025

평가:

1) 중증 탈수(영아 12%소실)

소실된 양(표 6-4)	수분	1,200 mL
	Na^+	10 kg × 9 mEq = 90 mEq
	K^+	10 kg × 9 mEq = 90 mEq
유지량	수분	100 mL/kg × 10 kg = 1,000 mL
	Na^+	3 × 10 kg = 30 mEq
	K^+	2 × 10 kg = 20 mEq
진행중인 소실량	없음	

2) 등장형 탈수(혈청 [Na^+] = 132 mEq/L)
3) 병력으로 보아 대사성 산증이 의심되고, Anion gap = 132−(105+15) = 12 (정상)
   즉, 설사로 인한 HCO_3소실에 의한 대사성 산혈증으로 판단된다.
4) 혈중 K^+은 5.0 mEq/로 높은 정상 범위이다. 그러나 실제로 체내 K+은 설사와 함께 빠져 나갔을 것이므로 총 체내 K^+은 부족할 것이다.
5) BUN이 높으나, 요비중이 높으므로 prerenal azotemia일 것이다.

실제치료:

1) 혈관내 용적 소생술(제I기)
   중증 탈수이므로 혈관내 용적 소생술을 시행함.
   20 mL/kg (20 mL × 10 kg = 200 mL)의 Ringer lactate(또는 normal saline)를 20분에 걸쳐 정맥 주입한다. 환자가 소변을 보고 순환 상태가 호전되면 다음 단계로 넘어간다.

2) 신속 용적 회복술(제II기)
   등장형 탈수이므로 신속 용적 회복술을 시행함.
   20 mL/kg (20 mL×10 kg = 200 mL)의 Ringer lactate를 2시간에 걸쳐 1회 정맥으로 투여하여 순환 회복을 보장한다.

3) 마무리 치료(제III기)

소실된 양과 1일 유지량의 합계에서 전 단계에 투여된 수액량과 도중에 경구로 섭취한 양을 뺀 양을 나머지 22시간에 준다. K^+은 소변을 보기 시작한 후부터 주되 40 mEq/L를 넘지 않은 농도로 준다.

	수분 (mL)	Na^+ (mEq)	K^+ (mEq)
Deficit	1,200	90	90
Maintenance	1,000	30	20
합	2,200	120	110
- 제I기 투여량	200	26	0.8
- 제II기 투여량	200	26	0.8
22시간 동안 투여량	1,800	68	108.4

마무리 치료에서 주는 용액은5% 포도당을 기본으로 한다. Na+ 농도는 68 mEq/1.8 L = 37.8 mEq/L로 1/4 생리식염수에 가깝다. 그러나 이 경우 처음 Na+ 농도가 낮은 편(132 mEq/L)이므로 1/3 isotonic saline (50 mEq/L)을 사용해도 된다.

이를 종합하면
먼저 Ringer lactate 200 mL를 20분간 정맥 주사 한 후 순환 부전이 호전되면
다시 Ringer lactate 200 mL를 2시간 동안 정맥으로 투여하고
마지막으로
5% D/W 1,000 mL
2M NaCl 25 mL
2M KCl 10 mL
} 을 82 mL/시간의 속도로 22시간 동안 정맥 주사한다.

[주] 수액요법의 과정 중에 환자의 상태(체중 변화, 요 비중 등)를 주기적으로 평가해야 한다. 요 비중은 신장에 과다한 수분이 공급될 때에는 1.001까지도 될 수 있고, 수분이 부족할 때에는 1.030까지도 될 수 있다. 요 비중이 이 두 극단에 가까울 때는 수액요법이 부적당함을 시사하므로 비중이 1.010 가까이 되도록 수분량을 조절하도록 한다.

증례 2 3개월 영아가 4시간 동안의 설사와 구토, 소변량의 감소로 내원하였다.
입원 시 체중 5.3 kg, 체온 36.5℃, 혈압 85/40 mmHg, 맥박 140/분 대천문 함몰(누워 있는 상태), 구강 점막과 혀 건조, 피부긴장도 약간 저하
혈액 채취 후 약간의 소변을 배출하였고, 이때 요 비중은 1.030이었으며, 1시간 후 보고된 혈액 검사결과는 다음과 같다.
Na^+ 138 mEq/L, K^+ 4.9 mEq/L, Cl^- 111 mEq/L, BUN 30 mg/dL, Cr 0.8 mg/dL
정맥혈 pH 7.25, pCO_2 38 mmHg, tCO_2 16mEq/L

평가

1) 중등도 탈수: 중등도 탈수가 5~10% 탈수이므로 8%의 탈수로 추정하고 탈수 전 체중을 계산하면 원래 체중/5.3 kg = 100/92, 즉, 원래 체중은 5.8 kg (500 mL의 탈수)
2) 등장성 탈수(혈청 $[Na^+]$ 138 mEq/L)
3) 정맥혈은 산소분압을 평가하는 데에는 적절치 못하나, 산·염기 상태의 판단에는 도움이 된다. 적절한 호흡성 대상작용을 보이는 산증이 있으며, anion gap은 11 mEq/L로 정상 범위이다. 따라서 설사로 인한(HCO_3 소실) 단순 대사성산증으로 판단된다.
4) 혈청 K^+은 정상이나 산증이 있으므로 K^+의 증가 또는 결핍을 판단하기 힘들다. 그러나 설사변에 K^+이 상당량 포함되어 있었을 것이라고 판단된다.
5) 요비중이 1.030으로 농축 기능이 정상인 것으로 보아 BUN과 혈청 Cr의 상승은 prerenal azotemia로 판단된다.

실제 치료:

1) 중등도 탈수이므로 혈관내 용적 소생술(제I기) 치료를 하지 않는다.
2) 등장형 탈수이므로 신속 용적 회복술(제II기) 치료로 Ringer lactate(또는 생리식염수) 20 mL×5.8 kg = 116 mL를 2시간 동안 정맥으로 투여한다.
3) 그 다음, 유지량(580 mL) + 결핍량(500 mL), 즉 1,080 mL에서 생리식염수 투여량 116 mL를 뺀 964 mL를 남은 22시간 동안 투여하되 등장성 탈수이므로 5% 포도당을 기본으로 1/3 식염수(Na^+: 50 mEq/L)를 준다(44 mL/시간).
4) 산증이 있으나, 혈장 HCO_3^-가 15 mEq/L 이하가 아니면 따로 알칼리를 투여할 필요는 없다.
5) K^+은 약 20 mEq/L의 농도로 섞어준다.

이를 종합하면

먼저 Ringer lactate 116 mL를 2시간 동안 정맥 주사한 후

5% D/W	1,000 mL	} 을 44 mL/시간의 속도로 22시간 동안 정맥 주사하면 된다.
2M NaCl	25 mL	
2M KCl	10 mL	

증례 3

4 개월 영아, 4시간의 설사, 보챔, 열, 소변량 감소

집에서 소금을 탄 물을 먹였다고 한다.

체중 5 kg, 혈압 80/50 mmHg, 체온 39℃

피부 긴장도는 약간 저하되어 있으며 밀가루 반죽을 만지는 것 같은 느낌

혈액검사: Na^+ 161 mEq/L, K^+ 5.5 mEq/L, Cl^- 135 mEq/L, tCO_2 13 mEq/L, pH 7.28, pCO_2 28 mmHg, Cr 1.1 mg/dL

요 비중 1.028

평가:

1) 진찰 소견으로 중등도 탈수로 판단된다.
2) 고장성 탈수이고 혈청 [Na^+] = 161 mEq/L이므로 탈수량을 48시간에 걸쳐 교정한다.
3) 대사성 산증이 있으며, anion gap이 13 mEq/L로 정상범위이다.
4) 혈청 K^+은 상승되어 있으나, 산증이 있으므로 실제 체내 K^+의 증가는 없을 가능성이 많다.
5) 혈청 Cr은 정상보다 약3배 증가되었지만, 요비중이 1.028인 것으로 보아 신장의 기능은 정상으로 판단된다.

실제 치료:

1) 중등도 탈수이므로 혈관내 용적 소생술(제I기) 치료를 하지 않는다.
2) 고장성 탈수로 세포외액의 결핍이 심하지 않을 것이므로 신속 용적 회복술(제 II기) 치료도 하지 않는다.
3) 영아의 중등도 탈수가 8% 탈수라 보고 원래 체중/5 kg = 100/92, 즉, 원래 체중은 5.4 kg 이고 탈수량은 400 mL.
4) 필요한 수분량: 유지량(원래 체중 5.4 kg으로 540 mL + 열로 인한 소실 54 mL = 594 mL) + 결핍량(400 mL) = 994 mL
5) 혈청 [Na^+] 161 mEq/L의 고장성 탈수로 탈수량을 48시간에 걸쳐 서서히 교정하는 것이 원칙이므로, 첫날에는 탈수량의 1/2을 준다. 즉, 첫 24시간 동안 794 mL(유지량 594 mL + 1/2결핍량인 200 mL = 794 mL)를 준다(33 mL/시간).
6) 5% 포도당을 기본으로 한 $^1/_4$ 식염수(Na 30~40 mEq/L 함유)를 선택한다(표 6-5). 고장성 탈수의 경우 고혈당이 초래되는 수가 있으며, 이 경우에는 2.5% 포도당을 기본 용액으로 하기도 한다.
7) 산혈증은 따로 교정할 필요가 없다.
8) 혈청 K가 상승되어 있지만 소변을 보고 있으므로 K^+ 20 mE/L로 섞는다.

종합하면

5% D/W 1,000 mL
2M NaCl 17 mL
2M KCl 10 mL

} 을 시간당 33 mL/시간의 속도로 2일간 정맥 주사한다.

증례 4 8개월 된 남아, 4일간의 고열과 심한 설사, 보리차 이외에 다른 음식물의 섭취는 없었다. 입원 전 12시간 동안 소변을 보지 않았다.
축 늘어져 있고, 사지가 차가웠고, 혈압은 45/30 mmHg 정도로 측정하기 어려웠다. 맥박 160/분이며 약했다. 혀와 구강 점막은 건조하고, 호흡은 빠르고 깊었다. 체중은 7.7 kg, 진찰 중 경련이 발생되어 diazepam을 투여하였다.
혈액검사: Na^+ 113 mEq/L, K^+ 4.8 mEq/L, Cl^- 82 mEq/L, tCO_2 7 mEq/L,
BUN 56 mg/dL, Cr 2.0 mg/dL
동맥혈: pH 7.19, pCO_2 19 mmHg
소변: 요비중 1.031, Na^+ 5 mEq/L, Cr 50mg/dL, 여러 개의 hyaline cast

평가:

1) 순환부전이 있으므로 중증의 탈수(15%)가 있다고 판단.
   원래 체중/7.7 kg = 100/85, 즉, 원래 체중은 9.0 kg (1,300 mL의 탈수)
2) 저장성 탈수증: 보리차만 먹였다는 병력으로 보아서도 예상할 수 있다.
3) 심한 대사성 산증이 있으며, 호흡성 대상이 적절하므로 단순한 대사성 산증이다. Anion gap은 24 mEq/L이며(즉 ΔAG은 12 mEq/L), ΔHCO_3는 17 mEq/L이므로, 12 mEq/L는 unmeasured anion(이 경우 순환 부전에 의한 lactic acidosis나 fasting ketoacidosis에 의한)의 증가에 의한 것이고, 5 mEq/L는 설사로 인한 bicarbonate 소실에 의한 것이라고 판단된다(제3장 산·염기 대사 참조). 한편 tCO_2가 7 mEq/L로 심하게 저하되어 있으므로 알칼리의 투여가 필요하다.
4) 혈청 K는 정상이다.
5) 심한 핍뇨와 azotemia가 있지만, 요비중이 높고 fractional excretion of Na^+(FENa)이 0.18%로 낮으므로 prerenal type의 azotemia로 판단.

   FENa= [(UNa × Pcr)/(PNa × Ucr)] × 100

실제 치료:

1) 중증 탈수로 혈관내 용적 소생술(제I기 치료)로 Ringer lactate(또는 생리식염수) 160 mL를 20분 동안 정맥 주사한다. 산혈증이 심한 경우 HCO_3가 함유된 용액이 더 바람직하다.
2) 경련은 hyponatremic encephalopathy의 소견으로 생각되므로 즉시 3% NaCl (Na^+ 0.5 mEq/mL 함유) 2 mL/kg(최대량 100 mL)를 10분에 걸쳐 정맥으로 투여한다. 이 치료는 신경 증상이 호전될 때까지 혈장 Na^+ 농도를 다시 측정하면서 1~2회 반복한다. 3% NaCl 투여의 목표는 첫 1~2시간에 5~6 mL/Kg의 3% NaCl을 투여하여 혈장 Na^+ 농도를 5~6 mEq/L 올려주는 것이다. 그렇게 해도 호전되지 않는 신경 증상은 hyponatremic encephalopathy 가 아닐 가능성이 많다.
3) 영아의 저나트륨혈증은 대개 급성이므로 좀 빠른 속도로 주어도 성인에서 보는 os-

motic demyelination syndrome을 잘 초래하지 않는다. 그러나 hyponatremic encephalopathy의 소견이 없다면 영아의 경우도 가능한 하루에 12 mEq/L 정도씩 천천히 Na^+을 올려 주는 것이 바람직하다.

4) 심한 산혈증이 있으므로 혈청 HCO_3를 5 mEq/L 정도 올려야 한다. 이 환자의 경우 5 mEq/L×9kg×0.5 = 23 mEq의 HCO_3가 필요하다. 병원에서 흔히 사용하는 8.4% $NaHCO_3$(Bivon)에는 1 mEq/mL의 HCO_3가 함유되어 있으므로 이 용액 23 mL를 두 배 희석하여 약 1시간에 걸쳐서 주면 된다.

5) 필요한 수액량은 유지량 900 mL와 결핍량 1,300 mL를 더한 2,200 mL가 첫날에 필요하다. 이미 혈관내 용적 소생술(160 mL), 3% NaCl 45 mL, Bivon 희석액 46 mL을 첫 3시간 동안에 주었으므로 나머지 21시간 동안에 1,950 mL(약 93 mL/시간)를 주면 된다. 심한 저장성 탈수이므로 첫 8시간 동안에 첫날 필요량의 1/2을 투여할 수도 있다. 수액의 Na^+ 농도는 90~110 mEq/L(원래 혈장 Na^+이 113이었으나, 3% NaCl을 주어 118 mEq/L 정도가 되었을 것으로 판단됨)로 한다.

종합하면

5% D/W	1,000 mL	을 93 mL/시간의 속도로 정맥 주사하면 된다.
2M NaCl	50 mL	
2M KCl	10 mL	

[주] 이 증례에서 경련에 대한 치료로 3% NaCl을 주었으므로 신속용적회복술(제II기 치료)은 생략하였다. 만일hyponatremic encephalopathy가 없어 3% NaCl을 주지 않았다면 혈관내 용적 소생술(제I기 치료)로 순환 부전이 호전된 후 신속 용적 회복술 (제II기 치료)로 Ringer lactate 160 mL를 2시간 동안 투여한 이후에 제III기 치료를 한다.

참고문헌

1. Friedman AL. Pediatric hydration therapy: Historical review and a new approach. Kidney Int 2005;67:380-8.
2. Holliday MA, Ray PE, Friedman AL. Fluid therapy for children: facts, fashions and questions. Arch Dis Child 2007;92:546-50.
3. Holliday M. The evolution of therapy for dehydration: should deficit therapy still be taught? Pediatrics 1996;98:171-7.
4. Moritz ML, Ayus JC. New aspects in the pathogenesis, prevention, and treatment of hyponatremic encephalopathy in children. Pediatr Nephrol 2010;25:1225-38.
5. Neville KA, Verge CF, Rosenberg AR, O'Meara MW, Walker JL. Isotonic is better than hypotonic saline for intravenous rehydration of children with gastroenteritis: a prospective randomized study. Arch Dis Child 2006;91:226-32.

7 장

나트륨 농도 [Na^+] 이상증

신재일 · 김지홍 · 배기수

생명의 유지를 위해서는 세포내액과 세포외액 내 성분의 조절은 필수적이며, 이를 위해서는 정상적인 수분대사가 이루어져야 한다. 수분의 농도는 간접적으로 오스몰농도(osmolality)의 변화에 의하여 알 수 있다. 혈장의 오스몰농도를 차지하는 가장 중요한 성분은 나트륨(Na^+)이다. 따라서 수분대사에 이상이 있는 환자들은 특징적으로 저나트륨혈증(Hyponatremia, < 135 mEq/L), 또는 고나트륨혈증(Hypernatremia > 145 mEq/L)을 보인다. 즉 혈청의 나트륨 농도가 비정상이지만, 그 원인은 주로 수분대사의 이상이며, 때로는 나트륨 대사 자체의 이상이 동반되기도 한다. 나트륨 대사 이상이 있는 경우, 나트륨의 축적이 있으면 일차적으로 세포외액이 증가(부종, 고혈압 등)하고, 나트륨의 결핍이 있으면 세포외액이 감소(탈수 등)한다.

1. 저나트륨혈증(Hyponatremia)

정의: 혈장 [Na^+] < 135 mEq/L

저나트륨혈증이 있을 때, 체내 총 나트륨 양은 부족하거나, 정상이거나, 많을 수도 있다. 수분에 비하여 나트륨이 상대적으로 더 많이 소실되는 경우, 또는 나트륨에 비하여 수분의 축적이 상대적으로 더 많을 때 초래된다. 저나트륨혈증의 정도가 심하지 않으면 대부분 무증상이지만, 혈청 나트륨이 120 mEq/L 이하의 심한 저나트륨혈증은 경련과 같은 심각한 증상을 초래할 수 있다.

1) 임상적 평가 및 감별진단(그림 7-1)

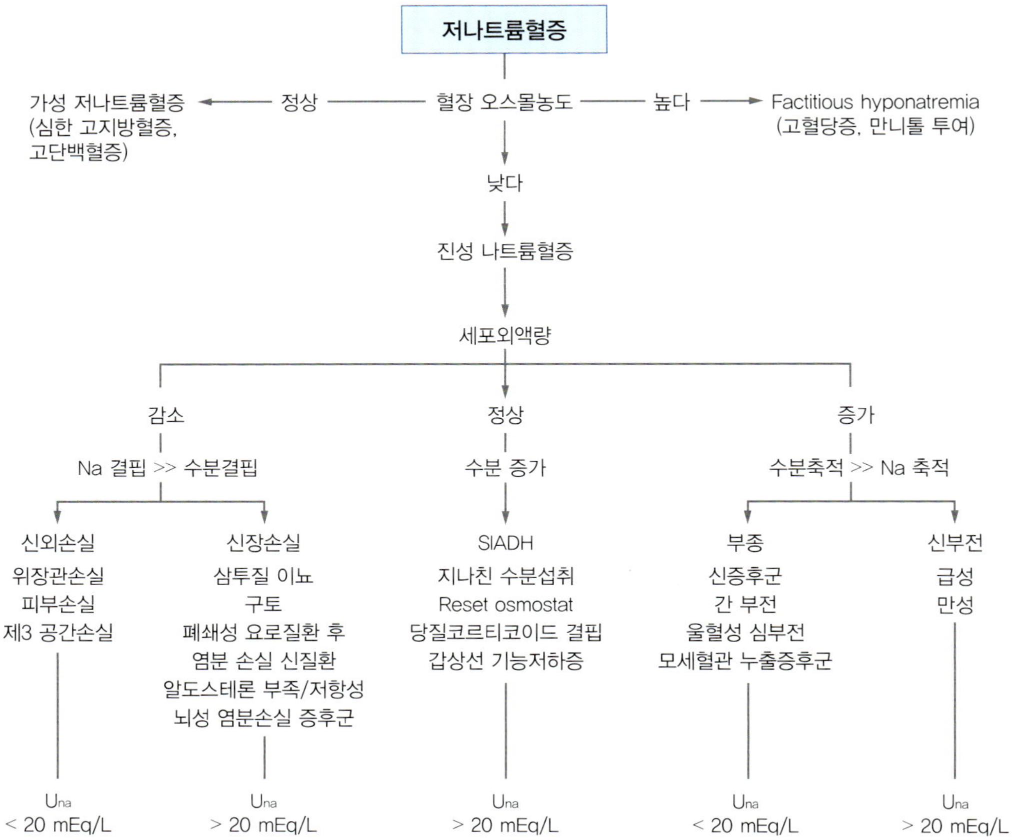

그림 7-1. 저나트륨증의 임상적 평가 및 감별진단

(1) 자세한 병력 청취와 진찰이 필수적이며, 우선 혈액 채취가 제대로 되었는지 확인한다. 즉 5% 포도당이나 저장성 식염수를 주입하고 있는 혈관에서 혈액을 채취하는 경우 혈액이 희석될 수 있다.

(2) 혈장 osmolality (Posm)를 측정하고, osmolal gap을 계산한다.

Osmolal gap = 측정된 Posm − 계산된 Posm

계산된 Posm = $2 \times [Na^+]$ + glucose/18 + BUN/2.8

정상 osmolal gap $\leq$ 10 mosm/kg

① Factitious **저나트륨혈증**: 측정된 Posm가 높다.

고혈당증, 만니톨 투여 등의 경우가 이에 해당된다. 고혈당의 경우 이외에는 osmolal gap이 10 mOsm/kg 이상으로 증가된다. 고혈당증의 경우, 혈당이 100 mg/dL 이상이면 상승된 혈당 100 mg/dL마다 혈장 나트륨이 1.6 mEq/L씩 비례하여 저하된다.

② **가성 저나트륨혈증**: 측정된 Posm는 정상이다.

심한 고지방혈증이나, 고단백혈증의 경우 혈장 수분이 상대적으로 감소되어 초래된다. 중성지방 1 g/dL당 혈장 Na^+이 1.7 mEq/L 정도 가짜로 감소하는 결과를 나타내고, 단백질 1 g/dL이 축적되면 혈청 Na^+이 약 1 mEq/L 가짜로 감소한다. 과거 flame photometry(혈청 전체의 농도 측정)로 측정하였을 때 문제가 되었으나, 최근에는 대부분의 검사실에서 ion selective electrode법 등으로 혈청 수분에서 직접 나트륨을 측정하므로 크게 문제가 되지 않지만, 아직도 dilution하여 검사하기 때문에 주의하여 판단하여야 한다.

③ **진성(true) 저나트륨혈증**: 측정된 Posm가 낮고, osmolal gap은 정상(≤ 10 mosm/kg)이다.

(3) 진성 저나트륨혈증으로 판명되면 세포외액량, 특히 유효 순환 혈액량을 평가한다.

① 세포외액량 감소(Na 결핍 >> 수분 결핍)

㉠ 신장 외 소실(Extrarenal loss): U_{Na} < 20 mEq/L, Uosm > 800 mOsm/kg

위장관, 피부, 제3공간 등을 통한 손실

㉡ 신장을 통한 소실 (Renal loss): U_{Na} > 20 mEq/L

- 지속적 구토가 있으면 중탄산과 함께 Na^+이 소변으로 소실된다. 따라서 이 경우 U_{Na} > 20 mEq/L일 수 있으나, U_{Cl}는 항상 < 20 mEq/L이다.
- 삼투질 이뇨
- 폐쇄성 요로질환 치료후
- 저나트륨혈증과 함께 고칼륨혈증이 있는 경우 당질 코르티코이드(Addison 병 등) 부족 또는 알도스테론 부족/저항성의 가능성을 항상 생각하여야 한다.
- 뇌성 염분소실 증후군(Cerebral salt wasting syndrome, CSW)

  Brain natriuretic peptide의 분비로 초래된다고 알려져 있으며, 신세뇨관에서 재흡수가 되지 않아 소변을 통해 염분이 소실되는 경우이고, 최근에는 신성 염분소실 증후군(renal salt wasting syndrome)으로 불리기도 한다. 지주막하 출혈, 중추신경계 감염, 뇌 손상, 뇌수술 후 등이 원인이 될 수 있다. 전해질 검사 소견이 부적절 항이뇨호르몬 분비 증후군(syndrome of inappropriate ADH secretion, SIADH)과 비슷하여 감별진단이 필요하다(표 7-1). CSW의 경우 volume depletion이 동반되며, SIADH의 경우 수분 축적이 있다. Volume을 알기 위해 중심 정맥압 모니터가 필요할 수 있다.

표 7-1. 뇌성 염분소실 증후군(Cerebral salt wasting syndrome, CSW)과 부적절 항이뇨호르몬 분비 증후군(syndrome of inappropriate ADH secretion, SIADH)의 비교

	CSW	SIADH
병태생리	ANP 상승 → 소변 Na^+ 증가 → 세포외액 감소 → ADH 상승	ADH 분비 → 수분축적 → 세포외액 증가 → 소변 Na^+ 증가
세포외액	감소	증가
헤마토크릿	증가	정상
혈청 요산	정상 또는 감소	감소
저나트륨혈증시 Fractional excretion of uric acid (FEUA)	증가	증가
저나트륨혈증 교정후 Fractional excretion of uric acid (FEUA)	증가	정상
혈청 K	감소될 수도 있다.	정상
BUN	증가	정상
혈장 Renin	증가 또는 정상 (ANP에 의하여 억제될 수 있으므로)	저하
소변/혈장 삼투질농도 비	1 이상	최대로 희석되지 않음
소변 Na^+ 농도	> 20 mEq/L 훨씬 더 높을 수 있다	> 20 mEq/L 섭취량에 따라 다르다
중심 정맥압	낮다	정상 또는 높다
치료	생리 식염수, 심한 경우 fludrocortisone	수분 제한 등

[주] CSW의 경우 혈장량 감소로 혈장 ADH가 증가할 수 있으므로 혈장 ADH 측정이 도움이 되지 않을 수 있어서, 여러 가지 소견을 종합하여 감별진단 하여야 한다.

② 세포외액량 정상

㉠ 부적절 항이뇨호르몬 분비 증후군(SIADH): (표 7-1)

㉡ Compulsive water drinking: 정서적 또는 정신과적 문제가 있는 청소년이 강박적으로 지나친 수분을 섭취한 경우이고, 소변량이 많으면서 최대로 희석되어 소변 오스몰농도가 <100 mOsm/kg 가 된다. U_{Na} 농도는 섭취량과 소변량에 영향을 받는다.

㉢ Reset osmostat: Posm가 285 mOsm/kg 미만에서 ADH 분비가 시작되는 경우로 만성 감염이나 영양부족이 있는 아이들에서 볼 수 있고, 증상이 동반되지 않는 만성 저나트륨혈증을 보인다. 수분이나 나트륨 부하에 제대로 반응하므로 reset osmostat 자체에 대한 치료는 필요하지 않다.

㉣ 당질코르티코이드 결핍: 소변의 희석력이 저하되어 나타난다.

㉤ 갑상선 기능저하증: 사구체 여과율의 감소로 하부신원(distal nephron)으로의 나트륨 부하가 적어지고, non-osmotic ADH 분비가 초래되어 나타난다.

③ 세포외액량: 증가(수분 축적 >> Na 축적)

㉠ 부종이 있는 경우: U_{Na} < 20 mEq/L

- 신증후군, 울혈성 심부전, 간 기능 부전 등의 경우
- 모세혈관 혹은 혈관누출 증후군(capillary or vascular leak syndrome)

특발성, 지속적 심폐 바이패스(prolonged cardiopulmonary bypass), 체외산화막장치(extracorporeal membrane oxygenation, ECMO), 간이식 수술 후, 패혈증 등에 동반될 수 있으며, 혈압과 소변량을 유지하기 위하여 흔히 많은 양의 수액을 공급하여야 하고, 그 결과 단백뇨가 없이도 부종, 저단백혈증을 보인다. 검사소견으로 신기능은 정상이고, U_{Na}은 < 20 mEq/L, Uosm > 800 mOsm/kg를 보인다.

㉡ 급성 또는 만성 신부전: 수분이 축적되어 저나트륨혈증을 보일 수 있다. 소변량은 적어지며, U_{Na}은 20 mEq/L 이상이고, Uosm는 Posm와 비슷하다.

2) 병태생리(진성 저나트륨혈증)

(1) 저나트륨혈증이 있는 경우 상대적인 삼투압의 차이로, 수분이 세포 내로 유입된다. Posm가 급격하고 심하게 감소하면 뇌부종으로 인한 증세가 초래될 수 있다. 소아의 뇌용적은 6세에 이르러 성인의 것과 같아진다. 그러나 두개골의 크기는 16세에 이르러서야 성인과 같아진다. 즉 16세 이하의 소아에서는 뇌부종이 있을 때 성인에 비하여 상대적으로 두개골의 크기가 작으므로 (뇌부종이 있을 때 늘어날 공간이 적다) 뇌헤르니아가 발생할 위험이 성인보다 높다.

(2) 급성 보상기전으로 세포는 전해질을 세포외액으로 배출하여 세포용량(cell volume)을 정상화시킨다.

(3) 이후 세포는 taurine, glutamine, myoinositol 등과 같은 유기삼투질(organic osmolytes)을 배출시키면서, 다시 전해질을 받아들인다. 유기삼투질은 농도의 변화가 있어도 전해질과 같이 단백의 3차 구조를 변화시키지 않는다. 따라서 세포기능의 변화 없이 세포용량을 유지시킬 수 있다.

(4) 48시간 이상 지속된 저나트륨혈증의 경우, 보상기전에 의하여 세포용량은 정상에 가까워진다. 따라서 이를 교정하기 위하여 갑자기 혈장 나트륨 농도를 높이면 삼투성 탈수초 증후군(osmotic demyelination syndrome, ODS)이 초래될 수 있다.

(5) 삼투성 탈수초 증후군은 젊은 여자에서 특히 잘 나타날 수 있다고 한다. 예방하기 위해서는 혈청나트륨 농도를 0.5 mEq/L/시간 이하의 속도로 교정해 주어야 한다.

3) 치료

(1) 세포외액량이 저하되어 있으나 증상이 없는 경우

초기 수액 요법은 등장성 생리식염수 20 mL/kg를 30분~1시간 동안 주입한다. 이 경우 탈수의 치료에는 등장성(isonatremic) 탈수에 비하여 다음과 같은 양의 Na이 더 필요하다.

더 필요한 Na (mEq) = (140 − 환자의 혈청 Na 농도)×총체액량 (체중×0.6)

이 공식에 의하면 혈장의 Na 농도를 1 mEq/L 올리고 싶으면 0.6 mEq/kg의 Na를 투여한다.

(2) 세포외액량이 저하되어 있으면서 급성 저나트륨혈증으로 인한 증상이 있는 경우

① 갑자기 (< 48시간) 혈청 나트륨 농도가 120 mEq/L 이하로 저하되거나 중추신경계 증상을 보일 때는 3% NaCl (513 mEq/L Na 함유)을 1~2 mL/kg/시간의 속도로 주입한다. 3% NaCl 1.2 mL/kg을 주면 혈장 나트륨농도가 1 mEq/L 상승한다. 세포외액 용적의 저하가 없을 때에는 furosemide를 함께 사용한다. 경련, 혼수 등 아주 심한 증상이 있을 때에는 4~6 mL/kg/시간의 속도로 주입하기도 한다. 3% NaCl을 4~6 mL/kg를 투여하여 혈장 Na 농도를 5 mEq/L 정도 올려주면 저나트륨혈증에 의한 급성 증상은 대부분 멈춘다.

[예] 1세(체중 10 kg) 된 영아가 설사와 구토를 주소로 내원하였다. 기면, 혼돈 등의 증상이 있었다. 혈액 전해질 검사에서 혈청 나트륨 농도는 112 mEq/L이었다. 치료는?

이 경우에는 저나트륨혈증으로 인한 증상이 있으므로 3% NaCl을 사용하여 Na를 올려주는데 먼저 혈청 나트륨 농도를 120 mEq/L로 올리기 위해서 필요한 Na 양 = (120 − 112)×10×0.6 = 48 mEq 가 되어 약 94 mL의 3% NaCl이 필요하다.

② 증상을 가진 저나트륨혈증의 구체적 치료방법(Moritz ML, Ayus JC. Pediatr Nephrol 2010; 25: 1225-38)

㉠ 3% NaCl 2 mL/kg(최대 100 mL)를 10분에 걸쳐 투여한다

㉡ 증상이 호전될 때까지 필요한 만큼 1~2번 반복 투여한다. 목표는 첫 1~2시간 동안 혈청 Na가 5~6 mEq/L 증가하는 것으로 한다.

㉢ 2시간마다 혹은 2번째 투여 후 혈청 Na를 다시 체크한다.

㉣ 혈청 Na가 5~6 mEq/L 증가하였는데도 임상적인 호전이 없으면 저나트륨혈증성 뇌증(hyponatremic necephalopathy)이 아닐 수 있다.

㉤ 환자가 깨서 질문에 대답하고 두통과 구역증상 없이 증상이 없거나 첫 5시간 동안 혈청 Na가 10 mEq/L로 급격하게 증가한 경우에는 3% NaCl 치료를 중단한다.

㉥ 첫 48시간 동안의 저나트륨혈증 교정은 15~20 mEq/L을 넘지 않도록 하고 정상 나트륨혈증(normonatremia)이나 고나트륨혈증(hypernatremia)은 피하도록 한다.

(3) 48시간 이상 지속된 만성 저나트륨혈증

경련의 증상이 있으면, 3% NaCl을 1~2 mL/kg/시간의 속도로 furosemide와 함께 주입하고, 혈청과 소변의 전해질을 자주 측정한다. ODS를 예방하기 위하여 하루에 혈청 나트륨 농도를 12 mEq/L

이상, 또는 120~125 mEq/L 이상 높이지 않아야 한다. 증상이 소실되면 수분섭취를 충분히 제한(정상 유지량의 1/2, 성인에서 하루 1 L 이하)한다. Demeclocycline, 바소프레신 V_2 수용체 길항제를 투여할 수 있다. 수분 섭취를 제한하기가 쉽지 않을 때에는 0.9% NaCl과 furosemide를 함께 투여하기도 한다. Furosemide는 굵은 상행각의 자유막에 존재하는 Na^+-K^+-$2Cl^-$cotransporter를 차단하여 NaCl의 능동적 재흡수를 막기 때문에 소변 농축을 방해한다. 따라서 furosemide는 일종의 바소프레신에 대한 길항제라고 할 수 있다.

(4) 세포외액의 증가가 있는 경우

① 저단백혈증이 있는 경우에는 부종이 있지만 혈장량이 감소되어 있으므로 20% 알부민을 0.5~1.0 g/kg 주사할 수 있다.

② 모세혈관 누출 증후군의 경우 furosemide 등 이뇨제를 사용하면 혈관 내 volume 저하를 악화시킬 수 있으므로, 2~4%의 만니톨이 섞인 용액을 주입한다.

③ 심한 심부전의 경우, 수분 섭취의 제한과 furosemide 등을 사용할 수 있으나 저혈압이 초래될 수 있으므로 조심하여야 한다.

2. 부적절 항이뇨호르몬 분비 증후군(SIADH)

혈장 오스몰 농도의 상승, 순환혈액량 감소 등 정상적인 자극이 없는데도 부적절하게 항이뇨호르몬(ADH)이 지속적으로 분비되어 신세뇨관에서 수분의 재흡수가 일어나 수분이 축적되는 경우이다.

1) 증상

(1) 수분 축적(성인에서 약 3 kg의 수분이 축적된다고 한다)이 있지만 고혈압이나 부종은 없다. 수분은 세포막을 자유로이 이동하므로 축적된 수분의 2/3는 세포내액에, 1/3은 세포외액에 분포한다. 따라서 세포외액 증가의 증상(고혈압, 부종 등)보다는 세포내액의 증가와 체액의 오스몰농도 감소에 따른 증상(뇌부종에 의한 신경계 증상 등)이 먼저 나타난다.

(2) 급성과 만성 SIADH가 있으며, 혈청 나트륨 농도가 120 mEq/L 이하가 되거나, 급성인 경우 좀 더 높은 나트륨 농도에서도 증상이 나타날 수 있다. 초기에는 기면, 보챔 등의 증상을 보이며, 나중에는 혼미, 지남력 장애, 경련 등 뇌압 상승의 증상을 보인다.

(3) 소변 나트륨 농도 > 20 mEq/L

혈청 나트륨 농도를 높이기 위하여 나트륨을 주면 소변 나트륨 농도가 더 높아진다.

(4) Uosm > 100 mOsm/kg

Posm의 감소가 있으므로 소변이 최대로 희석(< 100 mOsm/kg)되어야 하나, ADH가 지속적으로 분비되므로 Uosm이 높아진다.

(5) 혈청 요산 치 저하

체액 증가로 소변으로 요산 배출이 많아지기 때문이다.

(6) 혈청 크레아티닌은 정상이거나 또는 저하된다.

(7) 갑상선 및 부갑상선 기능은 정상이다.

2) 원인

(1) 중추신경계질환: 감염, 종양, 손상, 저산소증에 의한 뇌증, Guillain-Barré 증후군 등

(2) 폐질환: 폐렴, 악성종양, 양압환기(positive-pressure ventilation)

(3) 수술 후

(4) 약물: Carbamazepine, Vincristine, Cyclophosphamide, Barbiturates, Chlorpropamide, Phenformin 등

3) 진단 및 감별진단(표 7-1)

4) 치료

(1) 원인에 대한 치료

(2) 수분 제한: 하루 유지량의 약 1/2

(3) 심할 때는 3% NaCl과 이뇨제(furosemide) 사용

5) 급성 SIADH의 실례

증례 1 1세 영아가 폐렴구균에 의한 수막염으로 입원하였다. 탈수의 증상이 없음에도 약간의 소변량 감소를 보인다. 검사결과 혈청 Na^{+}은 136 mEq/L, 소변 비중 1.020(약 600 mOsm/kg)

수막염 환자의 30~50%에서 SIADH가 초래되므로 이 환자 역시 가능성이 있고, 정상 범위이기는 하지만 혈청 나트륨이 낮은 편이며 이에 비하여 소변 오스몰농도가 높으므로 SIADH 초기라고 판단된다. 따라서 이 환자에서는 수분 제한 즉 유지량의 50~60%만 공급하면서, 체중, 혈청 나트륨치 등을 주의 깊게 추적하여야 한다.

증례 2 1세(10 kg) 영아가 폐렴구균에 의한 수막염으로 입원하였다. 소변량이 줄었으며 혈청 나트륨은 126 mEq/L, 소변 비중 1.020 (약 600 mOsm)

이 환아는 수분 제한만으로는 혈청 나트륨을 정상화시키기가 쉽지 않다.

1) 만약 정상아와 같이 하루에 0.2% NaCl (NaCl 2 g/L 용액이므로 Na과 Cl가 각각34 mEq

들어있으므로 68 mOsm/L의 용액이다)이 포함된 수액 1,000 mL를 공급해 준다면
수분 공급량: 1,000 mL
공급된 용질량: 68 mOsm
수분 배설량: Insensible water loss (IWL) 500 mL (50 mL/kg/일)
소변 113 mL [(68 mOsm/L ÷ 600 mOsm)×1,000 = 113 mL]

즉, 소변 오스몰농도는 SIADH 로 인하여 600 mOsm/kg로 고정되어 있으므로 수분평형상태는 + 387 mL로 혈청나트륨 농도가 오히려 더욱 저하된다.

2) 만약 정상 유지량을 0.9% NaCl로 준다면
수분 공급량: 1,000 mL
공급된 용질량: 300 mOsm
수분 배설량: IWL 500 mL
소변량: 500 mL (300/600×1,000 = 500 mL)

즉, 수분평형상태가 0으로 혈청나트륨 농도는 변하지 않는다.

3) 만약 정상 유지량의 반을 0.9% NaCl로 주고, furosemide를 준다면
수분 공급량: 500 mL
공급된 용질량: 150 mOsm
수분 배설량: IWL 500 mL
소변 500 mL (150/300×1,000 = 500 mL, furosemide를 쓰면 소변이 isoosmotic해지므로)

즉, 수분평형상태는 −500 mL이고, 따라서 혈청 나트륨은 137 mEq/L로 정상화된다(126×6 L (체액량) = [Na]×5.5 L). 그러나 증상이 없는 한 혈청 나트륨을 빨리 올려줄 필요도 없고 경우에 따라서는 위험할 수도 있다는 점을 염두에 두어야 한다.

연 습 문 제

01 다음의 검사 소견(1, 2, 3, 4)과 병력(A, B, C, D)을 서로 연결하시오

검사소견:

	Na	K	Cl	HCO_3	Glucose	BUN	Posm	Uosm	UNa
1	125	4.5	80	35	90	30	268	450	< 10
2	128	4.0	88	28	85	14	295	250	30
3	125	5.5	90	18	90	74	295	280	40
4	120	4.2	90	20	88	14	255	500	30

병력:

A. 오래 지속된 고혈압과 만성신부전이 있는 15세 남아
B. 지속적인 구토가 있는 3세 여아
C. 폐렴 환아
D. Mannitol을 투여한 무균성 수막염 환아

답:

1 – B. 측정된 혈장 오스몰농도가 낮으므로, 저장성 저나트륨혈증이다. 소변 오스몰 농도가 높고, 나트륨의 농도가 낮으므로 신장에서 수분과 나트륨의 재흡수를 효과적으로 하고 있다고 판단된다. 그러나 구토 환자의 경우 대사성 알카리 혈증이 생기며 소변을 통한 HCO_3 소실이 있을 때 Na 을 끌고 나가게 되므로 소변의 나트륨 농도가 충분히 낮지 않을 수 있다는 점을 염두에 두어야 한다. 반면 구토 환자에서는 소변의 Cl 농도를 측정하면 항상 낮다.

2 – D. 측정된 Posm는 295 mOsm/kg, 계산된 Posm는 265 mOsm/kg이므로 혈장 osmolal gap은 30 mOsm/kg로 증가되어 있어, unmeasured osmole 이 있다고 판단되고, 이 unmeasured osmole 은 mannitol 일 것이다. 폐렴이 있을 때SIADH가 초래될 수 있으나 이 경우에는 osmolal gap이 정상이다.

3 – A. 현저한 BUN 상승이 있으므로 신부전 환자이다. 신장에서의 희석능력 저하로 free water의 분비가 되지 않아 초래되었다고 판단된다. 혈장 osmolality가 상승되어 있으나, 효과적이지 못한 osmole인 요소(urea)의 증가에 의한 것이다.

4 – C. 계산된 osmolality와 측정된 osmolality가 모두 낮다. 그럼에도 불구하고 소변 osmolaliy가 충분히 낮아지지 않고(즉 충분히 소변이 희석되지 않았다), 소변의 Na 농도도 너무 높다. 소변의 Na 농도가 높은 것은 세포외액의 감소가 없다는 것을 시사한다. 이와 같은 소견은 SIADH, 갑상선기능저하, 부신기능부전 등에서 볼 수 있다. 심한 폐렴으로 인해 SIADH 가 초래되었다고 판단된다.

3. 고나트륨혈증(Hypernatremia)

혈청 나트륨 농도가 145 mEq/L를 초과할 때로 정의한다. 체내 총 나트륨은 적을 수도, 정상일 수도, 많을 수도 있다. 나트륨이 세포외액의 주된 삼투질이므로, 고나트륨혈증이 있을 때 세포외액의 긴장도(tonicity)는 항상 높다. 따라서 세포로부터 수분이 세포외액으로 이동하게 되므로, 탈수가 있어도 나트륨 농도가 정상이거나 낮을 때(저나트륨혈증)에 비하여 저혈량 및 탈수의 다른 증상이 현저하지 않다.

정상인의 경우 혈장 삼투질농도가 285 mOsm/kg 이상이 되면 ADH가 분비되기 시작하고, ADH가 분비되어도 계속 혈장 삼투질 농도가 높아져 295 mOsml/kg 이상 높아지면 갈증을 느끼기 시작한다. 즉 수분 섭취를 하여 세포외액의 삼투질농도를 정상으로 되돌린다.

1) 임상적 평가 및 감별진단(그림 7-2)

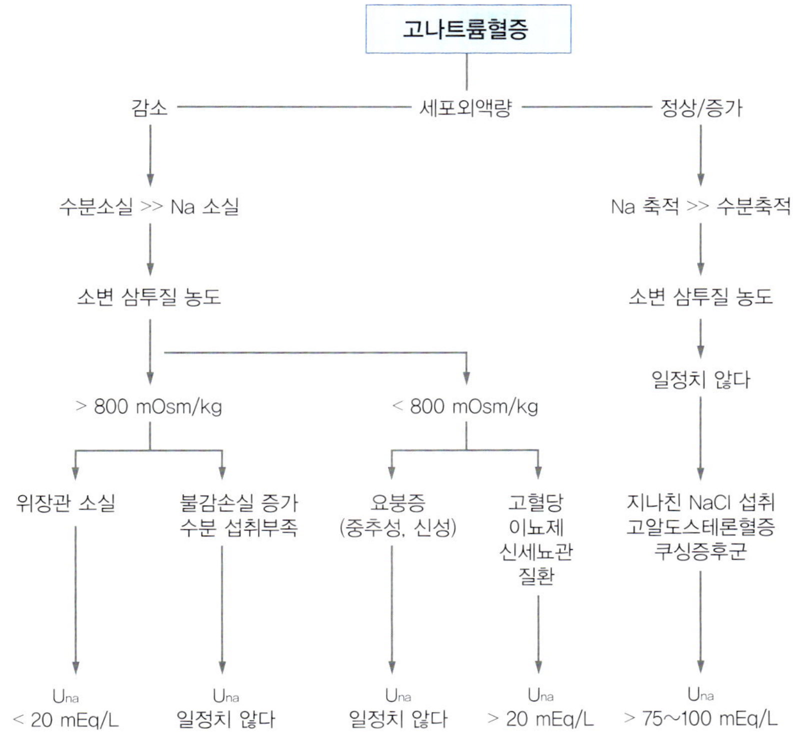

그림 7-2. 고나트륨혈증의 임상적 평가 및 감별진단

(1) 세포외액량의 평가: 고나트륨혈증에서는 혈장 오스몰농도가 항상 높으므로 혈장 오스몰농도를 측정할 필요가 없다.

① **세포외액량 감소(수분 결핍 ≫ Na 결핍)**

㉠ 신외 손실(U_{Na} < 20 mEq/L, Uosm > 800 mOsm/kg)

탈수와 동반되어 나타나는 고나트륨혈증이 가장 흔하다. 급성 바이러스성 위장관염 환자의 일부(설사액의 나트륨 농도는 대개 40~100 mEq/L이므로, 수분 섭취를 거의 못하였거나 나트륨 농도가 더 높은 수액을 주었을 때)에서 볼 수 있다.

드물게 열이 많거나 호흡기감염에서 불감손실이 증가되어 나타날 수도 있다.

고나트륨혈증성 탈수(hypernatremic dehydration)의 경우 이유는 알려져 있지 않지만, 저칼슘혈증, 저혈당증을 보일 수 있다.

㉡ 신장을 통한 손실(U_{Na} > 20 mEq/L, Uosm < 800 mOsm/kg)

당뇨성 케톤산증에서 고혈당에 의한 삼투성 이뇨로 고나트륨혈증이 초래될 수 있다.

혈당이 높으면 혈청 나트륨이 저하되므로(혈당이 100 mg/dL이상일 때, 매 100 mg/dL의 혈당이 상승할 때 마다 1.6 mEq/L의 혈청 Na 저하), 심한 고혈당이 있을 때 측정된 혈청 나트륨이 정상범위라면, 혈당치를 고려하여 혈장 나트륨치를 계산하여 평가하여야 한다.

② 수분 소실

중추성, 신성 요붕증(Posm이 높은데도 Usom가 매우 낮다)

소변량이 매우 많고, 간헐적으로 고나트륨혈증을 보이는 것이 특징이다.

요붕증을 감별진단하기 위하여 시행하는 검사

㉠ 수분제한검사(Water deprivation test): 위험할 수 있으므로 고나트륨혈증이 있을 때에는 시행하지 않는다. 탈수가 없고 혈청 나트륨이 정상인 경우 낮에 약 6~8시간 동안 또는 체중의 3%가 감소할 때까지 수분을 제한한다.

㉡ 수분제한 후 Usom > 800 mosm/kg이면 검사 중지

㉢ Usom가 낮으면 DDAVP(정맥, 근육 또는 피하로 0.5 $\mu g/m^2$ 주거나, 코로 0.5 $\mu g/m^2$ 투여하고 4시간 후 Posm, Uosm 측정)

- Usom > 800 mOsm/kg: 중추성 요붕증
- Usom > 300~800 mOsm/kg: 부분적 중추성 요붕증
- Usom < 300 mOsm/kg: 신성 요붕증

  Usom 가 300 mOsm/kg가 되는 수도 있으나 대개 Usom의 변화가 없다.
- Compulsive water drinking의 경우 신수질의 삼투질 농도가 낮아져 있으므로 수분제한검사와 DDAVP 주사로도 Uosm가 500~800Osm/kg까지만 상승하는 경우도 있다. 그러나 이 경우 수분제한검사를 하여도 Posm가 계속 정상을 유지한다.

③ 세포외액 증가(수분 축적 ≪ Na 축적)

매우 드문 원인으로 나트륨을 지나치게 많이 투여해서 발생한다. 심한 고나트륨혈증(175~200 mEq/L)과 함께 U_{Na} > 100 mEq/L가 될 수도 있다. 정상인에서는 Na 과잉 섭취가 고나트륨혈증을 일으키지 않지만 스스로 물을 찾아 마실 수가 없는 영아에게 분유를 너무 진하게 타 먹이는 경우나, 보호자가 아기에게 고의로 소금을 먹일 경우에 고나트륨혈증이 발생할 수 있다 (Munchausen syndrome by proxy). 특히 영아들은 소변 농축 능력이 성인에 비하여 미숙하기 때문에 고나트륨혈증이 쉽게 발생할 수 있다.

또한 고알도스테론혈증에서도 콩팥 집합관에서 Na와 수분의 재흡수가 증가하여 세포외액이 증가하면 바소프레신 분비가 억제되므로 소변 농축 능력이 감소하여 물의 섭취가 적당하지 않을 때 고나트륨혈증이 발생할 수 있다. 이 경우 K^+와 H^+의 배설이 증가하므로 저칼륨혈증과 대사성 알칼리증이 동반될 수 있다.

2) 병태생리

(1) Posm 상승

(2) 세포탈수로 인하여 뇌용량이 감소되면, 연결정맥이 파열되어 뇌출혈이 나타날 수 있다.

(3) 세포탈수의 급성 보상기전으로 전해질이 세포 내로 유입된다. 약 4시간 이후 유기삼투질이 유입되거나, 세포 내에서 생성되기 시작하여, 유입된 전해질은 다시 배출되고, 세포용량은 정상화된다.

(4) 수분을 너무 빨리 공급하여 갑자기 혈장 나트륨 농도를 낮추면, 수분이 뇌세포로 유입되어 뇌부종이 초래될 수 있으므로, 혈장 나트륨을 높일 때 0.5 mEq/L/시간의 속도를 넘지 않도록 한다.

3) 증상

고나트륨혈증은 초기에 뇌에서 수분을 이동시켜 뇌세포의 위축을 일으키며, 이로 인해 여러 가지 중추신경계 증상이 발생하게 된다. 고나트륨혈증의 흔한 징후는 혼수나 경련, 근육 진동과 경직 등이 있기 전에 기면 상태로 빠지는 것이다. 아주 급성으로 심한 고나트륨혈증 때는 전격적인 뇌탈수와 뇌축소가 발생하면서 뇌척수막의 혈관이 터지고 뇌 내 출혈을 유발할 수 있다.

서서히 발생하는 고나트륨혈증은 급속히 발생하는 고나트륨혈증보다 더 좋은 방향으로 견디어 내나 만성적인 고나트륨혈증은 긴장성 근이영양증의 원인이 된다.

4) 치료

(1) 고나트륨혈증성 탈수(hypernatremic dehydration)

혈장 Na 농도가 높으면서 탈수가 있는 상태를 말하며 이는 수분과 Na를 동시에 소실하였지만 수분을 더 많이 소실한 경우이다. 따라서 저장성 용액을 주어야 한다. 1/4~1/3 생리식염수를 주면서 혈장 Na 농도와 탈수를 천천히 교정하도록 한다. 만일 치료 중 혈장의 Na 농도가 너무 빨리 감소하여 경련이 발생하면 3% NaCl을 4~6 mL/kg 정도 빠른 속도로 투여하여 다시 혈장 Na 농도를 올려주어야 한다. 탈수가 아주 심할 경우에는 먼저 등장성 용액(isonatremic fluid)으로 초기 급속 수액요법(initial hydration)을 시행한다. 이때에도 혈장 Na 농도가 너무 급속히 저하되면 안 되므로 Rigner's lactate (Na=130 mEq/L)보다는 생리식염수(Na=154 mEq/L)가 안전하다.

(2) 급성 고나트륨혈증의 교정

만성과 달리 고나트륨혈증이 급속히 발생한 경우에는 뇌세포 내 유기성 삼투질이 생겨날 시간이 없어서 뇌세포가 위축된 상태이므로 빨리 교정해 주어야 한다.

(3) 만성 고나트륨혈증의 교정

고나트륨혈증의 교정은 저장성 식염수 용액을 투여하여 혈장 Na 농도를 낮추는 것인데 주의해야 할 점이 있다. 고나트륨혈증이 있으면 뇌세포는 물을 빼앗기지 않기 위해 glutamine, inositol 등의 유기성 삼투질(idiogenic osmole)을 생산하여 세포내 삼투질농도를 높이게 된다. 고나트륨혈증이 서서히 발생할수록 충분한 양의 유기성 삼투질이 생산되어 고나트륨혈증에 대응한다. 따라서 이런 상태에서 고나트륨혈증을 너무 빨리 교정하여 세포외액의 삼투질농도를 급격히 저하시키면 오히려 뇌세포내로 물이 들어가 뇌세포 부종을 일으키게 되는데 그 결과는 주로 경련으로 나타난다. 따라서 만성 고나트륨혈증인 경우 48~72시간에 걸쳐서 서서히 교정하여야 하고, 교정 속도는 0.5 mEq/L/시간, 하루에 12 mEq/L를 넘지 않도록 한다.

수분 결핍에 의한 고나트륨혈증의 경우 다음과 같이 수분 결핍량을 계산한다.

수분결핍량 = [(혈장 Na 농도 − 140)/140]×총체액량 (체중×0.6)

(4) Na 중독에 의한 고나트륨혈증의 치료

Na 중독으로 정도가 심하여 이미 폐부종 등의 용적 과잉 증상을 보이고 있으면 더 이상 저장성 용액을 투여할 수가 없으므로 이 경우에는 투석을 시행한다.

(5) 원인에 대한 치료

고나트륨혈증과 동반된 탈수 또는 용적 과잉이 교정되면 원인에 대한 치료를 시행해야 한다. 고나트륨혈증을 일으킨 원인이 중추성 요붕증이라면 바소프레신을 투여하고 신성 요붕증의 치료는 염분섭취를 제한하면서 thiazide나 amiloride를 투여한다.

연 습 문 제

문제 1 고장성 탈수증을 제외하고는 고나트륨혈증을 가진 환자의 가장 흔한 증세는 다뇨(polyuria, 소변량이 하루 2,000 mL/1.73 m^2 이상인 경우를 말한다)이다(영아의 경우 간헐적인 발열이 주소인 경우도 적지 않다). 다음은 다뇨를 주소로 내원한 환자의 검사소견이다. 각 환자에서 다뇨의 원인은 무엇인가?

수분제한 검사(Water deprivation test, 체중의 3%가 소실될 때까지)를 시행 후, DDAVP를 투여하였다.

환 자	Water deprivation 후의 Uosm (mOsm/kg)	Vasopressin 투여 후의 Uosm(mOsm/kg)	PNa (mEq/L)
1	280	증가하지 않음	150
2	> 500	증가하지 않음	130
3	> 800	약간 증가	145
4	250	600	153

답:

1. Water deprivation을 하여도 소변의 농축이 없고, DDAVP를 투여하여도 신세뇨관에서 반응이 없으므로 신성 요붕증이라고 판단된다. 유전성 질환으로 대부분 성염색체 열성으로 유전되며 영아 초기부터 탈수로 인하여 간헐적인 발열을 주소로 내원하는 경우가 많다.
2. Water deprivation으로 소변이 부분적 농축되었다. Psychogenic polydipsia로 판단되며, 충분히 소변이 농축되지 않는 이유는 평소 지나치게 수분을 섭취하여 소변량이 많으므로 신수질의 오스몰농도가 저하되어 DDAVP을 투여하여도 최대한 농축되지 못하기 때문이다. 이 경우 혈장 나트륨 농도가 낮은 것이 보통인데 이는 지나친 수분 섭취가 선행되기 때문이다.
3. 정상이다. Water deprivation에 의하여 충분히 농축되고 따라서 DDAVP을 투여하여도 더 이상 현저한 Uosm의 상승은 보이지 않는다. 일시적인 수분 섭취의 과다로 초래된 정상적인 다뇨이다.
4. Water deprivation에 의해서는 소변이 농축되지 않으나 DDAVP의 투여로 소변이 농축되므로 중추성 요붕증으로 판단된다.

참고문헌

1. 김동언. 고나트륨혈증과 저나트륨혈증. 대한소아과학회지 2006;49:463-9.
2. Beattie TJ. Disorders of fluid and electrolyte balance. In Webb NJA and Postlethwaite RJ (Eds): Clinical paediatric nephrology. 3rd ed. Oxford; 2003. p29-59.
3. Moritz ML, Ayus JC. New aspects in the pathogenesis, prevention, and treatment of hyponatremic encephalopathy in children. Pediatr Nephrol 2010;25:1225-38.
4. Moritz ML, Ayus JC. The pathophysiology and treatment of hyponatremic encephalopathy: an update. Nephrol Dial Transplant 2003;18:2486-91.
5. Yared A, Foose J, Ichikawa I. Disorders of osmoregulation. In Ichikawa I (Ed): Pediatric textbook of fluids and electrolytes. 1st ed. Williams & Wilkins; 1990. p165-86.

8장

혈청 칼륨 농도 [K^+] 이상증

이주훈 · 박영서

1. 체내 칼륨의 균형

우리 몸에는 약 50 mEq/kg의 칼륨이 포함되어 있는데, 대부분(98%)은 세포 내에 있고 세포외액에는 2%만이 존재한다. 세포내액의 칼륨은 주된 양이온으로 농도는 150 mEq/L 정도이고, 혈장 칼륨 농도는 4~5 mEq/L이다. 이 같은 세포내·외의 높은 칼륨 농도 차이는 세포막에 발현하는 Na^+-K^+-ATPase 펌프에 의해서 유지된다.

세포외액의 pH는 세포막의 K^+ 통로와 Na^+-K^+-ATPase에 영향을 미치고, 세포막을 통한 H^+ 이동을 조장하므로, 혈장 칼륨 농도에 영향을 미친다(그림 8-1). 알칼리혈증이 있으면 H^+이 세포외액으로 이동하면서 세포 내로 K^+이 이동하고, 산혈증의 경우에는 K^+이 혈장으로 이동한다. 따라서 알칼리혈증이 있으면 총 체내 칼륨의 부족이 없이도 혈장 K^+ 농도가 떨어진다(혈액 pH가 0.1 상승하면 혈장 K^+이 0.3~1.3 mEq/L 비례적으로 감소한다) 산혈증의 경우는 반대로 혈장 K^+이 상승할 수 있는데, 대사성 산증에서 호흡성 산증보다 영향이 크다. 그러나 젖산과 같은 유기산 축적에 의한 산증의 경우 유기산은 자유로이 세포막을 통과하므로 혈장 K^+에 대한 영향은 거의 없다.

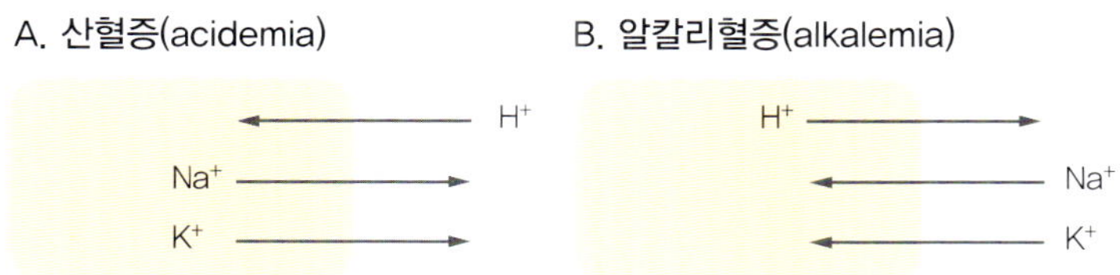

그림 8-1. 혈장 K^+과 혈액 pH와의 관계

식이 중 칼륨의 하루 섭취 권장량은 1~2 mEq/kg이다. K^+은 모유에는 12.8 mEq/L, 우유에는 35 mEq/L 정도가 함유되어 있다(표 8-1).

표 8-1. 음식물 내 K^+의 함유량

음식물	K^+ (mg/100 g)	K^+ (mEq/100 g)
과일, 채소, 식물성 식품		
감자, 구운 것	503	12.9
건포도	763	19.5
당근	341	8.7
무화과, 말린 것	640	16.4
밀가루	95	2.4
바나나	370	9.5
배	130	3.3
배 통조림	96	2.5
복숭아 통조림	205	5.2
사과	110	2.8
살구, 말린 것	979	25.0
상추	175	4.5
오이	160	4.1
오렌지	194	5.0
오렌지 주스, 농축액	657	16.8
코코아 가루	1,522	38.9
커피, 인스턴트	3,256	83.3
토마토	244	6.2
육류, 생선, 동물성 식품		
가자미 구이	587	15.0
달걀, 조리한 것	129	3.3
닭고기, roasted	411	10.5
버터	23	0.6
베이컨, 튀긴 것	236	6.0
우유	140	3.6
치즈, 아메리칸	80	2.0
참치 통조림	279	7.1
햄버거, 소고기, 요리한 것	450	11.5

체내 칼륨 균형은 주로 신장에 의하여 조절된다. 칼륨은 사구체에서 100% 여과되며, 근위 세뇨관에서 60%, 헨레 고리에서 20~30%가 재흡수되고, 나머지가 이후 원위 세뇨관과 집합관에서 필요에 따라 재흡수 혹은 분비되어 정상적으로는 여과량의 약 10~15%가 소변으로 배설된다. 이 같은 원위 nephron에서의 조절에는 알도스테론이 가장 중요한 역할을 한다. 알도스테론은 피질 집합관 (collecting duct) 주세포에 작용하여 능동적으로 K^+ 배설을 증가시킨다. 한편 집합관 사이 세포에서는 H^+-K^+-ATPase 펌프에 의해서 능동적인 칼륨 재흡수가 일어난다. 이와 같은 능동적인 칼륨의 분비와 재흡수 과정을 통하여 인체 내 K^+ 농도가 균형을 이룰 수 있게 된다.

정상적으로 칼륨 섭취량의 90~95%는 소변으로 배설되고, 나머지는 대변으로 배설된다. 신부전이 있는 경우 대변으로 배설되는 양이 전체 칼륨 섭취량의 50%까지 증가할 수 있어 고칼륨혈증을 어느 정도 방어하는 작용을 할 수 있지만, 그 효과는 크지 않다.

2. 신장의 칼륨조절 기능에 대한 임상적 평가

1) 소변 칼륨 농도

Spot 소변 샘플에서 [K^+] ≥ 20 mEqL 이상이면 소변을 통한 칼륨 소실이 있다고 할 수 있다.

(단 hypovolemia나 현저한 다뇨가 없는 경우)

2) Fractional excretion of potassium (FEK^+)와 소변 Na^+/K^+ 비

FEK^+ (정상 10~30%) ≥ 40% 또는 소변 Na^+/K^+ 비(정상 1~3.5) < 1은 소변을 통한 칼륨 소실의 더욱 확실한 증거이다.

3) Transtubular potassium gradient (TTKG)

세뇨관을 통한 칼륨 배설 평가의 유용한 지표이다.

TTKG = (소변[K^+]/혈장[K^+])×(혈장오스몰농도/소변오스몰농도)

TTKG 정상치

소아: 4.1~10.5 (중앙값 6.0)

영아: 4.9~15.5 (중앙값 7.8)

고칼륨혈증이 있으면 TTKG가 10 이상이어야 한다. 그러나 8 이하이면, 신장을 통한 칼륨 배설에 장애가 있다고 판단되고, 이는 대부분의 경우 알도스테론 부족이나 세뇨관이 알도스테론에 반응하지 못함(inability to respond to aldosterone)에 기인한다.

저칼륨혈증이 있으면 TTKG가 4 이하이어야 하는데, 만약 5 이상이면 소변을 통한 칼륨 소실이 있다고 판단한다.

3. 저칼륨혈증

1) 정의

혈장 [K^+] < 3.5 mEq/L

2) 원인 감별 및 평가(그림 8-2)

(1) 재분포([K^+]이 세포 내로 이동)에 의한 저칼륨혈증

이 경우 체내 총 칼륨 양은 정상이다.

① 급성 대사성 또는 호흡성 알칼리증

② 인슐린

③ Catecholamine, $\beta 2$ agonists (theophylline, terbutaline 등): $\beta 2$ adrenergic receptor를 통하여 Na^+-K^+-ATPase를 활성화시켜 ([K^+]의 세포 내 유입을 증가시킨다.

④ Periodic hypokalemic paralysis: Voltage-dependent 칼슘 channel 유전자(*CACNA1S*) 또

는 voltage-gated 소디움 channel 유전자(*SCN4A*) 이상에 의한 상염색체 우성유전 질환으로 고탄수화물 식사, 운동, 감염 등에 의해 반복적으로 저칼륨혈증이 초래되는 질환으로, 유전자 이상 없이 갑상선 기능항진증에 병발할 수도 있다.

⑤ 백혈병이나 림프종이 급격하게 자라는 경우 또는 악성 빈혈을 치료하는 경우

⑥ 기타: 바륨 중독, chloroquine 중독, 저체온증

(2) 칼륨 결핍에 의한 저칼륨혈증

① 칼륨 섭취 부족

② 신장외(extrarenal) 칼륨 소실

㉠ 설사 또는 하제(laxative) 남용

하부 장관액의 칼륨 농도가 50~80 mEq/L로 높기 때문에 급만성 설사가 신장외 칼륨 소실의 가장 흔한 원인이다.

[주] 위액의 칼륨 농도는 5~10 mEq/L 정도로 낮아서, 구토에 의해 발생하는 저칼륨혈증은 위장관을 통한 소실이 아니라 탈수로 인한 이차적 알도스테론혈증 때문에 소변 칼륨 배설 증가가 원인이다.

③ 신장을 통한 칼륨 소실

혈압, 혈장 [HCO_3^-], 혈장 레닌, 알도스테론, 소변 [Cl^-] 등을 측정하여 감별한다(그림 8-2).

㉠ 혈압이 정상이면서 혈장 [HCO_3^-]이 낮은 경우

염분 소실성 신염(salt-losing nephritis), 당뇨병 케톤산증, 신세뇨관 산증, acetazolamide

㉡ 혈압이 정상이면서 혈장 [HCO_3^-]이 정상 또는 높은 경우

- 소변 [Cl^-] < 20 mEq/L

  반복적 구토

- 소변 [Cl^-] > 20 mEq/L

  Bartter 증후군, Gitemman 증후군, 이뇨제 사용 중, carbenicillin

㉢ 혈압이 높고 혈장 레닌이 높은 경우

신혈관성 고혈압, 레닌 분비 종양

㉣ 혈압이 높고 혈장 레닌이 정상이거나 낮은 경우

- 혈장 알도스테론 증가

  일차성 알도스테론증, Glucocorticoid remediable aldosteronism (GRA)

- 혈장 알도스테론 정상 또는 감소

  Cushing 증후군, 선천성 부신과다형성(비염분소실형), 고용량 스테로이드, 감초

  Liddle 증후군, 11β-hydroxysteroid dehydrogenase 결핍증

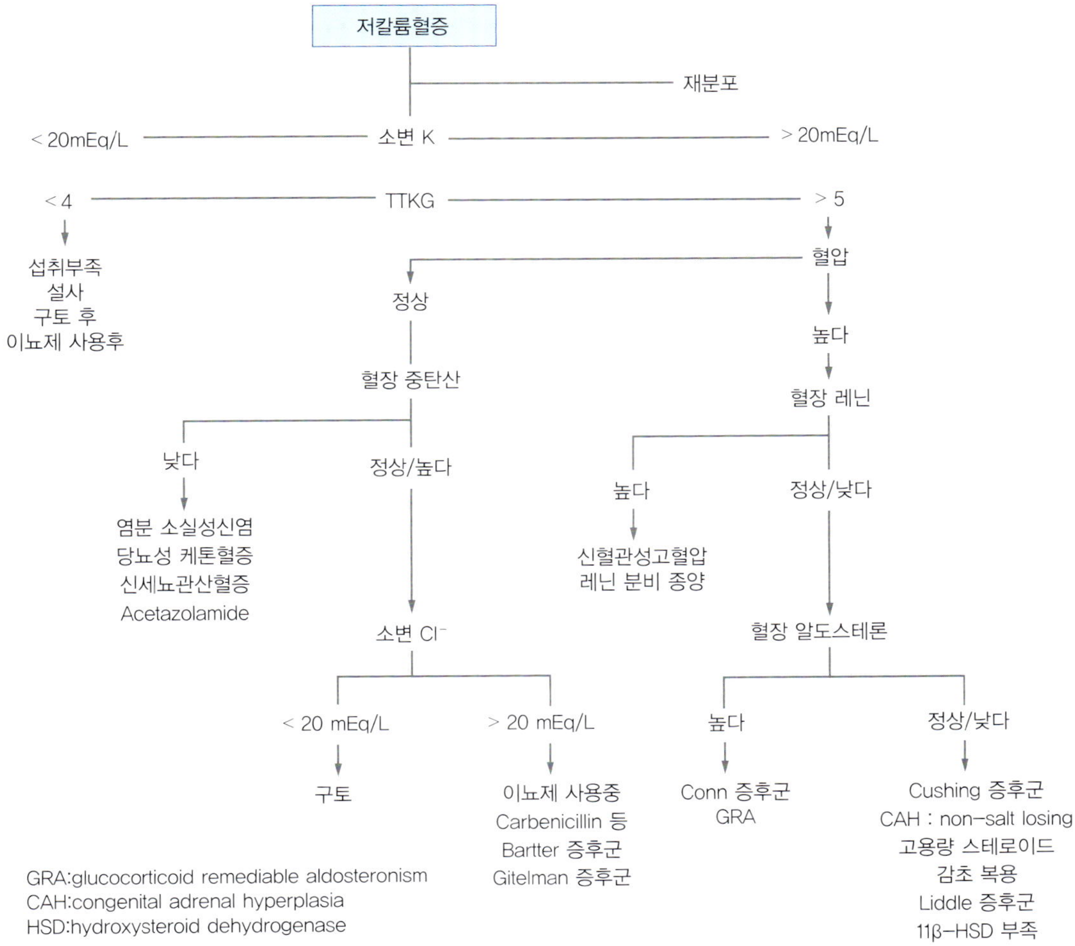

그림 8-2. 저칼륨증의 임상적 평가

[주] 1) **설사와 구토:** 하부 장관액의 칼륨 농도가 50~80 mEq/L로 높기 때문에 급만성 설사가 신장외 칼륨 소실의 가장 흔한 원인이다. 그러나 위액(gastric juice)의 칼륨 농도는 5~10 mEq/L 정도로 낮아서, 구토에 의해 발생하는 저칼륨혈증은 위장관을 통한 소실이 아니라 탈수로 인한 이차적 알도스테론혈증 때문에 소변 칼륨 배설 증가가 원인이다.

2) **Bartter 증후군:** 헨레 고리의 thick ascending limb에 발현하는 여러 종류의 전달체 또는 이온 통로의 유전적 결손(유전적 다양성)으로 인하여 신장의 수분, 염분, 칼륨, 칼슘 등 양이온 흡수 장애가 발생하는 질환이다. 대부분 과칼슘뇨증과 그로 인한 신석회화(nephrocalcinosis)를 동반한다.

3) **Gitelman 증후군:** 원위 곡세뇨관에 발현하는 Na-Cl cotransporter의 유전적 변이에 의한 질환으로, Bartter 증후군과 유사한 임상 양상을 보이지만, 임상 증상이 상대적으로 경하고, 발병 연령이 늦으며, 특히 저칼슘뇨증과 저마그네슘혈증의 소견이 Bartter 증후군과의 감별점이 된다.

4) **장기적 이뇨제 사용:** 이뇨제 사용 중에는 소변 [Cl^-] 〉 20 mEq/L이지만, 이뇨제 사용 후 현재 중지한 상태에서는 소변 [Cl^-] 〈 20 mEq/L이다.

5) **Penicillin, carbenicillin, cisplatin, amphotericin B:** 소변 내 K^+과 Cl^- 소실이 함께 있다. carbenicillin은 사구체에서 여과된 후 세뇨관에서 재흡수되지 않고 음이온으로 작용하여 집합관까지 다량의 나트륨을 끌고 가게 된다. 증가된 요 중 나트륨이 집합관에 도달하면 주세포에서 재흡수되면서 대신 칼륨의 분비가 증가된다.

6) **Glucocorticoid remediable aldosteronism (GRA):** 서로 상동성이 높고 인접해 있는 두 유전자, 즉 알도스테론 합성효소 유전자(*CYP11B2*)와 11β-hydroxylase 유전자(*CYP11B1*) 사이의 유전자 재조합(unequal pairing과 crossover)에 기인하는 질환으로 코르티솔 치료에 잘 반응한다.

7) **Liddle 증후군:** 집합관에 발현하는 epithelial Na channel (ENaC)의 β-subunit의 유전적 변이에 의하여 ENaC 발현이 증가되는 질환이다. 그 결과 집합관에서 나트륨이 지속적으로 흡수되고 칼륨이 지속적으로 분비되어 저칼륨혈증이 생기게 된다.

3) 증상 및 치료

(1) 증상

경도의 저칼륨혈증은 대부분 증상이 없지만, 심한 저칼륨혈증, 특히 빠르게 진행되는 경우 증상이 심하다.

① **심근**: 심전도 변화는 환자에 따라서 다양하게 나타날 수 있으므로, 지속적 심전도 관찰이 필요하다. 또한 심방빈맥, 방실차단, 방실해리, 조기심실수축, torsade de pointes, 심실성빈맥, 심실세종 등의 부정맥이 동반될 수 있고, digoxin 독작용을 증가 시킬 수 있다(그림 8-3).

② **근골격계**: 경련, 근육통, 근육 마비 (혈장 $[K^+] < 2.5$ mEq/L 인 경우), 심하면 횡문근 융해

③ **신경계**: 반사 저하, 마비, 지각 이상

④ **위장관계**: 오심, 구토, 변비, 마비성 장폐쇄 (혈장 $[K^+] < 2.5$ mEq/L인 경우)

⑤ **신장**: 소변 농축력 저하로 인한 다뇨, 다갈, 야간 빈뇨

⑥ **암모니아 생성 증가**: 간성 혼수가 있을 경우 증상 악화시킴

(2) 치료

① 원인 질환 치료

② 경증, 중등도 저칼륨혈증

㉠ 고칼륨 음식 섭취(표 8-1 참조)

㉡ K salt 투여: K-contin (potassium chloride SR, 600 mg/tab, K^+ 8mEq/tab 함유)
K citrate SR (1080 mg/tab, K^+ 10 mEq/tab 함유)

㉢ K^+ 농도 15~20 mEq/L 수액 주입

③ 중증 저칼륨혈증(신경근육 증상 또는 심전도 이상이 동반된 경우)

㉠ 0.5~1 mEq/kg의 K^+을 60분에 걸쳐 주의 깊게 심전도 모니터 하면서 주입(최대량 40 mEq)

㉡ 이후 0.25 mEq/kg/hr 이하의 속도로 주입

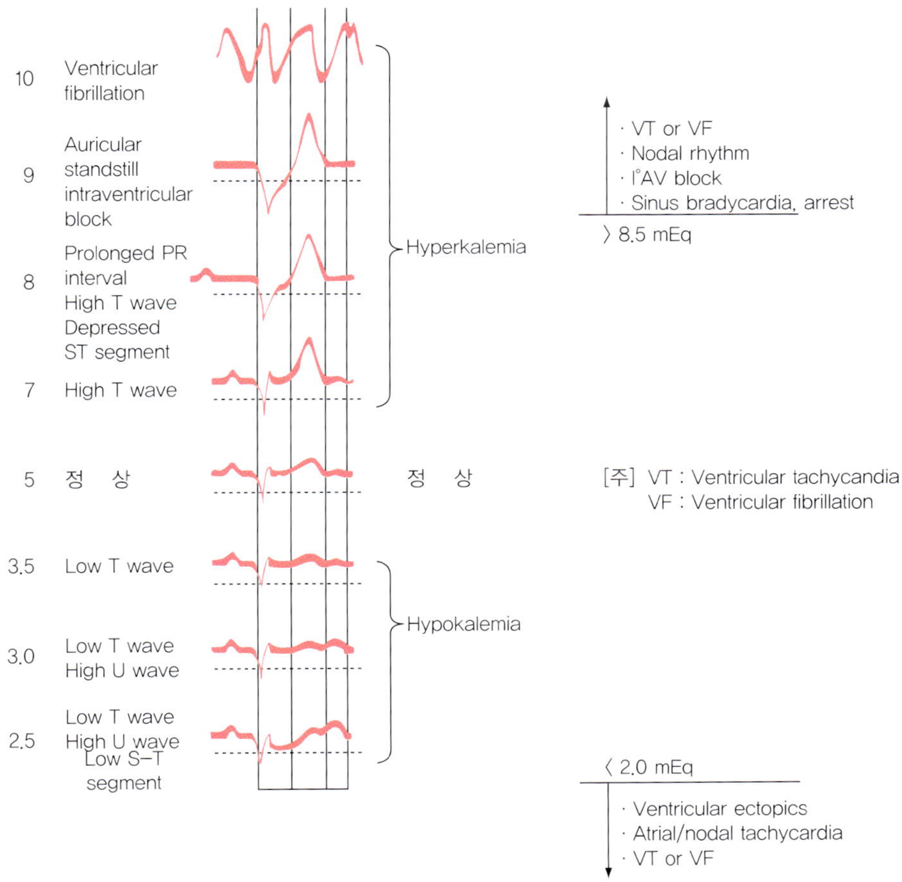

그림 8-3. 혈장 칼륨 농도에 따른 심전도 변화

4. 고칼륨혈증

1) 정의

혈장 $[K^+]$ > 5.5 mEq/L

2) 원인 감별 및 평가(그림 8-4)

(1) 가성 고칼륨혈증(Pseudohyperkalemia)

① 혈액 채취 과정 중 검체의 용혈

② 백혈구증가증(> 70,000/uL) 또는 혈소판증가증(> 500,000/uL)

③ 가족성 가성 고칼륨혈증

유전성 구상 적혈구증(spherocytosis) 또는 유전성 stomatocytosis와 같은 질환이 있는 가족의 일부에서 37℃ 정상체온에서는 증상이 없지만, 혈액 채취 후 실온에 노출될 경우 적혈구 막 투과성이 비정상적으로 증가되어 적혈구내 칼륨이 혈청으로 방출되는 경우이다.

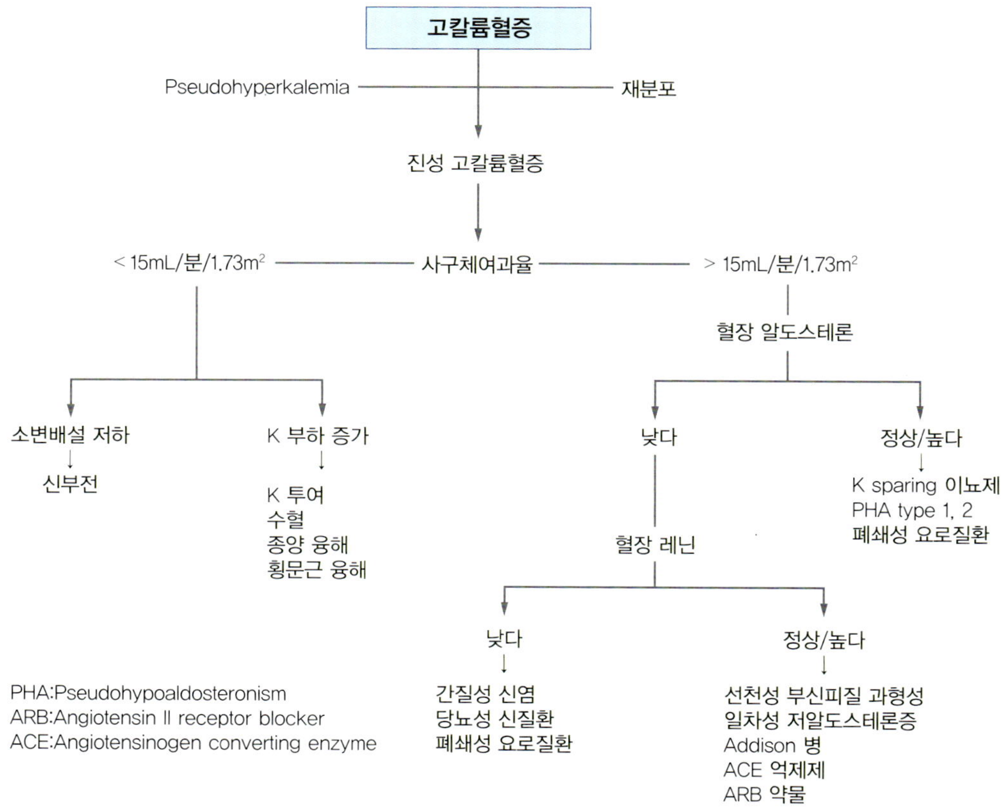

그림 8-4. 고칼륨혈증의 감별진단

[주] 정상적인 혈액응고 과정 중에 칼륨이 흘러 나오므로 혈장 칼륨 농도는 혈청 칼륨 농도보다 약 0.4 mEq/L 높다. 이러한 현상은 특히 혈소판증가증이 있을 때 현저하여 혈소판이 100,000/uL 증가할 때마다 칼륨 농도가 0.15 mEq/L씩 증가한다. 가성 고칼륨혈증이 의심될 경우 고칼륨혈증을 유발할 수 있는 다른 원인이 없고, 심전도 이상 소견이 없음을 확인하여야 하고, 실제로 고칼륨혈증이 있는 것이 아니기 때문에 불필요한 치료로 저칼륨혈증을 유발시키지 않아야 한다.

(2) 재분포([K^+]이 세포외액으로 이동)에 의한 고칼륨혈증

이 경우 체내 총 칼륨 양은 정상이다.

① 대사성 산증에서 가장 흔하다.

그러나 젖산과 같은 유기산 축적에 의한 산증의 경우 유기산은 자유로이 세포막을 통과하므로 혈장 K^+에 대한 영향은 거의 없고, 호흡성 산증에서는 대사성 산증에 비하여 변화 정도가 적다.

② 당뇨성 케톤산증

㉠ 인슐린 결핍 또는 인슐린 저항성 → 세포의 칼륨 섭취 감소

㉡ 동반되는 대사성 산증

㉢ 당뇨병에 의해서 유발되는 저알도스테론혈증

㉣ 고혈당에 의한 고장성 상태

㉤ 당뇨병성 신증이 진행하여 사구체 여과율 감소 → 신장의 칼륨 배출 능력 감소

③ **고장성 상태**(hyperosmolarity)

세포외액의 삼투압 농도가 증가하여 세포 내 수분이 세포외액으로 이동하게 되고, 이때 세포내칼륨 농도가 상대적으로 증가하여 칼륨도 세포 밖으로 배출된다

④ β adrenergic blockade

신장의 레닌 분비를 감소시켜 알도스테론 생산을 감소시키고, 또한 세포 내 칼륨을 세포 밖으로 내보내고 세포의 칼륨 섭취를 억제시킨다.

⑤ **조직 분해대사의 증가**

종양융해증후군, 횡문근 융해, 외상, 세포독성약제, 심한 용혈, 심한 저체온증 등의 경우에 조직 붕괴에 의해서 세포 내의 다량의 칼륨이 세포외액으로 방출되고, 더불어 고요산혈증과 고인산혈증이 동반된다.

⑥ **가족성** periodic hyperkalemia

횡문근에 발현하는 sodium channel a subunit 유전자(*SCN4A*)의 유전적 변이(gain-of-function mutation)에 의한 상염색체 우성유전 질환

(3) 진성 고칼륨혈증

① **신부전(사구체 여과율** < 15 mL/min/1.73 m^2)

급성 또는 만성 신부전 상태로 신장을 통한 칼륨의 배출이 감소하여 고칼륨혈증이 발생하며, 특히 신기능이 감소된 상태에서 칼륨 부하가 증가하면(칼륨 투여, 수혈, 종양융해, 횡문근 융해 등) 심한 고칼륨혈증이 발생한다.

② **사구체 여과율** > 15 mL/min/1.73 m^2

㉠ 혈장 알도스테론과 레닌이 감소한 경우

간질성 신염, 당뇨 신병증 폐쇄성 요로질환과 같이 신손상으로 레닌 분비가 감소하는 경우

㉡ 혈장 알도스테론이 감소하고 혈장 레닌이 정상 또는 증가한 경우

선천성 부신 과다 형성(염분 소실형), 일차성 저알도스테론증, Addison 병

안지오텐신 전환효소 억제제 또는 안지오텐신 수용체 억제제

㉢ 혈장 알도스테론이 정상 또는 증가한 경우

가성 저알도스테론증(Pseudohypoaldosteronism)

Potassium-sparing 이뇨제(amiloride, aldactone 등)

3) 증상 및 치료

(1) 증상

고칼륨혈증의 정도에 따라서 미세한 증상부터 생명이 위태로운 경우까지 다양하게 나타날 수 있

다. 대부분의 세포에서 막전위는 세포 안·밖의 칼륨 농도 비에 의해서 결정된다. 정상적으로 세포 밖의 칼륨 농도는 4 mEq/L 정도로 낮기 때문에 혈청 칼륨 농도가 조금만 상승하더라도 세포 안과 밖의 칼륨 농도의 비는 크게 변하여 안정 막전위도 크게 변하게 된다.

① **심근**

혈장 [K^+] > 6.5 mEq/L이면 심전도 변화가 나타나고, > 8.5 mEq/L이면 심한 부정맥이 발생한다. 산혈증이나 저산소증이 있으면 더 낮은 [K^+] 농도에서도 부정맥이 발생할 수 있다(그림 8-3 참조). 급사를 초래할 수 있으므로 적극적 응급처치가 필요하다.

② **근골격계**: 신경근 전도의 감소에 의한 무력감, 허약, 피로 등

③ **신경계**: 감각 이상, 이완 마비

④ **위장관계**: 구역, 구토, 복통, 장 마비

(2) 치료

① **응급 치료**: 생명에 위협이 되는 부정맥을 막기 위한 치료(표 8-2)

표 8-2. 고칼륨혈증의 응급치료

기전	약물	용량	최대 효과 도달 시간
역치 전위 감소	10% calcium gluconate	0.5 mL/kg, 심전도 모니터하면서 7~8분에 걸쳐 정맥주사 Digoxin을 쓰는 경우에는 30분에 걸쳐 주사	< 5분
K^+의 세포 내 이동	포도당과 인슐린	포도당 0.5~1.0 g/kg + 인슐린 1 U/3g 포도당, 30분에 걸쳐 정맥주사	30~60분
	Salbutamol	5 μg/kg, 15분 간 정맥주사 또는 2.5~5.0 mg nebulize	2~4시간
	$NaHCO_3$	산혈증이 있을 때 1.5~2.0 mEq/kg, 5~10분에 걸쳐 정맥주사. 효과가 일시적	30분

② **칼륨의 체외 배출**: 고칼륨혈증의 궁극적 치료

㉠ 소변을 보는 환자: furosemide 또는 thiazide와 같은 이뇨제 투여

㉡ Kalimate (Polystyrene sulfonate calcium): 1 g이 K^+ 1.3 mEq와 교환됨
0.5~1.0 g/kg/dose를 6시간마다 경구 투여
또는 직장으로 동량을 70% sorbitol 20 mL과 섞어서 2~6시간마다 투여

㉢ 투석: 혈액투석의 효과가 복막투석보다 빠르다.
위에서 설명한 치료 방법이 효과가 없을 경우

③ 저칼륨식과 원인 약물 투여 중지 등의 지속적 조치가 필요하다.

연습문제

01 12개월 여아가 성장 부진, 식욕부진, 다뇨를 주소로 내원하였다. 혈압은 90/60 mmHg, 혈액 검사상 동맥혈 pH 7.5, 혈청 Na 128 mEq/L, K 2.3 mEq/L, total CO_2 40 mmol/L, creatinine 0.4 mg/dL, 혈중 삼투압 275 mOsm/L, 혈중 레닌 > 20 ng/mL/hr, 요중 K 30 mmol/L, Cl 30 mmol/L, 요중 삼투압 300 mOsm/L이었다. 다음 중 가장 가능성이 높은 질환은 무엇인가?

1) 칼륨 섭취 부족
2) 레닌 분비 종양
3) Cushing 증후군
4) Bartter 증후군
5) 염분 소실 신염

답: 4)

02 4세 남아가 자주 반복되는 요로 감염을 주소로 내원하였다. 혈압 90/60 mmHg, 혈액 검사상 동맥혈 pH 7.3, 혈청 Na 140 mEq/L, K 6.0 mEq/L, Cl 121 mEq/L, total CO_2 18 mmol/L, creatinine 0.8 mg/dL, 혈중 레닌 15 ng/ml/hr, 혈중 알도스테론 600 pg/ml 였다. 다음 중 가장 가능성이 높은 질환은 무엇인가?

1) 선천 부신 과다 형성
2) 간질 신염
3) Addison 병
4) Angiotensin converting enzyme 억제제
5) 가성 저알도스테론증

답: 5)

참고문헌

1. DuBose TD, Hamm LL. Acid-base and electrolyte disorders. 1st ed. Philadelphia: Saunders; 2002. p365-412.
2. Lehnhardt A, Kemper MJ. Pathogenesis, diagnosis and management of hyperkalemia. Pediatr Nephrol 2011;26:377-84.
3. Rose BD. Clinical physiology of acid-base and electrolyte disorders. 5th ed. New York: McGraw-Hill; 2001. p822-930.
4. Unwin RJ, Luft FC, Shirley DG. Pathophysiology and management of hypokalemia: a clinical perspective. Nat Rev Nephrol 2011;7:75-84.

9장

혈장 칼슘 농도 이상증

조민현 · 고철우 · 이대열

1. 체내 균형

칼슘은 인체에서 가장 중요한 2가(divalent) 양이온의 하나이며, 체내에서 세 번째로 풍부한 이온으로 체중의 약 2%를 차지하고 있다. 우리 몸에 있는 칼슘의 99%는 뼈 속에 분포하며, 나머지 1%는 체액(이 중 30%는 세포외액, 70%는 세포내액)에 분포한다.

정상 성인의 경우 하루에 약 1000 mg의 칼슘을 섭취하며, 이 중에 30~40% 정도가 흡수되나, 장에서 하루 200 mg의 칼슘이 소화액을 통해 배설되므로 실제로는 하루 섭취량의 10~20%만이 흡수되는 셈이다. 이렇게 섭취된 칼슘은 소변을 통해 배설되어 우리 몸은 일정한 혈장 칼슘 농도를 유지하게 된다.

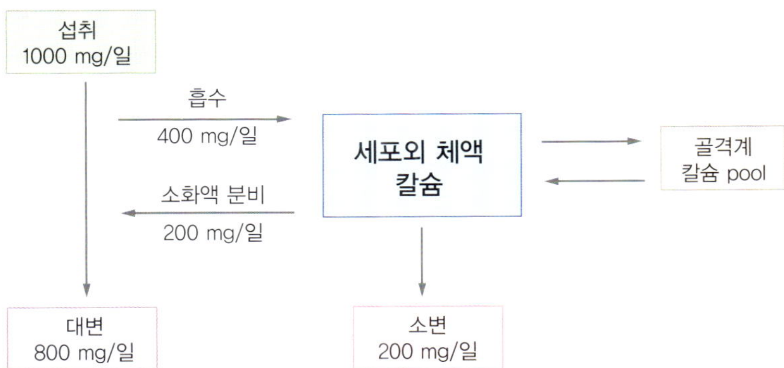

그림 9-1. 성인에서 체내 칼슘 평형의 유지

혈장 칼슘의 50%는 이온의 형태로 존재(ionized calcium, iCa)하며, 이 형태만이 생리적 기능을 갖는다. 10%는 구연산(citrate), 황산염(sulfate), 인산염(phosphate) 등과 결합하며 나머지 약 40%는 알부민과 결합하여 존재한다. 따라서 혈장 알부민의 농도가 변하는 경우 칼슘의 농도도 변하게 된다(혈장 알부민 1 gm/dL 저하될 때마다 혈장 총 칼슘 농도가 1 mg/dL 정도 감소한다).

[예] 신증후군을 가진 아이가 관해 상태에서 혈장 알부민이 4 gm/dL일 때 혈장 칼슘이 10 mg/dL이었다. 재발하여 혈장 알부민이 2 gm/dL로 낮아졌다면, 기대되는 혈장 총 칼슘 농도는 8 mg/dL 이다.

이 경우 생리적 기능을 하는 iCa 농도에는 변화가 없을 것이므로 저칼슘혈증의 증상은 나타나지 않는다.

정상인의 경우 혈장 칼슘의 농도가 감소하면 부갑상선 호르몬의 분비가 증가되는데, 이 호르몬은 뼈에서 칼슘 분비를 증가시키고, calcitriol (1,25-dihydroxyvitamin D_3)의 생산을 증가시켜 장내 칼슘 흡수가 증가하여 혈장 칼슘의 농도를 정상화시킨다.

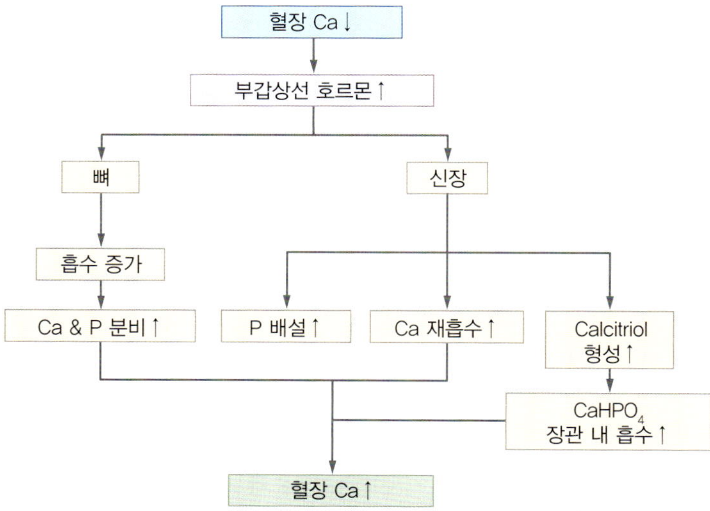

그림 9-2. 혈장 칼슘 농도 감소에 따른 대사

표 9-1. 소아의 정상 혈장 칼슘 농도

<table>
<tr><th colspan="2">연령</th><th>Total calcium (mg/dL)</th><th>Ionized calcium (mg/dL)</th></tr>
<tr><td>신생아</td><td>3~24시간</td><td>9.0~10.6</td><td>4.3~5.1</td></tr>
<tr><td></td><td>24~48시간</td><td>7.0~10.9</td><td>4.0~4.7</td></tr>
<tr><td colspan="2">소아기</td><td>8.8~10.8</td><td rowspan="2">4.8~4.92
(2.24~2.46 mEq/L)
(1.12~1.23 mM/L)</td></tr>
<tr><td colspan="2">그 이후</td><td>8.4~10.2</td></tr>
</table>

*혈장 Ca 1 mM/L = 2 mEq/L = 4 mg/dL 의 관계를 갖는다.

2. 저칼슘혈증(신생아기 이후)

1) 증상 및 징후: 대부분 급성기 증상과 징후를 보인다.

경련, 근육 강직, carpopedal 연축(spasm), Chvostek 징후(자극 시 안면 근육 연축, 정상 신생아에서도 나타난다), Trousseau 징후(상박 수축 시 손목 연축), 후두경련, 서맥, QT 간격 연장

2) 원인

(1) 부갑상선 호르몬의 감소를 동반한 경우(부갑상선 호르몬 생산 장애)

마그네슘 결핍, 목 수술, 부갑상선 기능저하증, 부갑상선 형성장애(DiGeorge 증후군), 자가면역 질환(APECED association), 침윤성 질환(윌슨병), 미토콘드리아 질환(Kearns-Sayre 증후군)

(2) 부갑상선 호르몬의 농도가 정상인 경우

비타민 D 결핍(섭취 부족, 햇볕 노출 제한, 장관 흡수 장애 등 - 모유는 비타민 D 함량이 적어 햇볕 노출이 적고 비타민 D 보충을 받지 않는 모유 수유아에서는 이러한 결핍이 나타날 수 있다.), 칼슘 부족, 비타민 D 대사 장애(심한 간질환, 항경련제 복용 등), 가성 부갑상선 기능저하증(pseudohypoparathyroidism, PHP), 신부전, 골다공증, 불소(fluoride) 과다 섭취

3) 필요한 검사

(1) 1차 검사: 혈액검사(phosphorus, magnesium, alkaline phosphatase, sodium, potassium, bicarbonate, creatinine, intact PTH), 소변검사(pH, glucose, protein, calcium, phosphorus, creatinine), 손과 손목의 방사선 검사

(2) 2차 검사: 자가면역 검사, 부모 검사, 유전자 검사, 혈중 1,25-dihydroxyvitamin D_3 측정, 신장 초음파, 두개골 방사선 검사

4) 치료

(1) 원인질환을 치료

(2) 급성기 치료: 10% 칼슘 글루콘산염(calcium gluconate)(1~2 mL/kg, 1 mL/분 이하로 서서히 정맥주사)

심전도를 확인하면서 서맥, 부정맥의 출현에 주의한다. 24시간 동안 3~4회 반복할 수 있다.

(3) 급성 증세가 억제된 후에는 칼슘 글루콘산염(calcium gluconate) 또는 칼슘 젖산염(calcium lactate) (elemental calcium 100 mg/kg/일)을 복용한다.

3. 저칼슘혈증(신생아기)

1) 증상 및 징후

무증상인 경우가 종종 있으나, 흔히 신경학적인 증상(irritability, jittery, muscle jerking, seizure, laryngospasm)이 나타난다.

2) 원인

(1) 조기 신생아 저칼슘혈증(주로 생후 72시간 이내)

태아기에는 혈장 칼슘의 농도가 높기 때문에 부갑상선의 기능은 억제되어 있어 출생 직후 일시적으로 저칼슘혈증이 나타나는 경우가 적지 않다. 특히 당뇨병 모체로부터 태어난 아기, 미숙아, 난산아의 경우 조기 신생아 저칼슘혈증이 나타나기 쉽다.

(2) 후기 신생아 저칼슘혈증(생후 72시간 이후, 생후 5~7일에 많다)

인이 많이 함유된 조제분유로 영양할 때 자주 나타난다. 신생아기에는 사구체 여과율이 낮고 세뇨관에서 인의 배설이 적다. 그러므로, 인의 섭취량이 많은 경우 고인산혈증이 나타나기가 쉬운 반면에 부갑상선 호르몬의 활성화는 부적절하여 저칼슘혈증이 나타난다.

(3) 지연성 신생아 저칼슘혈증

생후 21일 이후에 나타나는 경우로 대부분 부갑상선 기능저하와 관련이 있다.

표 9-2. 신생아의 저칼슘혈증 진단기준-출생체중에 따른 차이

	Total calcium	Ionized calcium
만삭아, 출생 체중 1.5 kg 이상의 미숙아	< 2.00 mmol/L (8.0 mg/dL)	< 1.10 mmol/L (4.4 mg/dL)
출생 체중 1.5 kg 미만의 미숙아	< 1.75 mmol/L (7.0 mg/dL)	< 1.0 mmol/L (4.0 mg/dL)

4. 고칼슘혈증

1) 증상 및 징후

(1) 전신증상: 전신쇠약, 우울증, 식욕부진

(2) 중추신경계 증상: 집중력 장애, 졸음, 의식변화, 지능저하, 다음

(3) 근골격계 증상: 근력 약화, 관절통

(4) 안증상: 안검 석회화(palpebral calcification), Band keratopathy, 결막석회화(conjunctival calcification)

(5) 소화기계 증상: 변비, 구토, 구역, 췌장염, 소화성 궤양

(6) 심혈관계 증상: QT 간격 단축, 동맥성 고혈압

(7) 신요로계 증상: 다뇨, 요농축능 저하, 신결석, 신석회화(nephrocalcinosis), 신부전, 신세뇨관성 산증(원위형)

2) 원인

(1) 부갑상선 호르몬 과다: 일차성 부갑상선 기능항진증(adenoma, hyperplasia, ectopic PTH production)

(2) 부갑상선 호르몬 관련 펩타이드 과다: 비내분비계 악성 종양(nonendocrine malignancy), 양성 유방비대(benign hypertrophy of breast)

(3) 비타민 D 과다: 특발성, 사르코이드증(sarcoidosis), 결핵, 육아종성 질환(granulomatous lesion), 피하지방 괴사(subcutaneous fat necrosis)

(4) 특발성: Williams 증후군, Idiopathic infantile hypercalcemia (*CYP24A1* mutation으로 비타민 D에 대한 민감도 증가가 원인)

(5) 기타: thiazide 투여(소변으로 Na 배설을 증가시키나, Ca 배설은 감소시킨다), 장기간의 부동화(immobilization), 갑상선 기능항진증, 비타민 A 과다, 백혈병

3) 치료

(1) 원인질환을 치료: 비타민 D 중독 시 투약 중지, 저 칼슘식이

(2) 소변량과 칼슘 배설을 증가시키기 위한 수액 치료: 사구체 여과율과 혈압이 정상이면 혈청 칼슘 농도가 정상이 될 때까지 칼륨을 포함한 생리식염수를 정상 유지용량의 2~3배 정도로 투여(Thiazide 투여 시에는 예외이나, 일반적으로 소변으로 Na 배설을 증가시키면 Ca 배설도 증가한다)

(3) furosemide 투여(소변으로 Na과 Ca 배설을 모두 증가시킨다. 매 6~12시간마다 0.5~2 mg/kg/dose 정주 혹은 경구복용)

(4) 필요 시 혈액투석

(5) 스테로이드(prednisone, hydrocortisone)를 투여: 특히, 악성 종양, 육아종성 질환, 비타민 D 과다가 원인인 경우

(6) calcitonin, bisphosphonate 투여

증례 1

병력:

15개월 된 남아, 성장 지연에 대한 검사 위해 입원, 출생 당시 2,300 g의 저체중 출생아로 현재까지 이유식은 거의 하지 않고 모유 수유만 함, 산모나 환아 모두 외부 활동은 거의 하지 않고 집안에서만 지내옴

진찰소견:

머리가 사각형의 상자형 모양(caput quadratum)을 보이고, 앞 숫구멍(anterior fontanelle)이 아직 크고 닫히지 않음. 갈비뼈의 연골 접합부가 염주 모양으로 튀어나옴(rachitic rosary), 심한 내반슬(bow leg)을 보임

검사소견:

혈청 Ca 8.0 mg/dL (정상: 8.8~10.8), 혈청 P 2.8 mg/dL (정상: 3.8~6.5), alkaline phosphatase 860 IU/L (정상: 145~420), 25 (OH)D_3: 감소, intact PTH: 증가, 방사선 검사상 자뼈(ulna) 및 노뼈(radius)의 원위부에서 골단의 중앙부가 컵 모양으로 들어가고(cupping), 양쪽은 불분명하게 확대됨(spreading, fraying).

진단:

비타민 D 결핍성 구루병(Vitamin D deficient rickets)

예방 및 치료:

비타민 D_3 (2,000~5,000 IU/day)를 4~6주간 투여하거나 대량 요법으로 300,000~600,000 IU를 하루 동안 2~4회로 나누어서 경구 혹은 근육주사로 투여한다. 치료 후에는 예방을 위해 일광을 충분히 쬐게 하고 모유 수유아의 경우 비타민 D 보충요법(1세 미만은 400 IU/day, 1세 이상은 600 IU/day)을 시행하고 칼슘과 인이 풍부한 이유식과 유제품을 공급한다.

참고 〈국내에서 사용중인 경구용 비타민 D_3 제제〉

상품명	Onealfa®	Bonky®	Caldiol®	Sunny D drops®
성분명	Alfacalcidol (1-hydroxy -cholecalciferol)	Calcitriol (1,25-dihydroxy -cholecalciferol)	Calcifediol (25-hydroxy -cholecalciferol)	Cholecalciferol
함량/제형	0.5 μg/tab	0.25 μg/soft cap	20 μg/soft cap	Liquid (coconut oil)
IU단위 환산	800 IU	400 IU	800 IU	200 IU/0.0264 mL (1 drop)

증례 2

병력 및 진찰소견:

6개월 된 여아, 성장 지연 및 다뇨 증상으로 입원, 구루병을 예방하기 위해 비타민 D 500 IU/day를 복용 중임, 출생 체중은 3,000 g이었으나 현재 체중은 5,200 g으로 체중 증가가 잘 안 됨. 기운이 없고, 피부 긴장도가 감소된 소견을 보임. 동반된 기형은 없음.

검사소견:

혈청 Ca 16.0 mg/dL(정상: 8.8~10.8), 25(OH)D_3 50 ng/mL(정상: 10~65), 1,25$(OH)_2D_3$ 65 pg/mL(정상: 17~74), intact PTH < 1.0 pg/mL(정상: 14~72), spot urine Ca/Cr: 3.9, *CYP24A1* mutation(+), 초음파상 신석회화(nephrocalcinosis) 보임.

진단:

특발성 영아 고칼슘혈증(Idiopathic infantile hypercalcemia): 활성형인 1,25$(OH)_2D_3$를 비활성형인 calcitroic acid로 전환시키는 효소인 24-hydroxylase (*CYP24A1*)의 mutation으로 인해 나타남

치료:

단기 치료로 생리 식염수를 정주하면서 furosemide, glucocorticoid, pamidronate 등을 투여함, 비타민 D의 투여는 중지하고, 저칼슘식이를 시작함.

참고문헌

1. Carmeliet G, Van Cromphaut S, Daci E, Maes C, Bouillon R. Disorders of calcium homeostasis. Best Pract Res Clin Endocrinol Metab 2003;17:529-46.
2. Goodman WG. Calcium-sensing receptors. Semin Nephrol 2004;24:17-24.
3. Hsu SC, Levine MA. Perinatal calcium metabolism: physiology and pathophysiology. Semin Neonatol 2004;9:23-36.
4. Schlingmann KP, Kaufmann M, Weber S, Irwin A, Goos C, John U, Misselwitz J, Klaus G, Kuwertz-Bröking E, Fehrenbach H, Wingen AM, Güran T, Hoenderop JG, Bindels RJ, Prosser DE, Jones G, Konrad M. Mutations in CYP24A1 and Idiopathic Infantile Hypercalcemia. N Engl J Med 2011. [Epub ahead of print]
5. Singh J, Moghal N, Pearce SH, Cheetham T. The investigation of hypocalcaemia and rickets. Arch Dis Child 2003;88:403-7.

10장

혈청 인 농도 이상증

정해일

1. 체내 인 농도의 조절

체내 인의 총량은 체중의 약 1% 정도(신생아에서는 약 0.6%)이며 대부분은 골, 치아 혹은 세포내에 존재하여, 혈장 인은 전체의 1% 미만에 불과하다. 또한 혈장 인의 약 2/3는 인지질의 형태로 존재하며, 나머지가 무기 인산(PO_4)의 형태로 존재한다. 한편 혈장내 인산의 약 15%는 단백과 결합한 형태로 존재하며 나머지 85%는 유리 인산 혹은 칼슘, 마그네슘 혹은 소디움과 결합한 형태로 사구체에서 여과된다. 임상 검사실에서는 혈장 무기 인산 중 인의 양을 측정하고, 그 결과를 인 혹은 인산 농도로 보고를 하므로, 혈장 인과 혈장 인산의 두 용어는 임상에서 거의 동일한 의미로 사용된다.

혈장 인의 정상 농도는 나이에 따라 변화하며, 이는 성장기에 있는 소아에서 다량의 인이 요구됨을 반영한다(표 10-1). 인은 골격계 구조 유지에 필수적일 뿐 아니라 핵산, 신호전달 단백, 조효소, 세포막 등 주요 생물학적 분자의 구성 요소로서 세포 내 신호 전달과 세포 대사에 있어서도 중심적 역할을 한다.

표 10-1. 소아 연령에서 정상 혈청 인의 농도

나이	정성 혈청 인 농도(mg/dL)
0~5일	4.8~8.2
1~3세	3.8~6.5
4~11세	3.7~5.6
12~15세	2.9~5.4
16~19세	2.7~4.7

mg/dL × 0.32 = mmol/L

인은 여러 음식에 포함되어 있으며, 특히 우유, 유제품, 육류, 생선 등에 풍부하게 존재한다. 음식 중 인은 주로 소장에서 흡수되며 일부는 비타민 D의 조절을 받는다. 혈장 인의 약 85%는 사구체에서 여과되고, 그중 약 85%가 재흡수된다. 신장에서의 인 재흡수는 인 섭취량에 의해 좌우되며, 주로 근위세관에 존재하는 두 종류의 소디움-인산 cotransporter (sodium-phosphate cotransporter type 2a와 2c, NPT2a와 NPT2c)의 매개로 이루어진다. 신장은 혈중 인 농도의 일차적 조절 기관으로서 분

단위의 빠른 조절을 담당하고, 골격계는 체내 인의 저장소 역할을 담당한다(그림 10-1). 원칙적으로 체내 인의 균형은 성인에서는 'zero balance'이고, 소아에서는 'positive balance'이다.

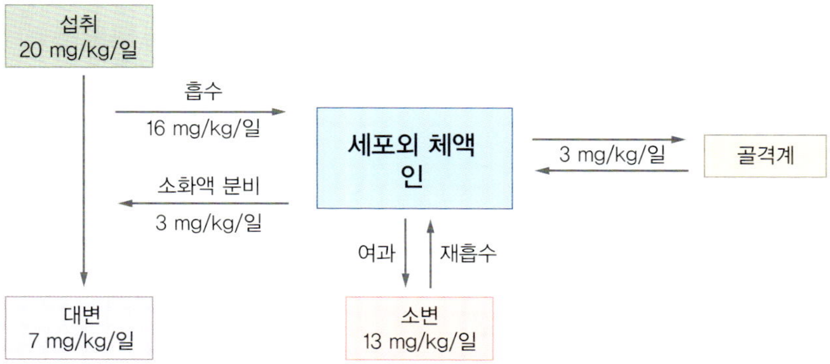

그림 10-1. 체내 인 대사

신장의 인 재흡수능은 TRPi (tubular reabsorption of phosphate, TRPi) 혹은 TmPi/GFR (maximum tubular reabsorption of phosphate per GFR)을 계산하여 평가할 수 있다.

$$TRPi(\%) = \{1 - (U_{Pi} \times P_{cr}) / (P_{Pi}) \times U_{cr})\} \times 100$$

$$TmPi/GFR\ (mg/dL) = P_{Pi} - (U_{Pi} \times P_{cr}) / U_{cr}$$

TRPi의 정상치는 85~90%이며, TmPi/GFR의 연령별 정상치는 표 10-2와 같으며, 저인산 구루병의 경우 2 mg/dL 미만으로 측정된다.

표 10-2. TmPi/GFR의 연령별 정상치

나이	정상치(mg/dL)
신생아	6.9
< 2세	4.5
2~4세	4.3
5~11세	4.4
12~15세	4.0
> 16세	3.2

체내 인 농도의 조절에 부갑상선 호르몬(parathyroid hormone, PTH), 비타민 D, 그리고 thyrocalcitonin이 관여함은 잘 알려져 있다. PTH는 주된 체내 칼슘 조절 물질로 혈청 칼슘 농도에 의해 분비되며, 신장 근위세관에서 NPT2a와 NPT2c의 세포막 발현을 감소시켜 인 재흡수를 저하시킨다. 혈청 인 농도가 감소하면 신장에서 비타민 D 1α-hydroxylase가 활성화되어 25-(OH)-vitamin D_3가 활성화 형태인 1,25-$(OH)_2$-vitamin D_3(calcitriol)로 전환된다(그림 10-2). PTH, 비타민 D, thyrocalcitonin의 주요 작용은 표 10-3와 그림 10-3과 같다.

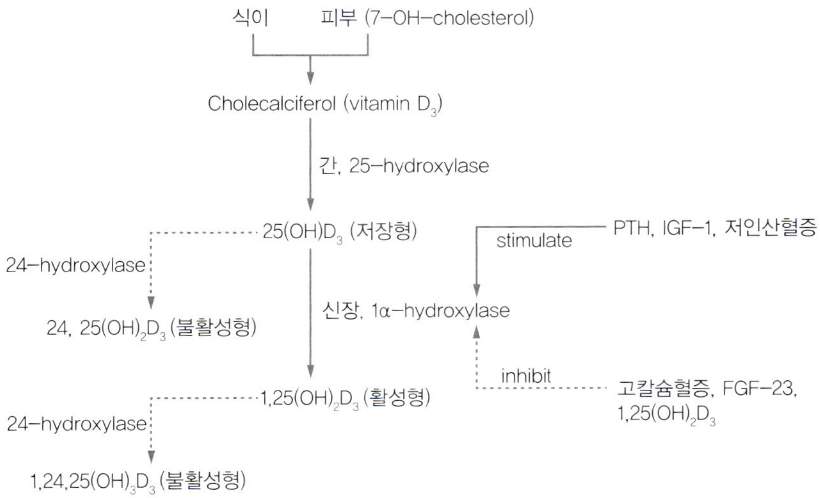

그림 10-2. 체내 비타민 D 대사(PTH, parathyroid hormone; IGF-1, insulin-like growth factor-1, FGF-23, fibroblast growth factor-23)

표 10-3. 부갑상선 호르몬 (PTH), 비타민 D, thyrocalcitonin의 기능 비교

	신장 재흡수		장 흡수		뼈 resorption		혈청 농도	
	칼슘	인	칼슘	인	칼슘	인	칼슘	인
PTH	↑	↓	↑	↑	↑	↑	↑	↓ 혹은 →
비타민 D	↑	↑	↑	↑	↑	↑	↑	↑
Thyrocalcitonin			↓	↓			↓	↓

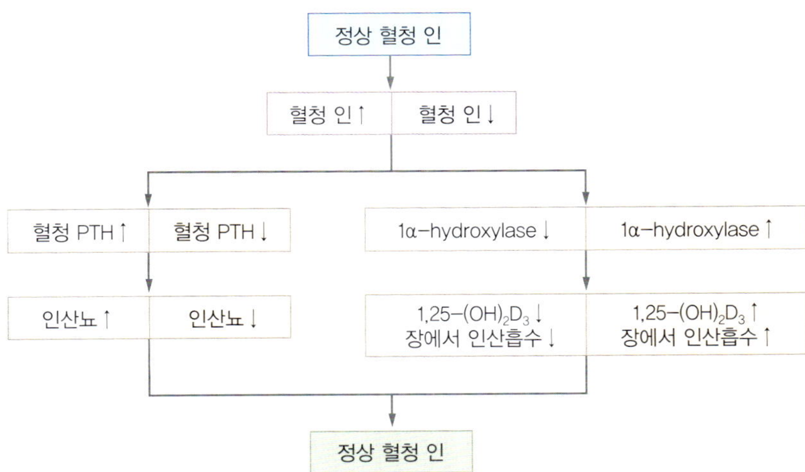

그림 10-3. 혈중 인 농도의 조절(PTH, parathyroid hormone)

최근 PTH, 비타민 D, thyrocalcitonin 이외에 뼈-신장 내분비 축으로 체내 인 농도를 조절하는 새로운 체액성 매개 물질들이 발견되었으며 이들을 phosphatonins라 부른다. Phosphatonin은 신장에서의 인 재흡수를 억제하고, 1α-hydroxylase 활성을 저하시켜 calcitriol의 합성을 억제하며, PTH 합성을 저하시켜, 결과적으로 체내 인산의 'negative balance' 즉 혈중 인산 농도의 감소를 초래한다. Fibroblast growth factor-23 (FGF-23)은 가장 잘 알려진 phosphatonin으로 뼈에서 생성되며, FGF-23는 FGF 수용체와 조수용체(coreceptor)인 klotho에 결합하여 작용한다. 그 밖의 phosphatonin으로는 dentin matrix protein 1, frizzled-related protein 4, FGF-7, matrix extracellular phosphoglycoprotein 등이 알려져 있다.

2. 저인산혈증

1) 저인산혈증의 원인

저인산혈증의 정의는 연령별로 다르며(표 10-1), 원인도 매우 다양하다(그림 10-4).

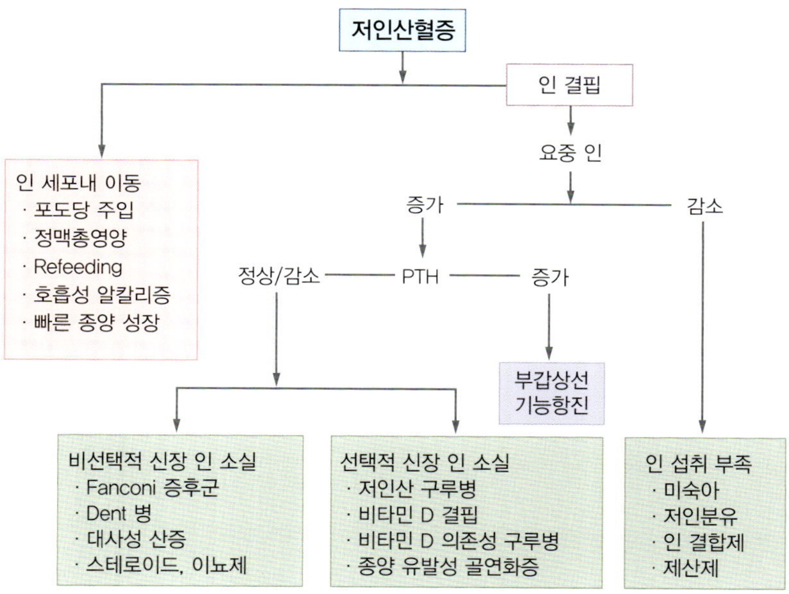

그림 10-4. 저인산혈증의 원인(PTH, parathyroid hormone)

(1) 인의 세포내 이동(transcellular shift of phosphorus into cells)

혈장 내 인은 전체 체내 인 총량의 1% 이하에 불과하여 혈장 인 농도가 반드시 체내 인의 총량을 반영하지는 않으며, 특히 인의 세포내 이동이 있는 경우 정상 혈장 인 농도를 가진 소아에서도 유의한 인 결핍이 있을 수 있다. 인의 세포내 이동은 세포내 인 요구량이 많아질 경우, 즉 glycolysis가 활성화되어 유발된다.

(2) 인 섭취 감소

대부분의 음식물에는 인이 포함되어 있어 영양성 인 결핍은 드물다. 그러나 빠른 성장으로 인 요구량이 높은 영아들이 영양성 인 결핍에 상대적으로 취약하다. Aluminum hydroxide를 포함한 제산제는 식이 중 인과 결합하여 흡수를 방해한다. 고인산혈증 환자에 대한 과다한 인 결합제 치료도 비슷한 기전으로 저인산혈증을 초래할 수 있으며, 만성 신질환 환자에서 투석과 인 결합제 치료를 병행할 경우 의인성 저인산혈증의 위험이 높아지는데, 이러한 부작용은 특히 영아 환자에서 흔하고 신성 골이영양증을 악화시킬 수 있다.

(3) 신장에서의 인 소실

다양한 종류의 유전성 혹은 후천성 질환에서 신장을 통한 과도한 인 소실이 동반된다. PTH에 의한 신장 인 재흡수 저하로 부갑상선 기능항진증에서 저인산혈증이 발생하지만 부갑상선 기능항진증의 주된 임상 증상은 고칼슘혈증이고 저인산혈증은 대부분 무증상이다. Fanconi 증후군은 신세뇨관 산증을 포함한 근위세관의 전체적인 기능장애 질환이고, Dent 병은 신장의 chloride channel 5 (*CNCL5*)의 유전적 결함에 기인하는 성염색체 열성 유전 질환으로 대사성 산증의 동반 없이 저분자량의 세뇨관성 단백뇨(β_2-microglobulin 등), 과칼슘혈증, 신석회화 등을 주증상으로 하는 질환인데, 이 두 질환에서도 저인산혈증과 그로 인한 구루병이 동반될 수 있다. 유전성 혹은 후천성 원인의 비타민 D 결핍의 경우 저칼슘혈증과 구루병이 주된 증상이지만 일부 환자에서는 저인산혈증과 그로 인한 근육 위약이 동반된다.

2) Phosphatonin 증가와 연관된 저인산혈증 구루병

최근에 phosphatonin의 과도한 증가에 의한 신장에서의 인 소실, 저인산혈증, 구루병 등을 주증상으로 하는 여러 종류의 질환에서 병인 기전이 밝혀지고 있다(표 10-4).

표 10-4. 유전성 저인산혈증 구루병

병명	원인 유전자	원인 단백	유전양상
XLH	*PHEX*	Pi-regulating endopeptidase on X-chromosome	성염색체 우성
ADHR	*FGF23*	Fibroblast growth factor-23	상염색체 우성
ARHR	*DMP1*	Dentin matrix protein 1	상염색체 열성
HHRH	*SLC34A3*	Sodium-phosphate cotransporter 2c	상염색체 열성
NPHLOP1	*SLC34A1*	Sodium-phosphate cotransporter 2a	상염색체 열성

XLH, X-linked hypophosphatemia (OMIM #307800)
ADHR, Autosomal dominant hypophosphatemic rickets (OMIM #193100)
ARHR, Autosomal recessive hypophosphatemic rickets (OMIM #241520)
HHRH, Hereditary hypophosphatemic rickets with hypercalciuria (OMIM #241530)
NPHLOP1, Hypophosphatemic nephrolithiasis/osteoporosis type 1 (OMIM #612286)

성염색체 유전 저인산혈증 구루병(X-linked hypophosphatemic rickets, XLH)은 유전성 저인산혈증 중 가장 흔한 질환으로 1/20,000 정도의 유병률을 보이고 X-염색체에 존재하는 *PHEX* 유전자(PHosphate-regulating gene with homology to Endopeptidases on the X chromosome) 결함에 의한 성염색체 우성 유전 질환이다. PHEX 단백은 아마도 FGF-23의 불활성화에 간접적으로 작용할 것으로 알려져 있으며, 따라서 PHEX 단백의 유전적 결함이 체내 FGF-23 농도를 증가시켜 발병한다.

상염색체 우성 저인산혈증 구루병(autosomal dominant hypophosphatemic rickets, ADHR)은 XLH에 비해 드문 임상 빈도를 보이는 질환으로, phosphatonin 중 가장 잘 알려진 FGF-23의 유전적 결함에 기인한다. 체내 활성 FGF-23 단백은 176번과 179번 사이 네 개의 아미노산이 RXXR motif를 구성하며 이 부위가 잘리어서 불활성 형태로 바뀌는데 ADHR 환자에서는 이 RXXR motif를 구성하는 아미노산에 돌연변이(gain-of-function 돌연변이)가 발생하여 FGF-23 단백의 정상적 불활성화가 이루어지지 않고 결국 활성 FGF-23 농도가 증가하게 된다.

Tumor-induced osteomalacia (TIO)는 소아보다는 성인에서 호발하는 비유전성 질환이지만, 소아환자에서는 구루병이 동반된다. 원인 종양은 대부분 mesenchyme 조직에서 발생하는 작은 크기의 양성 골 종양으로, 이 종양 조직에서 FGF-23을 포함한 여러 종류의 phosphatonin을 분비하여 구루병이 발병한다.

Phosphatonin 증가에 기인하는 여러 유전성 혹은 비유전성 저인산혈증 구루병의 검사 소견은 표 10-5와 같다.

표 10-5. Phosphatonin 증가와 연관된 저인산혈증 구루병

병명	혈중						요중	
	칼슘	인	PTH	$25(OH)D_3$	$1,25(OH)_2D_3$	SAP	칼슘	인
비타민 D 결핍	N/↓	↓	↑	↓	↓/N/↑	↑	↓	↑
XLH	N	↓	N	N	rel↓	↑	↓	↑
ADHR	N	↓	N	N	rel↓	↑	↓	↑
ARHR	N	↓	N	N	rel↓	↑	↓	↑
HHRH	N	↓	N/↓	N	rel↓	↑	↑	↑
TIO	N	↓	N	N	rel↓	↑	↓	↑

PTH, parathyroid hormone; SAP, serum alkaline phosphatease; N, normal; rel, relatively;
TIO, tumor-induced osteomalacia; 다른 병명 약어는 표 10-4 참조

3) 저인산혈증의 증상 및 치료

저인산혈증의 증상은 급성 증상과 만성 증상으로 나눌 수 있으며, 소아에서 만성 저인산혈증은 구루병으로 발현하고, 그 밖에도 근위 근육 위약 혹은 위축을 초래할 수 있다. 인은 세포 내 에너지 대사에 필수적이어서, 중증 저인산혈증(혈청 인 < 1.0~1.5 mg/dL)은 모든 장기에 기능 이상을 초래할 수 있으며, 특히 횡문근 융해, 심기능 이상, 신경증상(진전, 감각 이상, 운동 실조, 경련, 혼수 등), 적혈구 용해, 백혈구 기능 이상 등 심각한 임상 증상을 나타낼 수 있다.

저인산혈증의 치료는 혈청 인 농도, 만성 인 결핍 여부, 진행성 인 소실 여부 등에 따라 다르다.

경증의 저인산혈증은 만성 인 결핍이나 진행성 소실이 없는 경우 대부분 치료를 필요로 하지 않고, 특히 인 섭취 부족으로 인한 저인산혈증은 우유나 유제품 등을 이용한 인 섭취량 증가만으로 치료되는 수가 많다. 경구용 인 제제는 설사를 초래할 수 있어 반드시 분할 투여하여야 한다. 정주용 인 제제는 환자의 혈청 칼륨 농도에 따라 소디움 인산 혹은 칼륨 인산을 선택할 수 있고, 초기 투여량은 6시간 동안 0.08~0.16 mmol/kg 정도로 시작한다. 국내에 시판되는 정주용 potassium phosphate monobasic (2,722 g/20 mL 앰플)의 K^+ 농도는 1 mmol/mL, 인 농도는 1 mmol/mL이다. 경구용 인 제제는 소디움 인산과 칼륨 인산의 비율이 다양하게 섞여 있어 환자의 혈청 칼륨 농도에 따라 선택할 수 있으며 경구 유지 용량으로 2~3 mmol/kg/일의 양을 5회 분복한다. 국내에 상용화된 경구용 인 제제는 없으며, 일부 병원에서 원내 제조되는 Joulie 용액 (100 mL당 dibasic sodium phosphate 72.06 g, 85% phosphoric acid 34.89 mL 포함)의 Na^+ 함량은 L당 23.3 g (1,015 mEq), 인 함량은 L당 25.1 g (809 mmol)이다.

3. 고인산혈증

1) 고인산혈증의 원인(그림 10-5)

임상에서 고인산혈증의 가장 흔한 원인은 신부전이고, 고인산혈증의 중증도는 신기능 저하의 정도와 비례한다. 신기능이 정상의 30% 이하로 감소되면 대부분의 환자에서 고인산혈증이 발생한다.

세포내 인의 농도는 혈장 등 세포외 체액보다 상대적으로 높아 종양 융해 증후군, 횡문근 융해, 급성 용혈 등의 세포 융해가 고인산혈증을 초래한다. 이러한 세포 융해는 대부분 고칼륨혈증을 동반한다. 그 외에도 종양 융해 증후군과 횡문근 융해는 고요산혈증과 저칼슘혈증을 동반하고, 급성 용혈은 고빌리루빈혈증이나 혈중 lactic dehydrogenase 농도의 증가를 동반하며, creatine phosphokinase의 증가는 횡문근 융해를 시사한다.

가족성 종양 석회화(familial tumoral calcinosis)는 드문 상염색체 열성 유전 질환군으로, FGF-23의 기능저하(loss-of-function) 돌연변이 혹은 FGF-23 단백의 glycosyl transferase 유전자(*GALNT3*)나 FGF-23의 조수용체인 Klotho 단백 유전자의 기능 저하 돌연변이로 인한 체내 활성 FGF-23의 감소에 기인한다.

2) 고인산혈증의 증상 및 치료

고인산혈증은 그 자체보다 그로 인한 저칼슘혈증과 전신적 석회화가 주요 임상 증상으로 나타난다. 이 경우 저칼슘혈증은 칼슘과 인의 조직 침착, $1,25(OH)_2D_3$ 합성 장애, 골 resorption 저하 등이 원인이고, 전신 석회화는 혈청 칼슘(mg/dL)과 혈청 인(mg/dL)의 곱이 70 이상이면 발생한다.

급성 고인산혈증의 치료는 중증도와 원인에 따라 다르다. 신기능이 정상인 환자에서 경증 고인산혈증은 대부분 저절로 호전되며, 인 섭취 제한이나 정맥 수액 공급이 호전 속도를 빨리 해 준다.

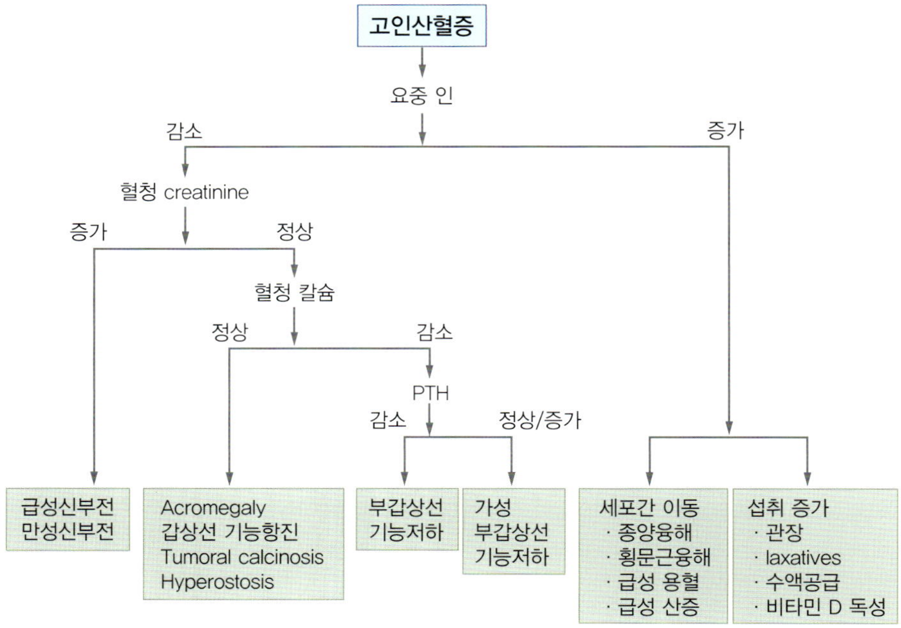

그림 10-5. 고인산혈증의 원인(PTH, parathyroid hormone)

종양 융해나 횡문근 융해와 같이 체내 인 생성이 지속되는 심한 급성 고인산혈증 환자에서는 aluminum hydroxide 혹은 탄산칼슘과 같은 경구용 인결합제가 필요하며, 특히 신기능 유지를 위하여 충분한 수액 공급으로 소변량을 증가시켜야 한다. 이러한 치료로 조절이 되지 않으면 투석요법이 필요하다.

만성 고인산혈증의 경우 저인식이가 필요하며, 신기능이 저하된 경우 인 결합제 투여가 추가되어야 한다. 만성 신질환 환자에서 인결합제로는 탄산칼슘, 칼슘 acetate, sevelamer hydrochloride 등이 사용되며, 알루미늄이 포함된 제제는 알루미늄 독성 때문에 사용하면 안 된다. 말기신질환 환자에서는 투석이 필요하지만 투석만으로는 정상 식이 내 인을 모두 제거하지 못하므로 반드시 저인식이와 인 결합제를 같이 사용하여야 한다

참고문헌

1. Farrow EG, White KE. Recent advances in renal phosphate handling. Nat Rev Nephrol 2010;6:207-17.
2. Gattineni J, Baum M. Regulation of phosphate transport by fibroblast growth factor 23 (FGF23): implications for disorders of phosphate metabolism. Pediatr Nephrol 2010;25:591-601.
3. Kuro-o M. Overview of the FGF23-Klotho axis. Pediatr Nephrol 2010;25:583-90.
4. Lee R, Weber TJ. Disorders of phosphorus homeostasis. Curr Opin Endocrinol Diabetes Obes 2010;17:561-7.
5. Zelikovic I, Eisenstein I (Eds). Practical algorithms in pediatric nephrology. Karger; 2008.

11장

급성 설사의 수액요법 (경구수액요법)

고재성 · 박재홍

전 세계적으로 1년에 150만 명의 어린이가 설사로 인하여 사망하는 것으로 추산된다. 소아 급성 설사의 치료 원칙은 경구수액요법, 모유수유, 장관영양(enteral feeding)을 공급하는 것이다.

소아 특히 영아는 성인에 비해 체중당 수분과 전해질 요구량이 많기 때문에 탈수가 잘 발생한다. 탈수를 빨리 평가하고 탈수 정도와 일일 요구량에 따라서 4~6시간 안에 교정해야 한다. 쇼크에 빠졌거나 경구수액을 섭취하지 못 하는 일부 어린이는 초기 정맥수액요법이 필요하지만 경구수액요법이 탈수를 교정하고 지속되는 소실을 보충하는 가장 좋은 방법이다. 경구수액요법, 영양의 개선, 로타바이러스 백신의 도입으로 개발도상국을 비롯하여 전세계에서 설사로 인한 사망이 줄어들고 있다.

1. 경구용 수액(Oral rehydration solution, ORS)

2004년 WHO와 UNICEF (United Nations Children's Fund)는 설사로 인한 사망을 줄이기 위해서 오스몰 농도가 낮은(low osmolality) ORS의 사용을 권고하였다. 과거 1975년의 WHO ORS에 비하여 낮은 나트륨과 포도당 농도(Na: 75 mEq/L, glucose: 13.5 g/L, osmolarity: 245 mOsm/L)를 가진 ORS는 저나트륨혈증에 빠지지 않으면서 대변량, 구토, 정맥주사의 필요성을 감소시키며 전세계에서 표준 ORS가 되었다. 시판되고 있는 주스, 스포츠 음료수는 전해질 함량이 적고 탄소화물이 많이 포함된 고장성 용액으로 설사를 치료하는데 도움이 되지 않고 오히려 해를 끼칠 수 있으므로 사용해서는 안 된다(표 11-1).

ORS를 찻숟갈(5 mL)이나 5~10 mL의 주사기로 먹인다. 1분마다 찻숟갈로 먹여도 1시간에 300 mL(10 kg 되는 영아에서 30 mL/kg)를 먹일 수 있다. 15~20 kg 이상 되는 어린이는 1분에 2 찻숟갈(10 mL)씩 줄 수 있다. 이같이 1~2시간 동안 찻숟갈이나 주사기로 성공적으로 ORS를 주고 난 후 어린이들은 자유롭게 용액을 먹을 수 있게 된다. 지속적인 구토나 입안의 궤양이 있는 소아에서 비위(nasogastric) 튜브를 통해 ORS를 천천히 일정속도로 지속적으로 공급할 수 있다.

아연을 ORS와 함께 투여하면 급성 설사의 기간, 설사의 중증도, 2주 이상의 지속성 설사, 입원율과 사망률 등을 감소시킨다. WHO에서는 개발도상국의 급성 설사에서 6개월 이하 영아는 10 mg, 6

개월 이상은 20 mg의 아연을 10~14일간 투여할 것을 권고하였다. 선진국에서는 아연의 효과에 대한 연구는 더 필요한 실정이다.

표 11-1. ORS와 음료수의 조성

Solutions	Na (mEq/L)	CHO (g/L)	K (mEq/L)	Cl (mEq/L)	HCO_3 (mEq/L)	mOsm/kg H_2O
WHO (1975)	90	20	20	80	30	310
WHO (2002)	75	13.5	20	65	30	245
Pedira	45	25	20	35	30	250
Getorade*	21	59	2.5	1.7		377

*설사 환자에서 수액요법으로 쓸 수 없다.

2. 탈수의 평가(Dehydration assessment)

제6장 탈수증에 대한 수액요법 참조

3. 탈수 정도에 따른 치료(Treatment based on the degree of dehydration)

1) 최소의 탈수(minimal dehydration)

탈수가 없거나 체중의 3% 미만이 감소된 최소의 탈수의 치료의 목적은 적당한 수액을 공급하고 연령에 맞는 식사를 계속하는 것이다. 설사 어린이는 소실량을 보상하기 위하여 수액 섭취를 늘리고 유지요구량을 섭취해야 한다. Rehydration은 필요하지 않고 설사나 구토로 인한 소실량을 ORS로 보충하면 된다. 한번 설사할 때마다 10 mL/kg, 구토할 때마다 2 mL/kg의 ORS를 추가로 공급한다. 다른 방법으로 10 kg 미만 소아는 설사나 구토할 때마다 60~120 mL의 ORS를 공급하고, 10 kg 이상은 120~240 mL를 공급한다.

2) 경도에서 중등도의 탈수(mild to moderate dehydration)

체중의 3~9%가 감소한 경도에서 중등도의 탈수의 경우에는 3~4시간에 걸쳐서 50~100 mL/kg의 ORS로 rehydration을 실시한다. 일부에서는 ORS로 호전되지 않을 수 있으므로 탈수가 교정될 때까지 관찰이 필요하다. 응급실, 외래에서 정기적으로 탈수상태를 재평가한다. 탈수가 교정되면 집에서 치료를 할 수 있는데, 소실량에 대한 보충을 최소의 탈수에서 언급한 대로 공급한다. 탈수가 다시 발생하거나 새로운 증상이나 증상이 악화되면 다시 방문하도록 교육한다.

3) 중증 탈수(severe dehydration)

체중의 9% 이상이 감소된 심한 탈수의 경우는 즉각적인 정맥주사 rehydration이 필요한 응급상황이다. 20 mL/kg의 생리식염주사액이나 lactated Ringer solution을 맥박수, 관류(perfusion)가 호전될 때까지 투여한다. 활력징후를 정기적으로 측정하고 혈청 전해질, 중탄산염, blood urea nitrogen, creatinine, 포도당을 검사한다. 심한 탈수 환자가 의식이 정상으로 돌아오면 경구 투여로 전환한다. ORS로 100 mL/kg을 4시간 동안 공급하거나 5% dextrose half saline을 유지수액(maintenance fluid) 속도의 2배로 정맥주사 한다. Rehydration이 끝나면 최소의 탈수와 마찬가지로 소실량을 보충해준다(표 11-2).

표 11-2. 탈수 정도에 따른 치료 개요

탈수의 정도	Rehydration therapy	소실량의 보충
최소 (< 3%)	해당 없음	설사 1회에 10 mL/kg, 구토 1회에 2 mL/kg의 ORS 공급
경증-중등도 (3~9%)	ORS 50~100 mL/kg (3~4시간 동안)	위와 같음
중증 (> 9%)	생리식염수 또는 lactated Ringer 20 mL/kg 정맥주사 맥박과 의식이 정상화되면 4시간 동안 ORS 100 mL/kg 혹은 5% dextrose half saline을 유지속도의 2배로 정맥주사	위와 같음

4. 장관 영양(Enteral feeding)

탈수가 교정되면 가급적 빨리 이전에 먹던 식사를 주도록 한다. 전에 먹던 식사를 조기에 시작하는 것이 설사를 악화시키는 것이 아니라 오히려 설사의 기간을 단축시킨다. 조기에 영양공급을 할 뿐 아니라 손상된 장점막의 회복을 촉진시키기 때문이다. 모유수유는 rehydration 기간에도 계속 하며, 탈수가 교정된 이후에는 정상적인 식사를 제공한다. 유당을 제한할 필요가 없으며, 분유를 희석하거나 식사를 제한하지 않는다. 복합탄수화물, 과일, 야채, 살코기, 요구르트를 공급하고, 탄산음료나 단당류가 많이 포함된 주스는 피해야 한다.

급성 위장관염에서 세로토닌 길항제인 ondansetron 0.2 mg/kg을 주사 또는 경구 투여하는 것이 구토를 줄이고 조기에 경구 영양을 유도하여 정맥주사 투여를 줄일 수 있다.

5. 급성 출혈성 장염의 수액요법

급성출혈성 설사 후 용혈성 요독 증후군(D+ HUS) 환자는 급성신부전을 보이는데, 핍뇨성 급성신부전을 동반하는 환자들은 대부분 투석요법을 필요로 하고, 비핍뇨성 결과를 보이는 환자에 비하여 급·만성 유병률과 사망률이 높다. 따라서 핍뇨의 발생을 예방할 수 있다면 환자의 예후를 호전시킬 수 있다.

실제 여러 연구에서 급성 출혈성 설사 환자에서 HUS가 발병하기 전에 적절한 수액 요법(0.9% NaCl과 같은 등장성 용액으로 충분한 수분 및 나트륨 공급)을 조기(특히 발병 첫 4일 이내)에 충분히 공급하여 핍뇨의 발생 빈도를 감소시킬 수 있음(renoprotective effect)이 확인되었다. 즉 급성 출혈성 설사 환자에서 탈수가 동반된 경우는 당연히 충분한 수액요법이 필요하고, 탈수가 거의 없는 환자에서도 우선 0.9% NaCl 용액을 10 mL/kg/hour 이상의 속도로 2시간 투여하고 이후 유지 수액요법을 하는 것이 바람직하다.

참고문헌

1. Centers for Disease Control and Prevention. Managing acute gastroenteritis among children. MMWR 2003;52:1-16.
2. Guarino A, Albano F, Ashkenazi S, Gendrel D, Hoekstra JH, Shamir R, Szajewska H; European Society for Paediatric Gastroenterology, Hepatology, and Nutrition; European Society for Paediatric Infectious Diseases. European Society for Paediatric Gastroenterology, Hepatology, and Nutrition/European Society for Paediatric Infectious Diseases evidence-based guidelines for the management of acute gastroenteritis in children in Europe. J Pediatr Gastroenterol Nutr 2008;46:S81-S122.
3. Hickey CA, et al. Early volume expansion during diarrhea and relative nephroprotection during subsequent hemolytic uremic syndrome. Arch Pediatr Adolesc Med 2011.
4. Reid SR, Losek JD. Rehydration: role for early use of intravenous dextrose. Pediatr Emerg Care 2009;25:49-52.
5. Simpson JN, Teach SJ. Pediatric rapid fluid resuscitation. Curr Opin Pediatr 2011;23:286-92.

12장

급성 신손상에서의 수액요법

Fluid Therapy in Acute Kidney Injury

조희연 · 김교순

급성 신손상(acute kidney injury, AKI)은 급격한 신기능의 저하로 수분과 전해질의 조절이 어려워진 상태로, 기존의 신성 급성 신부전(intrinsic acute renal failure)과 같은 개념이다. 일단 급성 신손상이 발생하면 수분, 전해질, 산·염기와 영양의 균형에 주의를 기울여, 대사 이상에 의한 증상을 막고, 저산소/허혈, 신독성 물질에 의한 추가 신손상을 막아야 한다.

1. 예방

탈수의 예방과 신독성 약물 사용 억제

2. 이뇨제

무뇨 혹은 핍뇨 환아에서 수분 균형 조절을 용이하게 하기 위해 이뇨제를 투여할 수 있으나, 소변량의 증가는 급성 신손상의 경과와는 무관하다. 또한 고용량의 furosemide는 이독성(ototoxicity)의 위험이 있음을 주의하여야 한다.

Furosemide 1~4 mg/kg/dose 6~12 시간마다 정주 혹은 0.05 mg/kg/hour 지속 정주

3. Dopamine과 Fenoldopam

신 혈류의 증가를 위해 '신 용량(renal dose)' dopamine(0.5~3 μg/kg/min)을 투여하는 것은 도움이 되지 않는 것으로 알려졌다.

Dopamine-1 수용체 작용물질인 fenoldopam은 성인에서 신 혈류를 증가시키는 것으로 알려졌다. 심장 수술을 받은 신생아를 대상으로 수술 후 24시간 동안 fenoldopam(0.1-0.3 μg/kg/min)을 투여하였을 때, 소변량이 증가하였다는 보고는 있으나, 소아에서 fenoldopam의 역할을 규명하기 위해서는 향후 전향적 연구가 필요하다.

4. 수분과 전해질

1) 체액 균형(fluid balance)의 판단

급성 신손상의 유발 원인에 따라 환자는 수분 부족(volume depletion), 정상 수분 균형(euvolemia), 수분 저류(volume retention)의 다양한 상태를 보일 수 있다. 혈압, 심박수, 피부 긴장도(skin turgor)와 모세 혈관 재충전(capillary refill)을 측정하여 체액 균형 상태를 판단한다.

(1) 수분 부족(Volume depletion)

구토나 설사가 원인일 경우 수분 부족 상태일 수 있다. 순환 부전의 회복을 위해 10~20 mL/kg의 0.9% normal saline을 30분간 정주한다. 수분 저류의 증거 없이 소변량이 증가하지 않을 경우 같은 용량을 반복 투여할 수 있다. 생리식염수 정주로 호전되지 않을 경우 향후 치료의 가이드를 위해 중심 정맥압 감시를 시작한다. 소변량의 증가는 없으나 순환부전이 회복되었다고 판단되면 이뇨제(furosemide 1~4 mg/kg/dose)를 시도하고, 이뇨제에 반응하면 정기적으로 투여하거나 혹은 지속적으로 정주한다.

(2) 정상 수분 균형(Euvolemia)

정상 혈관내 용적(intravascular volume)을 회복하면 폐와 피부를 통한 불감손실을 유지량으로 공급한다(300~400 mL/m^2/day, 탈수요법 참조). 소변량 측정을 위해 도뇨관을 삽관하고, 소변을 mL 단위로 측정하여 동량을 보충한다. 세뇨관 손상으로 전해질 소실이 동반되어 있는 경우, 소변 전해질 검사를 시행하여 필요한 전해질을 보충한다.

(3) 수분 저류(Volume retention)

무뇨(anuria, < 100 mL/일/1.73 m^2) 혹은 핍뇨(oliguria, < 500 mL/일/1.73 m^2) 상태에서 수분 저류가 있을 경우, 유지량으로 수액을 제한하고 이뇨제를 시도한다. 이뇨제에 반응하지 않을 경우에는 혈액 투석/혈액 여과와 같은 신 대체요법을 고려하여야 한다. 다장기부전(multiorgan failure)과 패혈증이 동반된 중환자실의 AKI 환자에서는 의인성(iatrogenic) fluid overload로 증상을 악화시킬 우려가 있으므로 주의하여야 한다.

2) 전해질 불균형

저나트륨혈증 혹은 드물게 고나트륨혈증, 고칼륨혈증, 산증, 고인산혈증이 동반될 수 있으며 이에 대한 적절한 처치가 필요하다.

5. 신 대체요법(Renal replacement therapy)

상기한 방법으로 수분/대사 이상이 교정되지 않을 경우에는 혈액 투석/혈액 여과와 같은 신 대체요법을 고려하여야 한다.

6. 횡문근융해증(Rhabdomyolysis)

1) 급성 신손상의 원인

Hypovolemia, myoglobin cast 형성에 인한 세뇨관 폐쇄, myoglobin의 직접 독성, 요산의 증가와 낮은 요 산도에 의한 myoglobin 침전물의 증가 등의 원인으로 급성 신손상이 유발될 수 있다.

2) 대사이상

(1) Fluid balance

근육괴사와 염증으로 수분이 세포 내로 이동하여 상당한 양의 수분이 순환에서 사라지게 되므로 hypovolemia와 shock이 초래된다.

(2) 전해질 불균형

세포괴사로 초래된 고칼륨혈증이 산증으로 더 악화될 수 있다. 질환 초기에 칼슘이 근육에 축척되어 괴사된 근육의 석회화를 일으킬 수 있다. 고칼륨혈증과 저칼슘혈증은 부정맥을 유발할 수 있다. 부정맥이 동반될 경우에는 calcium chloride 혹은 calcium gluconate를 주사해야 하나, 칼슘 투여는 조직에 칼슘 축적을 유발하여 근괴사를 악화시킬 수 있으니 주의해야 한다. 또한 축적된 칼슘이 회복기에 혈중으로 배출되면 고칼슘혈증을 유발할 수 있고, 초기에 고칼륨혈증 치료를 위해 칼슘을 보충한 경우 더 심할 수 있다.

3) 치료

치료의 목표는 원인 치료와 급성 신손상의 방지이다. 수분이 조직과 세포 내로 이동하므로 수분부족이 거의 모든 경우에서 존재하며, 이는 급성 신손상을 악화시킨다. 따라서 수액 공급이 적극적으로 이루어져야 한다.

(1) Challenge

영아 또는 소아: isotonic saline 20 mL/kg bolus

청소년: isotonic saline 1~2 L/hr

(2) Maintenance

1/2 saline 960 mL + 8.4% $NaHCO_3$ 40 mL (40 mEq)

또는 5% DW 900 mL + 8.4% $NaHCO_3$ 80~120 mL (80~120 mEq)

① 소변량이 1~2 mL/kg/hr로 유지되도록 통상 유지 용액의 2~3배를 정주한다.

② 소변에서 myoglobin이 검출되지 않고 혈청 creatine phosphokinase가 1000 U/L 이하로 감소될 때까지 계속하며, 동시에 소변과 혈청의 전해질을 monitor한다.

③ 요량의 유지를 위해 furosemide와 같은 loop diuretics를 사용할 수 있다.

④ 20% mannitol (0.5 g/kg bolus 30분간 정주)의 사용은 논란의 대상이나 compartment syndrome의 우려가 있을 경우 도움이 될 수 있다.

(3) Alkalinization

Alkalinization은 diuresis가 유발된 후에 시작한다.

소변 pH ≥ 6.5, 혈청 pH 7.4~7.45를 유지하도록 sodium bicarbonate를 유지용액에 첨가하여 정주한다.

Calcium phosphate의 용해도는 pH ≥ 6.2 에서 pH가 증가할수록 떨어지므로 과도한 alkalinization은 조직에 칼슘·인 침착을 유발하여 저칼슘혈증이 악화될 가능성에 유의한다.

7. 급성종양융해증후군(Acute tumor lysis syndrome, ATLS)

1) 임상 양상

대량의 세포 파괴로 인한 대사 이상으로 내과적 응급상황이다.

고칼륨혈증, 고인산혈증, 저칼슘혈증, 고요산혈증이 주된 증상이다.

표 12-1. 급성종양융해증후군과 연관된 대사이상

대사이상	치료 후 시간	검사소견
고칼륨혈증	6~72 hr	> 6.0 mEq/L
고인산혈증	24~48 hr	> 6.5 mg/dL
저칼슘혈증	24~48 hr	< 7.0 mg/dL
고요산혈증	24~48 hr	> 8.0 mg/dL

2) 위험군

Tumor burden이 높은 고성장 혈액암, 스테로이드를 포함한 화학요법, 크기가 큰 복부 종괴를 가진 환자 등에서 ATLS의 위험이 높다.

3) 예방

(1) 검사

CBC, 혈청 전해질, 칼슘, 인, 요산, BUN/Cr, cystatin C, urinalysis 검사를 치료 시작 48~72시간 전부터 주기적으로 시행한다.

Uric acid oxidase (Rasburicase)를 투여하는 환자에서는 혈액을 채취한 후 검사 전까지 얼음에 채워 보관하여야 한다(실온에 방치하면 혈액 샘플 내에 포함된 Rasburicase에 의해 지속적으로 요산이 산화되어 낮은 값으로 측정됨).

(2) 약제간 상호 작용 주의

식이 중 K을 제한한다.

Potassium sparing diuretics, ACE inhibitors, ARBs, heparin 등은 고칼륨혈증을 악화시킬 수 있다.

(3) 예방적 치료

① Intensive hydration (2500~3000 mL/m^2/day)

신혈류를 증가시켜 사구체 여과율을 유지시키고 산증을 최소화한다.

소변량을 100 mL/m^2/hour 정도로 유지한다.

5% DW 1000 mL + 2M NaCl 20 mL + 8.4% $NaHCO_3$ 24 mL

1/2 normal saline in 2.5% DW (better with furosemide)

0.9% saline without furosemide

② **이뇨제**

요량 증가를 위해 furosemide를 투여할 수 있다.

③ Xanthine oxidase inhibitor (allopurinol 200~400 mg/m^2/day)

요산 생성을 방지하나 드물게 xanthine nephrolithiasis를 초래할 수 있다.

④ Uric acid oxidase (Rasburicase 0.2 mg/kg/day)

Uric acid를 소변에 잘 녹는 allantoins로 산화시켜 고요산혈증을 예방한다. 이미 상승한 요산치가 감소하는 데는 2일 이상이 걸리므로, 고위험 환자에서는 초기에 투여하는 것을 고려하여야 한다.

[주] Urine alkalinization

요산은 pH 7.0 상태에서 pH 5.0의 상태에 비하여 13배 이상 잘 녹는다. 따라서 uric acid oxidase가 임상에 도입되기 이전에는 요산 결정 형성을 방지하고자 sodium bicarbonate를 투여하여 요 pH를 7.5 이상으로 유지하는 치료(urine alkalinization)가 통상적으로 쓰였다. 그러나 요산과는 달리 calcium phosphate는 pH가 증가할수록 용해도가 떨어지므로 urine alkalinization은 calcium phosphate 침착의 위험을 초래한다. 따라서 uric acid oxidase가 임상에 도입된 후 urine alkalinization의 역할은 논란의 대상이 되고 있다.

4) 치료

(1) 고칼륨혈증

제8장 참조

(2) 고인산혈증/저칼슘혈증

Aluminium hydroxide 혹은 aluminium carbonate 와 같은 인산 흡착제를 투여한다. 고인산혈증을 치료하면 저칼슘혈증도 같이 호전되고, 칼슘 투여는 석회화를 초래할 수 있으므로 칼슘은 투여하지 않는다.

(3) 고요산혈증

예방적 치료 참조

(4) 급성신손상

고요산혈증, 고인산혈증, 저칼슘혈증이 이상의 방법으로 해결되지 않을 경우 혈액 투석이 필요하다. 신장과 간 기능이 회복되고 소변량이 회복될 때까지 12~24시간 간격으로 급성 혈액 투석을 실시한다. 복막 투석은 혈액투석에 비하여 효과가 떨어지고, 지속적 혈액 여과의 유효성은 연구가 더 필요하다.

증 례

증례 1 3세 남아가 창백과 피가 섞인 설사를 주소로 내원하였다. 내원 3일 전부터 피가 섞인 설사를 보았으며 내원 1일 전부터 소변을 보지 않았다.

검사소견: Hgb 6.2 g/dL, WBC 8,900/μL, platelets 34,000/μL, serum Na 138 mEq/L, K 3.7 mEq/L, Cl 97 mEq/L, BUN 78 mg/dL, Cr 1.1 mg/dL.

평가:

피 섞인 설사 후 빈혈과 혈소판 감소증, 고질소혈증이 발생한 2세 남아로, 장출혈성 대장균 감염 후에 발생한 용혈요독증후군에 의한 급성 신손상을 의심할 수 있다. 대변 배양 검사와 말초혈액도말 검사를 시행하여 schistocyte를 확인한다. 선행된 설사로 수분 부족 상태일 가능성이 있으므로 수분 균형을 평가하고 순환 부전의 회복을 위해 isotonic saline 20 mL/kg bolus로 약 1시간 동안 정주하고 요량을 평가한다.

증례 2 인플루엔자 감염으로 치료받고 있던 8세 여아가 2일 전부터 시작된 종아리의 동통과 보행 부전을 주소로 응급실에 내원하였다.

검사소견:

Hgb 12.4 g/dL, WBC 5,600/μL, platelets 299,000/μL, serum Na 140 mEq/L, K 5.0 mEq/L, Cl 98 mEq/L, CK 3538 U/L.
U/A OB 3+, RBC<1/HPF,

평가:

다리에 힘이 없고 동통이 동반된 환아로, 소변 dipstick에서 잠혈은 양성이나 현미경 검사에는 RBC가 검출되지 않아 myoglobinuria 혹은 hemoglobinuria를 의심할 수 있다. 혈청 전해질 검사에는 이상이 없고 CK가 증가되어 있어 근 괴사에 의한 leg weakness를 의심할 수 있다. Urine myoglobin 검사를 시행하고, 급성 신손상의 위험이 있으므로 치료로 isotonic saline 20 mL/kg bolus로 정주한다. CK를 추적 검사하면서 1/2 saline 960 mL에 8.4% $NaHCO_3$ 40 mL을 섞어 소변량이 1~2 mL/kg/hr, urine pH > 6.5를 유지하도록 지속한다.

증례 3 6세 남아가 창백과 복부 팽만을 주소로 내원하였다.

검사소견:

Hgb 5.3 g/dL, WBC 125,900/μL, platelets 21,000/μL, serum Na 138 mEq/L, K 5.5 mEq/L, Cl 97 mEq/L, BUN 24 mg/dL, Cr 0.7 mg/dL.
복부 초음파에서 Burkitt lymphoma를 의심할 수 있는 종괴가 복강내를 메우고 있었다.

평가:

혈액암이 의심되는 경우로 큰 복강내 종괴로 급성종양융해증후군이 발병할 위험이 높다. 확진과 항암치료 시작 전부터 1/2 normal saline in 2.5% DW, 혹은 0.9% saline을 3000 mL/m^2/day로 정주하며 소변량을 100 mL/m^2/hour 정도로 유지한다. Allopurinol을 200~400 mg/m^2/day 투여하고 rasburicase의 투여를 고려한다. 주기적으로 CBC, 혈청 전해질, 칼슘, 인, 요산, BUN/Cr, cystatin C 등과 소변검사를 시행한다.

참고문헌

1. Andreoli SP. Management of acute kidney injury in children. Pediatr Drugs 2008;10:379-90.
2. Better OS, Abassi ZA. Early fluid resuscitation in patients with rhabdomyolysis. Nat Rev Nephrol 2011;7:416-22.
3. Howard SC, Jones DP, Pui CH. The tumor lysis syndrome. N Engl J Med 2011;364:1844-54.

13장

당뇨병 케톤산증에 대한 수액요법

양세원 · 정우영

당뇨병 케톤산증(diabetic ketoacidosis, DKA)은 주로 1형 당뇨병 환자에서 인슐린의 절대적 결핍에 의해 발생하는 응급상황이다. 일반적으로 1형 당뇨병이 처음으로 발병된 소아 환자의 20~25%에서 첫 발현을 DKA로 한다. 또한 DKA는 기존에 치료 중인 환자에게서 심한 신체적 스트레스 발생으로 절대적인 인슐린 결핍이 발생하거나 인슐린 주사를 빼먹었을 때 생길 수 있다. 감염으로 인한 발열, 위장관 질환, 패혈증, 외상 등과 같은 신체적 스트레스 상황에서 길항호르몬이 증가하면서 인슐린 결핍이 생겨 발생하는 경우가 임상적으로 흔하다.

고혈당, 고삼투혈증, 케톤산증과 대사성 산증, 삼투성 이뇨와 탈수, 전해질 소실을 특징으로 하며, 치료가 늦어지면 생명이 위험한 소아 응급 질환이다. 1형 당뇨병으로 인한 케톤산증의 사망률은 0.15~0.3%이며, 뇌부종이 사망의 주요 원인이다. 당뇨병 케톤산증의 중요한 치료는 바로 적절한 수액 요법, 인슐린의 지속적인 정맥 주입, 그리고 전해질 교정이다.

1. 정의

1) 고혈당(혈당 > 200 mg/dL, 즉 > 11 mmol/L)
2) 산증(정맥혈 pH < 7.30 또는 HCO_3^- < 15 mmol/L)
3) 케톤혈증과 케톤뇨증

2. 심한 정도

경증: 정맥혈 pH < 7.30 또는 HCO_3^- < 15 mmol/L
중등도: 정맥혈 pH < 7.20 또는 HCO_3^- < 10 mmol/L
중증: 정맥혈 pH < 7.10 또는 HCO_3^- < 5 mmol/L

3. 증상

탈수, 오심, 구토, 복통, 빠르고 깊은 Kussmaul 호흡과 의식 장애를 보일 수 있다. 심하면 저혈압, 부정맥, 호흡 부전과 뇌부종도 발생한다. 감염이 있으면 발열이 있을 수 있다.

4. 당뇨병 케톤산증 치료의 목표

1) 탈수를 교정한다.
2) 산증을 교정하고 케톤을 없앤다.
3) 혈당을 정상 수준으로 회복한다.
4) 치료 합병증이 없도록 한다.
5) 유발 인자를 찾아내어 치료한다.

5. 응급 평가

1) 생체 활력 징후를 측정하고 의식 상태를 평가한다. 환자 상태가 중증이면 심전도와 산소포화도 모니터링을 시작한다. 섭취량(input)과 배설량(output)을 측정한다. 순환 장애가 있거나 의식이 저하된 환자 또는 뇌부종의 위험이 높은 대상군(만 5세 미만, 심한 산증과 낮은 pCO2, BUN상승 있는 경우)은 중환자실이나 그에 상응하는 전문 감시 병동에 입원이 필요하다.
2) 임상적으로 당뇨병 케톤산증이 맞는지 평가하고 발생 원인을 찾는다. 인슐린 주사를 빼먹었는지, 감염의 증거가 있는지 등을 평가한다.
3) 탈수 정도를 임상적으로 평가하고, 수액량은 현재의 체중을 기준으로 계산한다.
4) 검사를 위해 혈액을 채취한다. 혈액 검사 항목은 혈액가스분석 [정맥 pH (심한환자일 경우 동맥 pH), pCO_2, HCO_3^-], 혈당농도, 혈청 전해질, BUN/Cr, 칼슘, 인, 마그네슘, 오스몰 농도, 헤마토크릿, 당화혈색소(HbA1c) 등이다.
   (1) Anion gap = Na − (Cl + HCO_3) (정상 범위: 12 ± 2 mmol/L)
   (2) Corrected Na = 측정된 Na (mmol/L)+ 2×([혈장 당농도 − 100]/100) (mg/dL)
   또는 측정된 Na (mmol/L) + 2×([혈장 당농도 − 5.6]/5.6) (mmol/L)
   (3) Effective osmolality = 2 (Na + K) (mmol/L) + 혈장 당농도 (mg/dL)/18
   또는 2 (Na + K) (mmol/L) + 혈장 당농도(mmol/L)
5) 혈중 케톤 β-hydroxybutyrate 검사와 소변 케톤을 검사한다.
6) 감염이 의심되면 적절한 검체(혈액, 소변, 인후 등)로 배양검사를 시행한다.
7) 혈중 K 농도 확인이 지연되면 T wave 감시를 위한 심전도 모니터링을 한다.

6. 당뇨병 케톤산증의 처치

1) 수액 요법

당뇨병 케톤산증에서의 수분과 전해질 소실의 범위는 표 13-1과 같다.

당뇨병 케톤산증 환자에서 임상적으로 탈수 정도를 평가하는 것은 주관적이다. 따라서 케톤산증의 심한 정도(pH)에 따라, 중등도의 케톤산증에서는 5~7%의 탈수, 심한 케톤산증에서는 7~10%의 탈수로 계산한다.

표 13-1. 당뇨병 케톤산증 때 추산되는 수분 및 전해질의 소실량과 유지량

	체중 당 소실량	하루 필요한 유지량
수분	70 mL/kg (30~100)	1,500 mL/m² 또는 체중 기준으로 다음과 같이 0~10 kg: 100 mL/kg 10~20 kg: 1,000 mL+ 50 mL×(10kg 초과하는 kg) > 20 kg: 1,500 mL+ 20 mL×(20 kg 초과하는 kg)
Na	6 mmol/kg (5~13)	45 mmol/m²
K	5 mmol/kg (3~6)	35 mmol/m²
Cl	4 mmol/kg (3~9)	30 mmol/m²
Phosphate	(0.5~2.5) mmol/kg	0.5~1.5 mmol/kg

(1) 수액 치료는 인슐린 주입 전에 시작한다. 먼저 총 48시간 동안 탈수를 교정하는 것을 목표로 총 수액량(탈수%에 따른 소실량 + 유지량)을 계산한다. 첫 1~2시간의 초기 수액 처치, 이후 48시간까지의 수액 조성과 투여 속도를 계산한다. 표 13-2 예제를 참조한다.

(2) 초기 수액 처치(volume expansion)는 말초 혈액 순환을 회복하기 위해 시행하는데, 0.9% 생리식염수 10~20 mL/kg을 1~2시간 동안 정맥 주입한다.

(3) 이후 48시간 동안 균등한 속도로 투여하는데, 수액 주입 속도는 유지량 투여 속도의 1.5~2배를 초과하지 않도록 한다. 수액의 조성은 4~6시간 동안은 0.9% 생리식염수나 Ringer's lactate 또는 Plasmalyte 수액을, 이후에는 0.45% 생리식염수를 기본으로 하는데, 혈당과 혈중 전해질 검사를 확인하면서 수액 포도당 농도와 전해질 함량을 지속적으로 조정한다.

(4) 케톤산증 환자에서 세포 내 칼륨은 항상 부족 상태이다. 처음에 혈청 칼륨 농도가 정상이거나 조금 높더라도 인슐린 치료 후에는 칼륨이 체내로 이동하게 되어 저칼륨혈증 발생 우려가 있다. 그러므로 칼륨은 급성 콩팥 부전으로 인한 고칼륨혈증 상태가 아니라면 꼭 일찍부터 보충해야 한다. 만약 초기에 저칼륨혈증이 있다면 처음 0.9% 생리식염수 주입할 때부터 보충하고, 초기에 5.5 mEq/L 이상의 고칼륨혈증이 있다면 소변량이 확인될 때까지 수액내 칼륨 보충을 미룬다. 초기 혈중 칼륨 수치가 정상범위이면 초기 수액 요법 1~2시간 이후부터 수액 내의 K 농도는 40 mmol/L부터 시작한다(표 13-2 예제). 이후 수액 내 K 농도는 2~4시간 간격으로 혈액 검사를 확인하면서 조정한다. 만약, 최대 속도로 K을 보충하는데도 불구하고 저칼륨혈증이 지속된다면, 인슐린 투여 속도를 낮추는 것을 고려한다.

(5) 케톤산증 환자에서 세포 내 phosphate도 부족하지만, 아직까지 여러 전향적인 연구에서 phosphate 보충의 임상적인 이득은 없었다. 하지만, 24시간 동안 경구 섭취 없이 정맥 수액 치료만 지속하면 1 mg/dL 미만의 심한 저인산혈증이 발생할 수 있으므로 칼륨 투여 일부를 phosten (potassium phosphate) 형태로 줄 수 있다. 저칼슘혈증이 발생하지 않도록 혈중 칼슘 농도를 잘 감시하면서 투여한다.

(6) 케톤산증이 교정되고 경구 섭취가 가능해지면 정맥으로 주입하는 수액량을 줄이거나 중단하고, 경구로 수분을 섭취하도록 한다.

2) 인슐린 투여

인슐린 주입은 혈당을 정상화하고, 지방 분해 및 케톤 생성을 억제하고, 산증을 교정하기 위해 필수적인 치료이다.

(1) 첫 1~2시간 동안의 초기 수액 주입이 끝나면 속효성 인슐린(regular insulin, RI)을 0.05~0.1 U/kg/시간의 속도로 시작하여 지속적으로 정맥 주입(continuous infusion)한다. 인슐린 치료 시작할 때 정맥으로 인슐린 bolus 주사하지 않는다. 인슐린은 속효성 인슐린 50 units를 생리식염수 50 mL에 섞어서 1 unit/mL 농도로 만들어 사용한다.

(2) 혈당은 시간당 36~90 mg/dL의 속도로 떨어지는 것이 바람직하며, 혈당이 250~300 mg/dL에 도달하면 5% 포도당을 수액에 섞어 준다. 만약 혈당이 너무 급격하게(90 mg/dL/시간 이상의 속도로) 떨어지면 혈당이 300 mg/dL가 되기 전에라도 포도당을 수액에 첨가하는 것을 고려한다.

(3) 케톤산증이 교정(pH > 7.30, HCO_3^- > 15 mmol/L and/or 정상 anion gap)될 때까지는 혈당이 급격히 떨어지더라도 인슐린 투여 속도를 낮추지 않는다. 인슐린을 0.05~0.1 U/kg/시간의 속도로 유지하는 대신, 수액에 섞는 포도당 농도를 5%에서 10%로 높인다(말초 혈관으로 12.5%까지 주입 가능). 하지만, 일부 인슐린 감수성이 좋은 환자에서 저혈당 지속 우려가 높다면, 인슐린을 0.03 U/kg/시간 미만으로 감량하는 것도 고려할 수 있다.

(4) 산증이 교정되고 경구 섭취가 가능하면 수분과 음식을 섭취하도록 한다. 경구 섭취한 만큼 정맥 수액량을 줄이고 인슐린 피하 주사로 바꿀 수 있다. 속효성 인슐린의 지속적인 정맥 주입을 중단하는 시기는 속효성 인슐린 피하 주사 1~2시간 후 또는 초속효성 인슐린 피하 주사 15~30분 후이다.

(5) 만약 케톤산증의 생화학적 지표(pH, anion gap)가 호전되지 않으면 감염이나 인슐린 제형의 문제와 같은 다른 원인들을 찾아서 교정해야 한다. 말초 혈액 순환이 정상인 환자에게는 인슐린의 지속적인 정맥 투여가 불가능한 상황에서 매 시간, 또는 2시간마다 초속효성 인슐린을 피하 또는 근육으로 투여하기도 한다.

3) Bicarbonate 투여는 신중하게 제한

케톤산증은 수액과 인슐린 치료에 의해 교정되어 pH, anion gap이 정상화된다. 인슐린이 케톤산 생성을 억제하고 대사되어 bicarbonate를 생산하며, 탈수가 교정되면서 조직관류 및 콩팥 기능이 호전되어 유기산 배출을 촉진하기 때문이다.

Bicarbonate 투여의 임상적인 이득은 없으며, 오히려 paradoxical하게 중추신경계의 산증을 유발할 수 있고 hypokalemia를 유발시킬 우려가 있으므로 다음과 같은 특별한 경우가 아니면 투여하지 않는다. 다음의 두 가지 적응증에서 1~2 mmol/kg의 bicarbonate (8.4% Bivon용액에는 1 mL당 1 mM의 Na^+과 1 mM의 HCO_3^-가 함유되어 있다. 이를 isotonic하게, 즉 150 mEq/L 정도 되게, 희석하여 준다. 즉 6.5배로 희석하여)를 60분 동안 아주 조심스럽게 투여하는 것을 고려한다.

(1) 심장수축력이 감소하고 말초혈관이 확장되어 조직관류가 나쁜, 심한 산증(arterial pH $<$ 6.9)이 있는 경우

(2) 생명을 위협하는 고칼륨혈증이 있는 경우

7. 임상, 생화학적인 모니터링

매 시간마다 환자의 상태를 평가하고, 수액량과 조성, 섭취량과 배설량, 투여 약제, 생화학적 검사 결과가 포함된 flow chart(표 13-3)를 작성하도록 한다.

1) 매 시간마다(필요하면 더 자주) 활력 징후 측정(혈압, 심박동수, 호흡수)
2) 매 시간마다(필요하면 더 자주) 뇌부종의 증상이나 징후[두통, 혈압 상승, 부적절한 서맥, 잦은 구토, 신경학적 변화(의식 장애 등) 또는 특징적인 징후(비정상적인 동공 반응, 뇌신경 마비 징후 등), 산소포화도 감소 등]가 있는지 평가
3) 투여한 인슐린의 양
4) 매 시간(필요하면 더 자주) 정맥 수액 조성과 투여 속도, 총 섭취량(정맥과 경구 모두)과 배설량
5) 매 시간 모세혈관 혈당농도를 같이 측정한다. 말초혈액순환이 나쁘거나 심한 산증이 있으면 모세혈관 혈당농도 측정이 부정확할 수 있으므로 정맥혈 혈당과 비교 검토한다.
6) 혈중 β-hydroxybutyrate 케톤은 매 2시간마다, 다른 혈액 검사 항목(blood gas analysis, glucose, renal panel)은 매 2~4시간마다(필요하면 더 자주) 측정한다.
7) 뇌부종의 경고 징후와 증상에 대한 신경학적인 평가가 지속적으로 필요하다.

8. 케톤산증의 합병증 예방 및 치료

적절히 치료할 경우 합병증은 비교적 적다. 저혈당증, 저칼륨혈증, phosphate 과량 투여시의 저칼슘혈증 등이 가능하다. 뇌부종의 발생률은 0.5~0.9%이며, 사망률은 21~24%이며 생존하더라도 10~25%가 심한 후유증이 남는다. 뇌부종 발생의 확실한 기전은 잘 모른다. 대개는 입원 수 시간 후

에 임상적으로 호전되고 있을 때 나타나며, 두개 내압 증가의 증상인 두통, 혈압 상승 및 서맥, 의식 장애, 동공확산, 뇌신경 마비, 호흡 이상 등이 나타난다. 의심되는 즉시 치료를 시작한다. 투여하는 정맥 수액 투여 속도를 1/3로 줄이고, 만니톨을 0.5~1 g/kg를 20분간 정맥 투여한다. 뇌 MRI 영상에서 뇌부종과 함께 뇌혈전증과 뇌경색이 있을 수 있다.

9. 당뇨병 케톤산증 수액 요법, 인슐린 치료의 예제

1형 당뇨병으로 인슐린 치료 중인 소아가 구토, 복통, 빠른 호흡으로 병원에 왔다. 체중은 30 kg이었고 체표면적은 1 m^2이었다. 정맥혈 검사상 pH 7.05, pCO_2 9.4 mmHg, HCO_3^- 3.0 mmol/L, 혈당은 490 mg/dL이었다.

1) 심한 케톤산증(pH 7.1 미만)이므로, 10% 탈수로 계산하여 48시간 투여할 수액 총량을 먼저 계산한다.
   (1) 소실량: 100 mL/kg×30 kg = 3,000 mL
   (2) 24시간 유지량: ① 체표면적 기준으로는 1,500 mL, ② 체중 기준으로는 > 20 kg로서 1,500 + 20×(10 kg) = 1,700 mL이다. 하루 유지량 투여 속도는 1,500 mL/24hrs 또는 1,700 mL/24hrs로 계산한다.
   (3) 48시간 투여할 총 수액량을 계산하면
   10% 탈수 시 소실량 + 48시간의 유지량 = 3,000 + (1,500×2일) = 약 6,000 mL
2) 초기 수액 요법으로 첫 1시간 동안(0~1시간) 0.9% 생리식염수 300 mL (10 ml/kg)를 투여한다. 이후 47시간 동안은 120 mL/시간 속도로 투여한다. 이는 총 수액량 6,000 mL에서 초기 수액 300 mL를 뺀 5,700 mL를 47시간으로 나눈 값으로, 하루 유지량 투여 속도의 2배 속도를 넘지 않는다.
3) 다음 3시간 동안(2~4시간) 0.9% 생리식염수를 유지하는데, 칼륨 보충을 40 mmol/L의 농도로 시작한다. 초기 수액 요법 이후 속효성 인슐린을 0.1 U/kg/시간 속도로 정맥 지속 주입하기 시작한다. 혈당이 250~300 mg/dL에 도달하면 5% 포도당을 수액에 섞어 준다.

표 13-2. 30 kg 소아의 수액 요법과 인슐린 지속 주입 치료의 실제

시간	수액	인슐린 (RI)	Na (mEq)	K (mEq)	Cl (mEq)	Phos (mmol)
0~1시간	0.9% NaCl 300 mL		46	-	46	-
2~4시간	0.9% NaCl 375mL + 20 mEq KCl/L + 20 mEq Kphosten/L	RI 시작 0.1 U/kg/hr	58	15	58	5.1
5~48시간	0.45% NaCl 5,500 mL + 20 mEq KCl/L + 20 mEq Kphosten/L (혈당 250~300 mg/dL되면 5% 포도당 첨가)	RI 지속 0.1 U/kg/hr (pH≥7.30 또는 HCO_3^-≥15 mmol/L 또는 정상 anion gap 까지)	424	220	424	75
총 48시간	6,175 mL		528	235	528	80

표 13-3. 당뇨병 케톤산증 치료를 위한 flow chart의 예제

날짜	7/1		7/2					
현재 시간	8P	9P	MN					
치료 시작	0~1h	2~4h	5~8h					
IV 수액	0.9% NS	0.9% NS	0.45% NS	+5% dextrose				
전해질		KCl+Kphos	KCl+Kphos					
수액량(mL)	300	375	375					
섭취량(mL)								
소변량(mL)								
RI 인슐린		0.1 U/kg/hr						
BST (capil)				250~300				
정맥 혈당	490			250~300				
혈압								
심박수								
호흡수								
의식상태	Glasgow coma scale로 기술							
pH	7.05							
pCO_2	9.4							
HCO_3^-	3.0							
Anion gap								
β-ketone								
sOsm								
측정 Na								
교정 Na								
K								
Cl								
TCO_2								
iCa								
Phosphorus								
BUN/Cr								
특이 사항								

참고문헌

1. Allgrove J, Craig ME, Edge J, Glaser N, Jain V, Lee WW, Mungai LN, Rosenbloom AL, Sperling MA, Hanas R; International Society for Pediatric and Adolescent Diabetes. ISPAD Clinical Practice Consensus Guidelines 2014. Diabetic ketoacidosis and hyperglycemic hyperosmolar state. Pediatr Diabetes 2014;Suppl 20:154-79.
2. Kraut JA, Madias NE. Metabolic acidosis: pathophysiology, diagnosis and management. Nat Rev Nephrol 2010;6:274-85.
3. Wolfsdorf J, Glaser N, Sperling MA; American Diabetes Association. Diabetic ketoacidosis in infants, children, and adolescents: A consensus statement from the American Diabetes Association. Diabetes Care 2006;29:1150-9.

14장

화상 환자의 수액요법

김도균 · 곽영호

1. 화상 환자의 일반적인 접근

화상은 전통적으로 그 침범 깊이에 따라 1도에서 4도로 구분되나 최근 화상 전문가들은 표 14-1과 같은 분류법을 더 권장하고 있다.

표 14-1. 깊이에 따른 화상의 분류

화상 분류	조직	육안적 관찰	통증	회복	반흔
표피/1도	표피에 국한	통증, 붉고 수포 형성 없음	++	3~5일	없음
표층 두께/2도	표피의 완전한 파괴와 진피의 50% 이내 침범	붉고 수포형성, 축축함	++	2주	가능
심부 두께/2도	표피의 완전한 파괴와 진피의 50% 이상 침범	창백하고 건조, 수포형성	+	수 주	충분히 가능
전층/3도	표피와 진피의 완전한 파괴	창백하고 백색 혹은 회색 변화, 가죽과 같은 느낌의 피부	-	수 개월	항상 동반

화상 환자의 평가는 1차 평가(primary survey)와 2차 평가(secondary survey)로 나뉜다. 1차 평가는 생명을 위협하는 상황을 빠르게 찾아내는 것으로 환자의 기도 평가와 화상의 중증도 평가가 포함된다. 구강 점막과 코를 포함한 얼굴을 검진하고 검댕이가 섞인 가래나 그을린 코털 등 기도 부종의 위험 요인을 빨리 찾아내는 것이 중요하다. 2차 평가는 1차 평가 뒤 긴급한 처치를 시행한 후에 머리부터 발끝까지 신체 검진을 통해 환자의 상태를 평가하는 것이다.

2. 화상 범위의 계산

화상 범위의 평가는 중증도 평가와 관련이 깊고, 화상 전문치료센터로의 환자 이송의 근거가 되며, 치료 방침 결정을 위해서도 반드시 필요하다. 화상의 범위를 체표면적의 백분율로 계산하고 기록한다. 화상 면적은 1도 화상을 제외한 2도와 3도 화상의 면적을 계산한다. 성인에서 흔히 사용되는 '9의 법칙(rule of 9)'은 소아에서는 통용되지 않는다. 각 신체 부위가 전체 체표면적 중 차지하는 비율은 소아의 연령에 따라 차이가 나므로 소아에서 비교적 정확한 계산법으로 알려진 the Lund and Browder chart(그림 14-1)를 이용하여 계산한다. 참조표가 없는 경우 아이의 손가락을 포함한 손바닥의 면적을 체표면적의 1%로 계산하여 화상 범위를 추정할 수 있다.

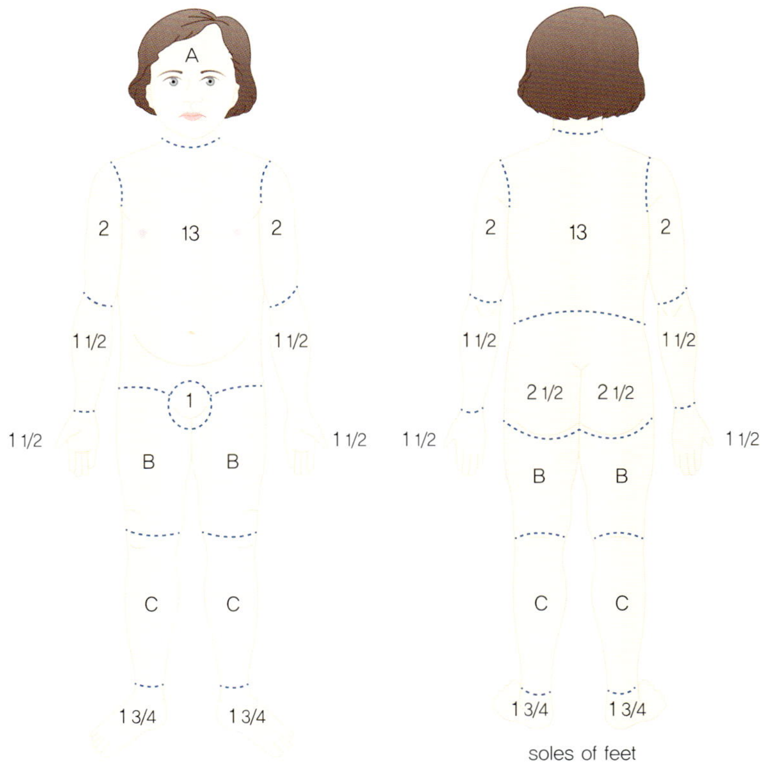

	< 1yr	1yr	5yr	10yr	15yr	Adult
A half of head	9.5%	8.5%	6.5%	5.5%	4.5%	3.5%
B half of thigh	2.75%	3.25%	4%	4.25%	4.5%	4.75%
C half of leg	2.5%	2.5%	2.75%	3%	3.25%	3.5%

그림 14-1. 연령별 화상 범위 산출법(the Lund and Browder chart) (Adapted from Burns. In Baren JM [ed]: Pediatric Emergency Medicine. 1st ed. Philadelphia: Saunders; 2007, p249.)

3. 수액 요법

체표면적 15~20% 이상의 화상을 입은 환자라면 적극적인 수액 요법이 필요하다. 가능한 큰 직경의 정맥 주사를 두 군데 확보한다. 화상이 심한 경우 적절한 정맥로를 찾지 못할 수 있는데 이 경우 중심정맥관이나 골강내 주사(intraosseous line)를 빨리 확보하여야 한다. 심한 화상 환자라면 정확한 화상 면적을 계산하는 동안 하트만 용액(Ringer's lactate solution)을 20 mL/kg의 양으로 초기 수액을 주입하는 것이 좋다.

대부분의 화상 센터에서는 화상 후 첫 24시간 동안에는 교질액(colloid)보다는 정질액(crystalloid)

주입을 더 선호한다. 이는 교질액의 경우 손상된 모세혈관을 통해 혈관 외로 유출되어 간질액 부종을 더 악화시킬 수 있기 때문이다. 화상 후 24시간이 지나 모세혈관의 기능이 회복된다면, 체액 확장과 혈장의 삼투압 유지를 위해 교질액이 유용하게 이용될 수 있다. 초기 정질액으로는 하트만 용액이 선호된다. 하트만 용액은 주 전해질들이 체내 농도와 유사하게 포함되어 있고, 용액에 포함된 젖산이 고염소혈 산증(hyperchloremic acidosis)의 완충제 역할을 하기 때문이다.

화상 환자의 수액량 추정 방법에 대하여 여러 가지 방안이 제안되어 왔으며 어느 방법이 가장 효과적인지는 아직까지 논란이 있다. 현재까지 가장 많이 사용되고 있는 방법은 Parkland formula이다(표 14-2).

표 14-2. Parkland formula를 이용한 화상 환자의 수액량 계산법

1. 초기 24시간 1) 수액 종류: 등장성 용액(Ringer's lactate 용액 등) 2) 수액 투여량: 4 mL × kg × 화상범위(%) 3) 계산된 용량의 반을 화상 발생 후 첫 8시간 동안에 투여하고, 나머지 반은 다음 16시간 동안에 주사
2. 다음 24시간 1) 수액 종류: 5% 포도당 Ringer's lactate 용액 2) 수액 투여량: 첫 날 투여된 수액의 50%

그러나 Parkland 방법은 1) 저혈당의 위험이 높은 5세 미만 소아에서는 실제 필요량보다 낮게 계산되고, 2) 범위가 넓은 화상의 경우 동반되는 체액 손실에 의한 '화상 쇼크(burn shock)'의 위험이 높다는 문제점이 지적되어 왔다. 따라서 저혈당이 우려되는 5세 미만 소아에서는 5% 포도당이 포함된 등장성 용액으로 유지량(maintenance)을 추가로 주입하거나, 중증 화상에서는 수액에 albumin을 추가하여 혈장내 콜로이드 삼투압(oncotic pressure)를 유지함으로써 화상 쇼크를 방지하는 방법들이 이용되고 있다(표 14-3).

표 14-3. Parkland formula 이외의 초기 24시간 화상 환자 수액량 계산법

1. Shriners Burn Institute (Cincinnati) formula 1) 수액 투여량: Parkland formula + maintenance fluid 즉, 4 mL × kg × 화상범위(%) + 1500 mL × 체표면적(m^2) 2) 계산된 용량의 반을 화상 발생 후 첫 8시간 동안에 투여하고, 나머지 반은 다음 16시간 동안에 주사 3) 수액 종류: 첫 8시간 동안: Ringer's lactate + 50 mEq $NaHCO_3$/L 이후 8시간 동안: Ringer's lactate 마지막 8시간 동안: Ringer's lactate + 25% albumin 12.5 g/L
2. Galveston Shriners Hospital formula 1) 수액 투여량: 5,000 mL/화상면적(m^2) + 2,000 mL/체표면적(m^2) 2) 계산된 용량의 반을 화상 발생 후 첫 8시간 동안에 투여하고, 나머지 반은 다음 16시간 동안에 주사 3) 수액 종류: Ringer's lactate + 25% albumin 12.5 g/L + 5% 포도당 용액(저혈당일 경우 필요 시)

화상 환자에서 계산된 수액량은 단지 필요한 수액량의 추정치라는 점을 명심해야 한다. 수액의 필요 정도는 소변량을 통해 판단하는 것이 가장 좋으며 소변량이 1~1.5 mL/kg/h로 유지되도록 수

액 공급을 조절해야 한다. 정확한 소변량 측정을 위해 요관을 삽입하고 모니터링 해야 하며, 소변량이 1 mL/kg/h 이하이거나 헤마토크릿이 40% 이상으로 증가하는 경우 수액량을 증가시켜야 한다. 과도한 수액 주입도 주의해야 하는데, 수액 과다로 인해 조직의 부종이 심해지면 해당 국소 조직의 혈액 공급에 지장이 생기기 때문이다.

고혈당은 삼투성 이뇨를 초래할 수 있고 화상 환자의 수액 치료에 혼선을 줄 수 있다. 소변량이 증가한 환자에서 소변량에 맞춰 수액 공급을 줄이기 전에 먼저 혈당을 확인해 보는 것이 중요하다.

수액 요법 중에 아래 사항을 모니터링 한다.

1시간 간격으로 맥박수, 혈압, 의식 상태, 소변량
4시간 간격으로 모세혈관 재충전 시간 및 중심/말초 체온
부가적으로 산-염기 균형, 전해질, 헤마토크릿 및 중심정맥압(가능한 경우)

4. 기타 치료

중증 화상 환자의 경우 내장(splanchnic) 혈류량이 감소하고 마비성 장폐쇄가 잘 동반된다. 구역반사가 유지되고 기도 유지에 문제가 없다고 판단되면 비위영양관을 조기에 삽입하여 구토를 방지해야 한다.

화상으로 인한 통증은 매우 심한 편이다. 환자가 혈역학적으로 안정되었다고 판단되면 충분한 진통 효과를 가진 마약성 진통제(예를 들어 morphine 0.1~0.2 mg/kg)으로 통증을 조절해 주어야 한다.

파상풍 예방에 대한 치료는 모든 화상 환자에서 고려되어야 한다.

손상된 피부에서는 정상적인 체온 조절 기능이 불가능하므로 특히 소아에서는 저체온에 빠질 위험이 있다. 중심 체온을 모니터링하고 검진과 화상 평가 외에는 보온에 신경 써야 한다.

연습문제

01 12개월 남아가 내원 2시간 전 라면 국물에 앞가슴과 양측 허벅지 전면에 2도 화상을 입어 왔다. Lund and Browder chart를 이용할 때 <u>화상 범위</u>는?

답 13% + (3.25%×2) = 19.5%

02 이 환자에서 하트만 용액을 이용하여 수액요법을 시행하려 한다. Parkland formula로 계산했을 때 초기 8시간 동안 투여해야 할 수액의 <u>투여 속도</u>는? (몸무게 10 kg, 유지량 제외)

답 4 mL×10 kg×19.5% = 780 mL
화상 발생 후 첫 8시간 동안 780 mL의 절반인 390 mL를 투여해야 하므로, 남은 6시간 동안 투여할 수액 투여 속도는 390 mL/6hr = 65 mL/hr

03 이 환자의 체표 면적은 0.48 m^2이다. 유지량을 고려하여 Shriners Burn Institute (Cincinnati) formula로 초기 수액요법을 시행하려 한다. 첫 8시간 동안 투여할 <u>수액의 종류</u>와 <u>수액량</u>은?

답 수액 종류: Ringer's lactate + 50 mEq $NaHCO_3$/L
수액량: 780 mL + 1500 mL×0.48 = 1500 mL

참고문헌

1. Baren JM. Pediatric Emergency Medicine, 1st ed. Philadelphia: Saunders; 2007. p246-57 .
2. Hettiaratchy S, Dziewulski P. ABC of burns: pathophysiology and types of burns. Br Med J 2004;328:1427-9
3. Reed J, Pomerantz W. Emergency management of pediatric burns. Pediatr Emerg Care 2005;21:118-29.
4. Sheridan RL. Burns. Crit Care Med 2002;30:S500-S514.
5. Warden GD. Fluid resuscitation and early management: Total Burn Care. 3rd ed. London, UK: Saunders; 2007. p107-16.

15장

수술 환자의 수액 요법

김현영

1. 수술 전 수액 요법(Preoperative fluid therapy)

수술을 준비 중인 환자는 안전한 마취를 위하여 수술 전에 위를 비워야 한다. 따라서 수술 전 적절한 시간의 경구 식이 제한(NPO)이 필요하며, 이 시기에는 경구 식이를 대신할 적절한 수액이 공급되어야 한다.

구토를 동반하지 않은 영아의 경우 고형식과 우유, 모유, 섬유가 들어 있는 과즙 등은 수술 6시간 전 부터는 먹어서는 안 되지만, 맑은 액체 등은 수술 2~3시간 전까지 먹여도 좋다. 구토나 장 폐쇄 등으로 체액과 전해질 불균형이 있는 영아의 경우에는 반드시 수술 전 교정을 시행해야 하며, 저프로트롬빈혈증을 예방하기 위하여 비타민 K 투여를 고려해야 한다.

수술 일정은 연령을 고려하여 결정하여야 하며, 나이가 어린 환자일수록 아침 일찍 수술을 시작하여 수분 제한의 시간이 너무 길어지지 않게 하여야 한다.

2. 수술 중 수액 요법(Intraoperative fluid therapy)

수술 중에 필요한 수액량은 ① 수술 전 결핍량 ② 수술 중 유지량 ③ 수술 중 소실량을 고려해서 정하게 된다. 그러나 수액량은 경우에 따라 다르므로 각각의 환자에 대해 산출해서 보충해야 한다. 수술 중 환자에게 어떤 용액을 줄 것인가에 대하여는 많은 논란이 있어 왔으나 대개의 경우 lactated Ringer's solution in 5% glucose (10 mL/kg/시간)으로 수액을 보충한다. 수술 중에는 세포 내 칼륨이 방출되어 고칼륨 혈증이 되기 쉬우므로 칼륨은 주지 않는다.

수술 중 소변량은 수술 중 수액이 적절히 들어가고 있는지에 대한 가장 확실한 지표이다.
적절한 소변량은 영아 2.0 mL/kg/시간(40 mL/kg/일), 소아1~2 mL/kg/시간, 청소년0.5 mL/kg/시간이다.

1) 수술 전 결핍량

건강한 환아의 경우 추산되는 수술 전 수분 결핍량을 수술 시작 후 3시간 동안 보충한다.
추산되는 수술 전 수분 결핍량 = NPO시간 × 시간당 수분유지량(mL/kg/시간)

처음 1시간 동안 = 시간당 수분 유지량 + 1/2 추산되는 수술 전 수분 결핍량
다음 1시간 동안 = 시간당 수분 유지량 + 1/4 추산되는 수술 전 수분 결핍량
다음 1시간 동안 = 시간당 수분 유지량 + 1/4 추산되는 수술 전 수분 결핍량
※ 대개 첫 1시간 동안 dextrose in Ringer's lactate용액을 투여한다.
3세 이하: 25 mL/kg
4세 이상: 15 mL/kg

2) 수술 중 유지량

수술 중 유지량은 시간당 수분유지량(mL/kg/시간)을 계산하여 보충한다.

3) 수술 중 소실량

수술 중에는 출혈, 조직 손상, third-space loss, excessive evaporative loss, 비위관 배액 등으로 인해 수분 소실량이 발생할 수 있으며, 이 경우 혈액, 혈장, saline, 다른 volume expanders로 보충한다.

특히 수술 중에는 수술 조직 주변으로 체액이 유출이 되며, 그 양은 수술 부위, 시간, 사용한 약제 등에 따라 다르다. 이러한 수분이 새어 나간 공간을 third-space라고 가정하며, third space loss의 보충에는 주로 lactated Ringer's solution이 사용된다(그림 15-1, 표 15-1).

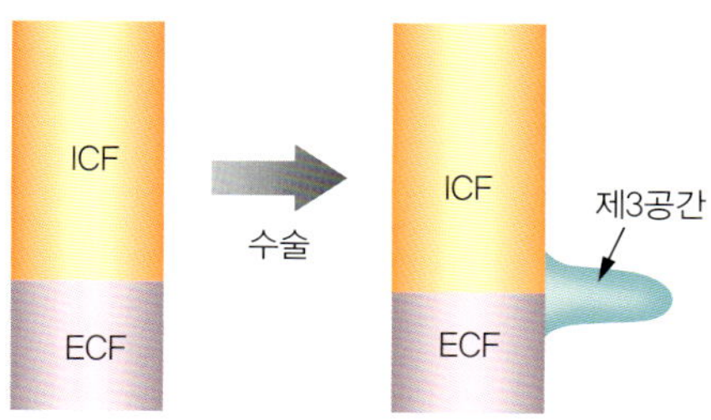

그림 15-1. 수술 조직 주변으로의 체액 유출

표 15-1. 제 3공간으로의 체액 유출량

수술의 종류	유출량(mL/kg/시간)
표재성 수술	1~2
신경계 수술	1~2
흉부 수술	4~7
복부 수술	6~10

3. 수술 후 수액요법(Postoperative fluid therapy)

1) 수술 중에 충분한 수액의 보충이 된 경우 수술 후에는 유지량과 계속 소실되는 양만 보충하면 된다. 일반적으로 수술 직후의 수액공급량은 0.9% NaCl으로 85 mL/100 kcal를 넘지 않도록 한다. 수술 직후에 수분 공급이 지나치게 되면 water intoxication이 초래되어 심각한 저나트륨혈증과 뇌부종이 발생할 수 있으므로 주의를 기울여야 한다.
2) 수술 직후 흉관이나 복강 내 배액관을 통해 소실되는 장액이나 혈액은 그 양을 측정해서 소실된 양만큼 보충한다.
3) 위장관으로부터 배출되는 양은 4~12시간 간격으로 보충한다.
   대개의 경우 동량의 lactated Ringer's solution이나 또는 0.45% NaCl 용액에 15~20 mEq/L KCl 를 첨가하여 보충한다.
4) 대개 3~5일 내에 경구로 만족할 만큼 섭취할 수 있게 되지만, 만약 장 폐쇄, 역류, 패혈증, 흡수 장애 등의 합병증으로 인해 경구 영양을 할 수 없을 때는 경정맥 영양을 하게 된다.

증 례

증례 1 생후 2일 된 십이지장 폐쇄증(duodenal atresia) 환자

출생 체중: 3,400 g, 입원 시 체중: 3,000 g

체중감소 400 g 중 반은 생리적 체중 감소라고 하면 구토로 인한 소실은 200 g으로 추정된다. (체중의 약 6% 소실)

1) 초기 수액: 60 mL (20 mL/kg)의 lactated Ringer's solution을 처음 한 시간 내에 정맥주사
2) 다음 3시간 동안에 걸쳐서 120 mL의 수액을 추가
3) 2시간 동안 수술하는 동안 60 mL의 lactated Ringer's solution 주사(10 mL/kg/시간), 추산되는 혈액소실 20 mL은 30 mL의 5% albumin으로 보충
4) 다음 24시간
   유지액: 0.2% NaCl in 10% glucose + KCl 20 mEq/L
   75 mL/kg/일, Na: 2.5 mEq/kg/일, K: 1.5 mEq/kg/일
   위 흡인액 보충: 150 mL/일을 lactated Ringer's solution + KCl 10 mEq/L로 보충
5) 다음 3 일간
   유지액: 100 mL/kg/일로 증량
   위로부터의 소실량은 8시간 간격으로 보충
6) 제5일
   위 배출액이 맑아졌다.

보충액을 0.45% NaCl로 바꾸어서 Na 75 mEa/L, Cl 95 mEq/L, K 20 mEa/L로 한다.

7) 제6일

위 배출액이 미량으로 감소하여 배액관을 뽑고 우유를 먹이기 시작하여 섭취량을 증가

증례 2 3주된 유문협착증(pyloric stenosis) 환자

체중: 3 kg(체포면적 0.2 m^2), 사출성 구토(projectile vomiting)로 10% 체중 감소

혈청 Na: 138 mEq/L, K: 4 mEq/L, HCO_3 : 40 mEq/L, Cl: 85 mEq/L, pH: 7.55

계속되는 구토로 인한 위액 소실로 인하여 탈수증과 대사성 알칼리증을 나타내고 있다.

1) 초기 수액

20 mL/kg 즉, 20 mL × 3 = 60 mL의 0.9% NaCl을 30분 동안에 정맥주사

2) 소실액 및 유지량

Na 56 mEq/L (0.33% NaCl) 용액으로 540 mL를 24시간 동안에 준다. 540 mL의 반인 270 mL를 처음 8시간 동안에, 나머지 반인 270 mL를 그 후 16 시간 동안에 준다. K은 소변이 나오기 시작한 후부터 20~40 mEq/L로 용액에 포함시킨다(표 12-3).

3) 수술이 끝난 후 다음과 같이 영양을 시작한다.

경구수액 (예: Pedialyte): 30 mL, 3시간마다 2 회

전유: 30 mL 3시간마다, 1회

전유: 45 mL 3시간마다, 2회

전유: 60 mL 3시간마다, 2회

전유: 90 mL 3시간마다, 2회

전유 환아가 먹고 싶어하는 대로 먹인다.

참고문헌

1. Filston HC. Fluid and electrolyte management in the pediatric surgical patient. Surg Clin North Am 1992;72:1189-205.
2. O'Neill JA et al (Ed). Pediatric Surgery, 5th ed. St. Louis: Mosby; 1998.
3. Raffensperger JG (Ed). Swenson's Pediatric Surgery. 5th ed., Norwalk: Appleton & Lange; 1990.
4. Ratner LE, Smith GW. Intraoperative fluid management. Surg Clin North Am 1993;73:229-41.
5. Rice HE, Caty MG, Glick PL. Fluid therapy for the pediatric surgical patients. Pediatr Clin North Am 1998;45:719-27.

16장

신생아의 수액요법

이병섭

1. 신생아의 체액조절

1) 신생아는 소아와 성인에 비하여 체중에서 수분이 차지하는 비율이 높고 수분 중에서는 세포외액이 차지하는 비율이 높다(그림 16-1).

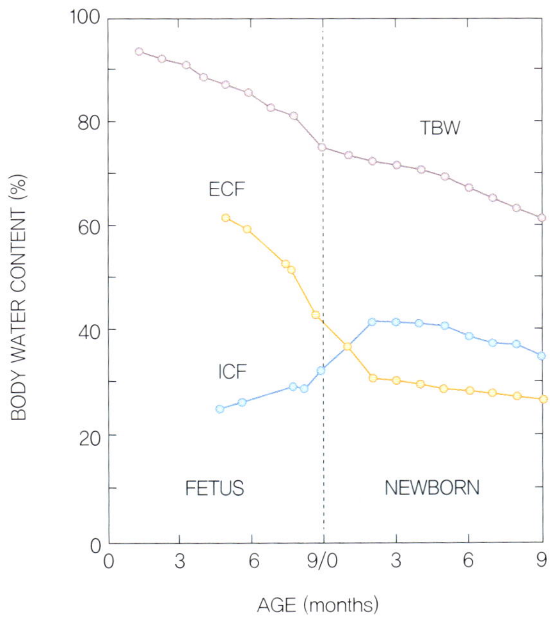

그림 16-1. **태아 및 신생아에서 총수분 및 체액구성의 변화**(Friis-Hansen B. Body water compartments in children: changes during growth and related changes in body composition. Pediatrics 1961;28:169-81)

2) 생리적 체중 감소

만삭아는 생후 첫 3~4일 동안 출생 체중의 5~10%까지, 미숙아는 생후 첫 5~6일 동안 출생체중의 10~15%까지 체중이 소실된다(그림 16-2). 대부분의 체중 변화는 세포 외액의 감소를 반영하며 혈장

량보다는 주로 간질액의 감소에 기인한다.

극소/초극소 저체중출생아에서 생리적인 체중 감소가 잘 유발되지 않거나 감소분을 보충하여 공급할 경우 오히려 호흡곤란 증후군, 동맥관 개존증, 심부전, 괴사성 장염, 만성폐질환등의 이환율이 높은 것으로 알려져 있다.

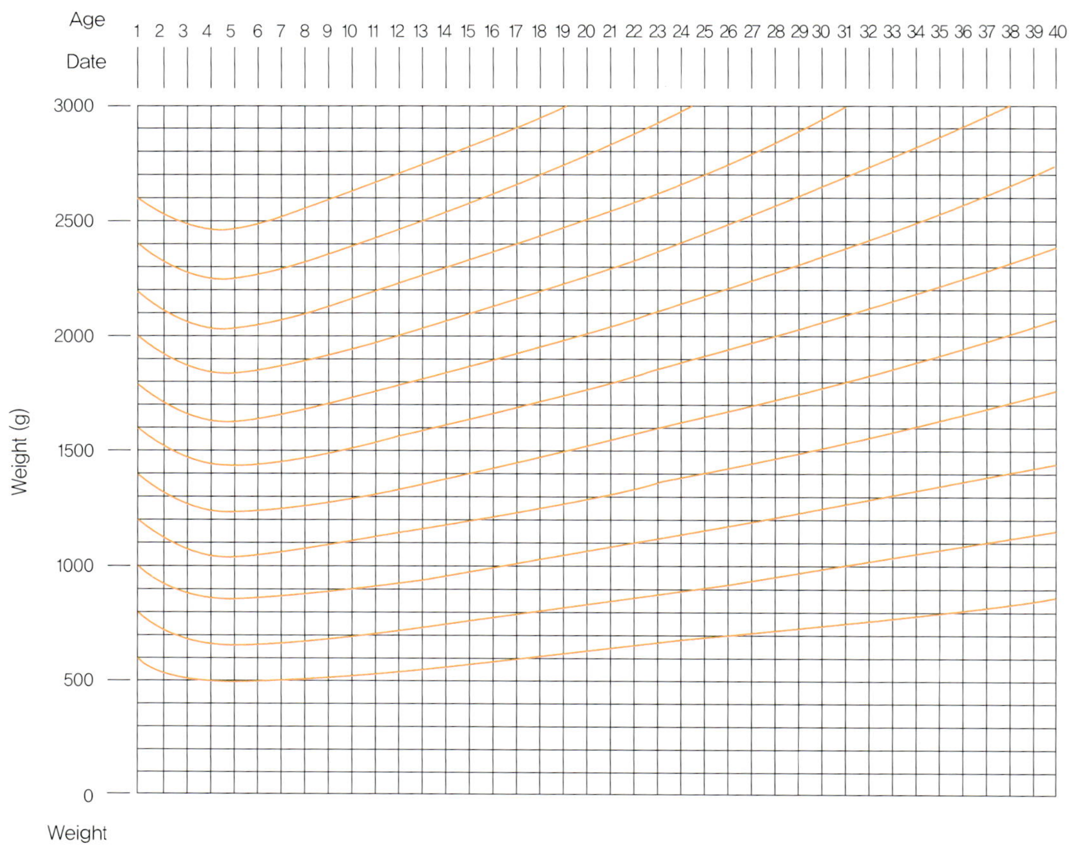

그림 16-2. **출생체중에 따른 첫 수주간의 체중 변화**(Shaffer SG, Quimiro CL, Anderson JV, Hall RT. Postnatal weight changes in low birth weight infants. Pediatrics 1987;79:702-5)

3) 불감수분소실

미숙아에서 불감수분소실은 주로 피부 각질화의 미숙함 때문이며, 재태주령이 클수록, 출생 후 연령이 경과할수록 감소하고 주위 환경, 특히 습도 환경에 크게 좌우된다.

중성온도환경(thermo-neutral environment)에 있는 저출생 체중아에서 수분 소실 및 수액 요구량은 표 16-1과 같다. 출생 체중이 작을수록 불감 소실량(insensible water loss)이 커서 수액요구량이 증가한다.

표 16-1. 첫 1개월간 체중에 따른 수액요구량

출생 체중(g)	불감수분소실	연령별 총 수액요구량(mL/kg/d)		
		1~2일	3~7일	8~30일
< 750	100+	100~200	120~200	120~180
750~1000	60~70	80~150	100~150	120~180
1001~1500	30~65	60~100	80~150	120~180
>1500	15~30	60~80	100~150	120~180

(Veille JC. Management of preterm premature rupture of membranes. Clin Perinatol 1988;15:851-862)

그러나 이것은 어디까지나 하나의 기준치에 불과하며 아기의 상황 및 혈장 [Na^+]치 등을 고려하여 조절하여야 한다(표 16-2).

표 16-2. 미숙아에서 환경적 요인에 따른 불감수분 소실량의 증가 및 감소

증가	감소
초미숙아, 100~300% Open warmer bed, 50~100% 광선치료, 30~50% 고체온, 30~50% 빈호흡, 20~30%	보육기의 가습, 50~100% 보육기의 plastic head shield, 30~50% Plastic blanket under radiant warmer, 30~50% 기관지 삽관 및 가습, 20~30%

실제로 초미숙아에서 수액요구량은 주변 환경, 특히 환경 온도 및 습도에 따라 많이 달라진다. 중성온도 환경이 아닌 최신의 고습 보육기 환경(95% 이상)에서 재태주령 22~28주의 초미숙아의 첫 수일간의 불감수분소실량은 현저히 감소한다(그림 16-3).

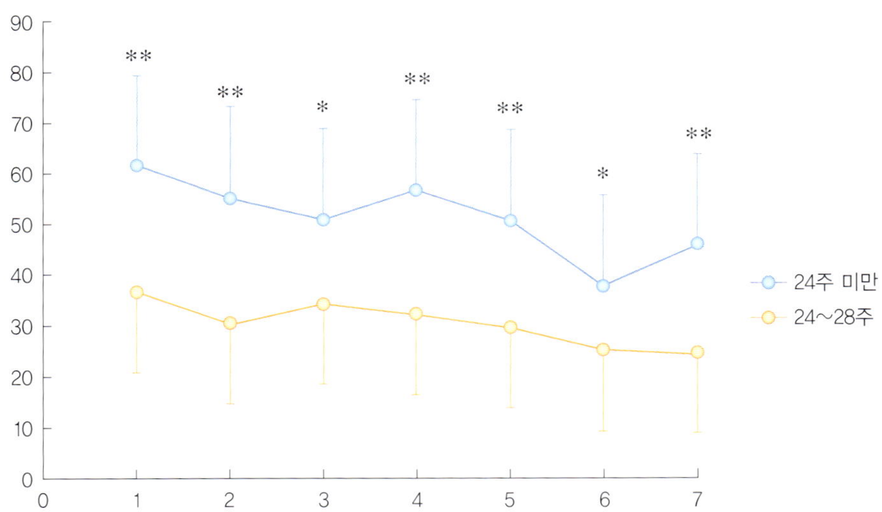

그림 16-3. 초미숙아에서의 불감수분소실량의 변화(Wada M, Kusuda S, Takahashi N, Nishida H. Fluid and electrolyte balance in extremely preterm infants < 24 weeks of gestation in the first week of life. Pediatr Int 2008;50:331-6)

경구적으로 영양 공급이 시작되면 하루 수분 필요량에서 경구적으로 준 수분량을 뺀 용량을 주사로 공급한다.

2. 저체중 출생아의 수액요법

1) 총수액량

극소 저체중출생아가 고습의 보육기 환경에서 치료받는 경우 생후 첫날은 대량 50~80 mL/kg/일의 총수액량을 투여한다. 이후 혈장 전해질을 참조하면서 증량한다(표 16-1참조).

2) 나트륨(Na^+)

생후 첫 주의 Na^+ 및 수분 제한은 산소 요구량 또는 기관지폐 이형성증의 감소와 관련이 있다. 특히 첫 3일간의 Na^+ 공급량 및 고나트륨혈증은 중증 뇌실내 출혈의 위험과 관계있다는 보고가 있어 첫 수일간은 Na^+을 제한할 것을 권장한다.

그러나 본격적인 Na^+의 요배설(natriuresis)이 시작되고 체중의 증가가 이루어지는 생후 첫 주 이후에 적절한 Na^+의 공급이 이루어지지 않을 경우 후기 저나트륨혈증의 위험이 높다. 장기간의 Na^+ 결핍은 미숙아의 단기 성장 및 장기 신경학적 발달에 영향을 줄 수 있으므로 생후 첫 수일 이후로는 3~4 mEq/kg/일 이상의 Na^+을 공급하도록 한다.

3) 칼륨(K^+)

생후 1~2일 본격적인 이뇨기가 시작되면 K^+을 공급한다. 유지 용량으로는 3~4 mEq/kg/일 정도가 권장된다.

4) 포도당

생후 첫날 4~6 mg/kg/분의 포도당을 공급한다. 열량 공급을 위하여 혈당을 측정하면서 생후 수일에 걸쳐 8~10 mg/kg/분까지 증량한다.

5) 아미노산

음의 질소 평형으로 인한 체단백의 이화작용을 감소시키기 위하여 생후 첫날부터 1.0~1.5 g/kg/일 이상의 정맥 아미노산 공급이 권장된다.

생후 첫날의 정맥아미노산 공급은 고혈당 및 고칼륨혈증의 빈도를 감소시킨다.

증례 재태주령24주 3일, 출생 체중 600g의 초극소저체중 출생아가 95% 이상의 가습 및 가온되는 인큐베이터에서 치료 중인 경우 첫 1주간의 수액요법(금식상태를 가정)

Day of birth	Weight (g)	Total fluid volume (ml/kg/day)[a]	Na^+ (mEq/kg/d)	K^+ (mEq/kg/d)	Glucose infusion rate[b] (mg/kg/min)	Amino acid (g/kg/d)[b,c]
D0	600	60	0	0	5	1.5
D1	580	70	0	0	6	2.0
D2	540	90	1~2	0	7	2.5
D3	510	100	3	1~2	8	3.0
D4	500	110	3~5	3	9	3.5
D5	500	120	3~5	3	10	3.5
D6	520	120	3~5	3~4	11	3.5
D7	540	130	3~5	3~4	12	3.5

a. 요량과 불감수분손실, 체중변화, 혈장 [Na^+]치를 참고하여 총수액량을 10~30 mL/kg/일의 범위에서 서서히 증량한다. 불감수분손실을 참고하여 보육기의 가습을 조절한다(50~100%).

b. 실제로는 경장영양이 진행됨에 따라 정맥 포도당 및 아미노산 요구량은 점차 감소한다.

c. 질소의 음성균형(negative balance)을 방지하기 위하여 생후 첫날부터 최소 1.0~1.5 g/kg/일의 아미노산 투여가 권장된다. 조기 아미노산 투여는 고칼륨혈증과 고혈당의 위험을 감소시킨다.

3. 신생아의 산-염기 균형

신생아는 성인에 비하여 근위세뇨관의 bicarbonate (HCO_3^-) 보존 능력과 원위세뇨관 산배설 능력이 모두 감소하므로 생후 첫 수주간 대사성 산증(pH 7.25까지, HCO_3^- 15~21 mEq/L까지)을 보일 수 있으며, 미숙아에서는 대사성 산증의 정도가 더 현저하며 오래 지속될 수 있다.

신생아의 정상 산염기 수치는 소아 및 성인과 다르므로 임상적인 해석과 적용에 주의를 요한다(표 16-3, 표 16-4).

표 16-3. 만삭아의 정상 제대동맥혈 가스 검사치

	Mean (10th ~ 90th percentile)
pH	7.29 (7.21~7.37)
$PaCO_2$ (mmHg)	49.5 (38.9~62.0)
PaO_2 (mmHg)	18.0 (10.1~32.0)
HCO_3^- (mmol/L)	23.4 (20.3~25.9)

Dudenhausen JW, Luhr C, Dimer JS. Umbilical artery blood gases in healthy term newborn infants. Int J Gynecol Obstet 1997;57:251-8

표 16-4. 미숙아의 정상 제대 동 · 정맥혈 가스 검사치

	arterial	venous
pH	7.26 ± 0.08	7.33 ± 0.07
$PaCO_2$	53.0 ± 10.0	43.4 ± 8.3
PaO_2	19.0 ± 7.9	29.2 ± 9.7
HCO_3^-	24.0 ± 2.3	22.8 ± 2.1
BE (base excess)	−3.2 ± 2.9	−2.6 ± 2.5

Dickinson JE, Eriksen NL, Meyer BA, Parisi VM. The effect of preterm birth on umbilical cord blood gases. Obstet Gynecol 1992;79:5-578

참고문헌

1. 대한신생아학회. 신생아 진료지침. 제2판. 서울: 광문출판사; 2008.
2. Baumgart S. Acute problems of prematurity: balancing fluid volume and electrolytes replacement in very low birth weight and extremely low birth weight neonates. In Oh W, Guignard JP, Baumgart S (Eds). Polin's nephrology and fluid/electrolyte physiology. Neonatology questions and controversies. 1st ed, New York: Elsevier Saunders; 2008. p161-83.
3. Dell K. Fluid, electrolytes, and acid-base homeostasis. In Fanaroff A, Martin RJ (Eds). Neonatal-perinatal medicine. 9th ed. St Louis: Elsevier Mosby; 2010. p669-84.
4. Seri I, Ramanathan R, Evans JR. Acid-base, fluid, and electrolyte management. In Taeusch HW, Ballard RA, Cleason CA (Eds). Avery's diseases of the newborn. 8th ed. Philadelphia: Elsevier Saunders; 2005. p372-97.

17장

고혈압성 응급의 치료
Treatment of Hypertensive Emergencies

유기환 · 임형은

소아에서 고혈압은 약 1~2%의 유병률을 보이나, 최근 소아 비만 인구의 증가로 일차성 고혈압이 주목할 만한 증가 추세에 있다. 중증 고혈압 즉 고혈압성 위기(hypertensive crisis)는 생명을 위협하는 내과적 응급 상황으로 소아에서 비록 흔하지 않다고 하더라도 즉각적이고 적절한 치료만이 표적 장기 손상으로 인한 장기적인 후유증을 예방하며 최소화 할 수 있다.

1. 정의(Definition)

1) 고혈압

소아 및 청소년의 고혈압은 2004년 미국에서 발표된 자료를 기준으로 연령, 성별 및 신장에 대한 수축기 및 이완기 혈압이 시간 간격을 두고 적어도 3번 이상 95 백분위수 이상이면 고혈압이라 정의한다. 또한, 수축기 또는 확장기 혈압이 연령, 성별 및 신장에 대한 99 백분위수 값에 5 mmHg를 더한 값을 기준으로 이보다 낮으면 1단계 고혈압, 이를 초과하면 2단계 고혈압으로 정의한다. 우리나라의 소아청소년 혈압 참고치는 2007년 질병관리본부와 대한소아과학회가 공동으로 발표하여 임상에 활용되고 있다.

2) 중증 고혈압

2단계 고혈압이 표적 장기 손상 유무와 관계없이 중증 증상을 동반한 경우

(1) 고혈압성 긴급(Hypertensive urgency)
  표적 장기 손상이 없을 때

(2) 고혈압성 응급(Hypertensive emergency)
  중추 신경계, 눈, 신장 및 심혈관계와 같은 표적 장기 손상이 있을 때

2. 원인(Causes)

일차성 고혈압이 청소년기에 증가하는 추세이지만, 소아에서 고혈압은 이차성으로 생기는 경우가 훨씬 흔하고, 특히 고혈압이 심하고 증세를 동반하는 경우 이차성 원인일 경우가 많다. 소아의 중증 고혈압의 흔한 원인은 표 17-1과 같으며, 신실질 질환 및 신혈관 질환이 가장 흔한 원인을 차지한다.

표 17-1. 소아 중증 고혈압의 원인

신 실질 질환 급성 사구체 신염 용혈성 요독 증후군 등
혈관 질환 신 동맥 협착 대동맥 축착 등
암 갈색세포종 등
내분비 질환 쿠싱병 일차성 알도스테론증
미분류 스테로이드 또는 calcineurin 억제제 투여

3. 증상 및 징후(Symptoms and signs)

고혈압성 응급의 증상은 표적 장기 손상에 기인한 증상으로 나타나며, 고혈압성 뇌증의 징후와 증상으로 나타나는 경우가 가장 흔하다. 두통, 오심, 구토 증상이 서서히 생기다가 심한 두통, 시각 변화, 혼미, 발작, 국소 신경 결핍 증상 및 혼수 상태를 보일 수 있다. 기타 망막 출혈 및 시신경유두 부종, 좌심실 부전, 폐부종, 급성 심근 허혈 등이 나타날 수 있으며, 신장의 이상으로는 혈뇨, 단백뇨도 보일 수 있다.

4. 진단 및 평가(Diagnosis and assessment)

1) 병력

(1) 고혈압의 원인, 표적 장기 손상 여부 평가

(2) 고혈압 병력 및 치료 병력, 고혈압 약을 갑작스럽게 끊었는지에 대한 문진

(3) 시각 변화, 중추 신경계 장애, 신 질환 및 심혈관계 손상 증상들에 대한 문진

(4) 내분비적 원인에 대한 단서 문진(홍조, 빈맥, 체중 변화 등)

(5) 신생아기 제대 혈관 사용, 신 요로 질환 과거력, 최근 두부 손상 병력

(6) 피임약, 스테로이드 사용 여부, 약물 남용

(7) 가족력(본태성 고혈압, 신 질환, 내분비 질환 등)

2) 신체 검진

(1) 사지에서 혈압 측정

(2) 생체 활력 징후 측정(호흡수, 맥박수, 산소 포화도 등)

(3) 정확한 체중, 신장 확인

(4) 최대의 신경학적 평가(안저 검사, 의식 상태 확인 포함)

(5) 심혈관계 검사(폐부종, 간비대, 심음의 변화, 빈맥, 대퇴부 맥박 등)

(6) 신 질환 평가(신 동맥 잡음, 부종, 성장부전 등)

3) 진단적 검사

중증 고혈압을 보이는 경우 응급 상황에서 진단적 검사는 기본 검사에 제한되어 시행될 수 있으나, 원인 질환을 찾고 근본적인 치료를 하여야 하므로 혈압이 안정된 후라도 철저한 검사가 필요하다. 고혈압의 가장 흔한 원인부터 배제하기 위한 검사와 표적 장기 손상을 평가하는 검사부터 초점을 맞추어야 한다. 단계에 따른 진단적 검사는 표 17-2와 같다.

표 17-2. 고혈압성 응급의 진단적 검사

기본 검사
전혈구 검사
소변 검사
혈청 전해질, 혈액요소질소, 크레아티닌, 칼슘, 요산
혈청 지질
흉부 X-ray
심전도
심 초음파
신장 초음파-Doppler
뇌 전산화 단층 촬영(필요 시)
임신 검사(청소년 여아)
전문적 검사
혈청 보체
항핵 항체
혈장 레닌 및 알도스테론 측정
안지오텐신 전환 효소 억제제를 이용한 신 스캔(필요 시)
신 혈관 조영술(3-D 전산화 단층 촬영, 자기 공명 혈관 조영술 등) 및 신 정맥의 레닌 측정
혈장 및 소변 카테콜아민 측정
혈장 및 소변 스테로이드 측정
Metaiodobenzylguanidine (MIBG) 스캔

5. 치료(Treatment)

고혈압성 응급을 보이는 환아의 치료 목적은 표적 장기 손상을 회복하고, 다른 장기의 합병증을 예방하기 위함이다. 경도 및 중등도의 고혈압이 있는 경우는 외래에서 치료가 가능하지만, 중증 고혈압을 보이는 환아는 반드시 입원시켜 고혈압의 치료와 평가를 시행하여야 한다.

즉시 적절한 정맥 주사 경로가 확보되어야 하며, 맥박, 호흡 및 혈압의 모니터링이 필요하다. 약물 투여는 대부분의 경우 경구보다 정맥 주사 경로가 선호되며, 단시간 동안 적정 가능한 항고혈압제의 지속적인 정주가 가장 이상적이다.

처음 8~12시간 동안 떨어뜨리고자 하는 평균 동맥 혈압(1/3 수축기 혈압 + 2/3 이완기 혈압)의 25%를 감소시키고, 다음 8~12시간 동안 25%를 더 떨어뜨려야 하며, 이후 24시간에 걸쳐 나머지 50%를 감소시켜야 한다. 이는 대뇌의 자가조절을 유지하기 위함인데, 급격하게 혈압을 감소시키면 뇌혈류량이 떨어져 심각한 신경계 합병증을 초래할 수 있기 때문이다.

소아의 고혈압성 응급에서 사용되는 항고혈압제는 표 17-3과 같다.

표 17-3. 소아의 고혈압성 응급의 치료 약물

약	용량	작용시작 시간	비고
Labetalol (정맥주사)	0.5~3 mg/kg/hr 0.2~1 mg/kg/dose (1회 용량), 5-10 분마다 투여(최대 40 mg)	5~10 분	천식, 만성 폐질환, 심부전에서 금기
Nicardipine (정맥주사)	0.5~3 μg/kg/min	15 분 이내	뇌압 증가, 홍조, 부종, 반사성 빈맥
Esmolol (정맥주사)	100~500 μg/kg (부하용량) 이후 50~300 μg/kg/min	즉시	기관지 연축, 울혈성 심부전
Sodium Nitroprusside (정맥주사)	0.5~8 μg/kg/min	수초	뇌압 증가, Cyanide 및 thiocyanate 독성
Nifedipine (경구)	0.2~0.5 mg/kg/dose (최대 10 mg) 4~6시간마다 투여	5~15분	과도한 저혈압, 말초 부종
Minoxidil (경구)	0.1~0.2 mg/kg/dose (최대 10 mg)	30 분	다모증, 체액잔류, 갈색세포종에서 금기

1) Labetalol

Labetalol은 선택적 α1-및 β-아드레날린 수용체 차단제로 지속적인 정주 또는 간헐적인 주사(IV bolus)로 투여할 수 있다. 심박출량에는 거의 영향을 미치지 않으면서 말초 혈관의 저항을 낮추어 혈압을 낮추는 효과를 가지고 있다. β-아드레날린 수용체 차단으로 인하여 천식, 폐쇄성 폐질환, 좌심실 부전 환아에서는 금기이다. 또한 β-차단제는 저혈당의 증상과 징후를 감출 수 있기 때문에 당뇨가 있는 경우 주의 깊게 사용하여야 한다.

2) Nicardipine

Nicardipine은 dihydropyridine 칼슘 통로 억제제로 뇌혈관과 관상 혈관을 선택적으로 확장시키며, 소아에서 비교적 안전하게 사용될 수 있다. 지속적인 주사 요법으로 투여하며, 다른 칼슘 통로 억제제와 달리 심박동(chronotropic), 심수축(inotropic), 전도영향(dromotropic) 효과에 거의 영향을 미치지 않는다. Sodium nitroprusside 또는 labetaol 주사요법이 금기인 경우, 예를 들면 간부전, 신부전, 천식 또는 폐질환이 있을 경우 사용될 수 있다. 보통 0.5~1 μg/kg/min으로 초기용량을 시작하여 정주 속도를 15~30분 간격으로 3 μg/kg/min까지 올려서 사용할 수 있으며, 5~10 μg/kg/min까지 안전하다는 보고도 있다. 말초 정맥으로 투여하였을 때 혈전 정맥염을 유발할 수 있으며, 두개내 뇌압을 올릴 수 있어 뇌 병변을 갖는 소아에서는 주의를 기울여야 한다.

3) Esmolol

Esmolol은 심 선택적 β-아드레날린 차단제로 몇몇에서는 선천성 심질환 소아의 수술과 관련되어 나타나는 고혈압 위기에서 사용된 보고들이 있다. 투여 직후 효과가 나타나며, 반감기도 짧아 약물 효과를 적정하기가 비교적 쉬워 소아에서 사용이 늘어나고 있다. 부작용으로 서맥, 오심, 홍조 등이 나타날 수 있으며, 다른 β-차단제와 마찬가지로 천식환자나 낮은 심박출량을 보이는 환자에서는 사용을 금해야 한다.

4) Sodium nitroprusside

Sodium nitroprusside는 강력한 동맥 및 정맥 혈관 확장제로 심 박동과 심 수축에는 영향을 끼치지 않는다. 반감기가 매우 짧아 약물 효과를 적정하기가 비교적 용이하며, 지속적인 정맥 주사로 투여한다. Nitroprusside는 적혈구를 cyanide로 대사시키고 이는 곧 thiocyanate로 간에서 전환되며, 신장으로 배설되기 때문에 간기능과 신기능이 좋지 않은 환자에서는 철저한 주의를 요한다. 또한, 24시간에서 48시간 이상 사용한 경우 cyanide 및 thiocyanate 축적으로 인한 독성증상이 나타날 수 있으며, 대사성 산증, 빈맥, 메트헤모글로빈혈증(methemoglobinemia), 오심, 경련, 혼수 등이 나타날 수 있다. 이러한 독성으로 인하여 sodium nitroprusside를 24 시간 이상 사용하거나 간부전, 신부전이 있는 환자에게서 3 μg/kg/min 이상의 용량으로 사용하는 경우에는 반드시 cyanide 및 thiocyanate의 혈중농도를 확인하여야 한다. 뇌혈류량과 뇌압을 올릴 수도 있으며, 최근 부작용이 보다 적은 약물들이 사용 가능해짐에 따라 사용 빈도가 많이 줄게 되었다.

5) Nifedipine

Nifedipine은 성인에서 갑작스런 혈압 저하로 인한 심장 및 신경계 합병증 때문에 사용이 감소되고 있지만, 저용량(0.1~0.25 mg/kg)에서는 부작용의 빈도가 낮아 정맥 주사 치료가 지연되는 상황의 소아에서는 고혈압성 응급에서 비교적 안전하고 효과적으로 사용되어 왔다. 아직까지 소아에서 nifedipine의 사용에 대한 많은 논란에도 불구하고, 신장전문의들은 중등도 및 중증의 고혈압 상황에서 처방을 지속적으로 해오고 있다. 설하 또는 경구로 투여할 수 있으며, 10 mg 캡슐로 되어 있어, 필요한 용량이 적을 경우 작은 주사기로 캡슐내 액을 흡입하여 투여하여야 한다. 경구 투여 시 부작용을 예측할 수 없으므로 고혈압성 위기를 보이는 경우에 한해 투여할 수 있다.

6) 기타 약물

고혈압성 위기를 보이는 환자에서 쓸 수 있는 기타 다른 약제들로는 enalaprilat(국내에서 시판되지 않음), pentolamine(국내에서 시판되지 않음), clonidine, minoxidil 및 clevidipine (국내에서 시판되지 않음) 등이 있으며, 이 중 minoxidil은 직접적인 혈관 확장제로 만성 고혈압 소아에서 급성으로 혈압 상승을 보이는 보인 경우에 효율적으로 사용할 수 있다.

요약하면, 중증 고혈압을 보이는 경우 생체 활력 징후와 신경학적 평가를 즉시 시행하고, 정맥 주사 경로를 확보한 후 가능한 응급 검사들과 함께 항고혈압 약제의 지속적인 정주 투여를 시작한다. Labetalol, nicardipine, esmolol 등을 초기에 사용할 수 있고, 심장의 문제가 있다면 심장 전문의와 상의하여 sodium nitroprusside 또는 nicardipine 투여를 고려해 볼 수 있다. 뇌손상 및 뇌출혈의 위험 시에는 nicardipine과 sodium nitroprusside 의 사용을 금해야 하며, 선천성 심장병에서 수술 후 생긴 중증 고혈압은 nicardipine과 esmolol의 사용을 고려한다.

참고문헌

1. Belsha CW. Pediatric hypertension in the emergency department. Ann Emerg Med 2008;51:S21-S23.
2. Lee CG, Moon JS, Choi JM, Nam JM, Lee SY, Oh KW, et al. Normative blood pressure reference for Korean children and adolescents. Korean J Pediatr 2008;51:33-41.
3. National High Blood Pressure Education Program Working Group on High Blood Pressure in Children and Adolescents. The fourth report on the diagnosis, evaluation, and treatment of high blood pressure in children and adolescents. Pediatrics 2004;114:555-76.
4. Dhull RS, Baracco R, Jain A, Mattoo TK. Pharmacologic treatment of pediatric hypertension. Curr Hypertens Rep 2016;18:32.
5. Tabbutt S, Nicolson SC, Adamson PC, Zhang X, Hoffman ML, Wells W, Backer CL, McGowan FX, Tweddell JS, Bokesch P, Schreiner M. The safety, efficacy, and pharmacokinetics of esmolol for blood pressure control immediately after repair of coarctation of the aorta in infants and children: a multicenter, double-blind, randomized trial. J Thorac Cardiovasc Surg 2008;6:321-8.

18장

총정맥영양 Total Parenteral Nutrition

서정기 · 양혜란

총정맥영양(total parenteral nutrition, TPN)은 수분, 포도당, 아미노산, 지방, 미네랄, 비타민, 미량원소 등 우리 몸에 필요한 영양소를 입으로 먹이지 않고 정맥으로 주사하는 영양 방법을 말한다. 말초 정맥으로 영양수액을 주입하면 말초정맥영양(peripheral parenteral nutrition, PPN), 중심정맥으로 주입하면 중심정맥영양(central parenteral nutrition, CPN)이라고 일컫는다.

1. 총정맥영양의 적응증

일반적으로 4~5일 이상 입으로 영양 공급을 적절히 할 수 없는 소아·청소년 환자는 모두 총정맥영양의 적응증이 된다. 최근 평소 체중의 10% 이상 감소가 있으면서 장관기능이 없는 경우나 장관영양만으로는 손실량 또는 필요량을 공급할 수 없을 때에도 총정맥영양이 필요하다.

특히 신생아에서는 1.8 kg 이하의 미숙아로서 3일 이상 경구영양이 어렵거나 1.8 kg 이상의 경우 4~5일 이상 경구영양을 못할 때는 중심정맥 또는 말초정맥으로 총정맥영양을 하게 된다. 재태 기간 30주 미만 또는 출생 체중 1,000 g 이하의 미숙아, 생후 5일까지 경구영양으로 적절한 칼로리 공급이 어려운 경우, 수술 후나 괴사성 장염의 영아로서 1주일 이상 장의 휴식이 필요한 경우 등은 중심정맥영양의 대상이다.

소아에서 총정맥영양이 필요한 경우와 총정맥영양의 적응증은 표 18-1과 같다.

표 18-1. 소아에서 총정맥영양의 흔한 적응증

· 괴사성 장염 · 영아의 난치성 만성 설사 · 위장관 수술을 받은 신생아 · 미숙아 중환자 치료 시 · 위장관루(fistula) · 단장(short bowel) 증후군 · 염증성 장질환 · 만성 가성 장폐쇄 증후군 · 유미흉 및 유미 복수	· 급성 신부전 · 간이식을 기다리고 있는 급성 간부전 · 골수이식을 받는 환자 · 심장 수술 전 영양 상태가 나쁜 경우 · 화상 · 신경성 식욕부진증 · 암환자의 영양 관리 · 수술 전후의 영양관리

2. 총정맥영양에서 필요량의 계산

1) 칼로리 필요량

정맥으로 영양을 공급하는 경우에 있어서의 칼로리 필요량은 경구로 섭취하는 경우보다 대체적으로 10~15%가 적다.

총정맥영양 시 필요한 칼로리는 여러 가지 방법으로 계산할 수 있다. 가장 흔히 쓰이는 손쉬운 방법은 연령과 체중에 따라 계산하는 것으로 표 18-2, 표 18-3에 각각 제시된 바와 같다. 이 방법은 대부분의 경우 적절하나, 움직이지 못하는 입원 환자에서는 과잉 계산이 되기도 한다. 칼로리 필요량을 체중이나 질환 상태에 따라 보정할 수 있다.

표 18-2. 연령별 칼로리 필요량

연령(세)	필요량(kcal/kg/일)
0~1	90~120
1~7	75~90
7~12	60~75
12~18	30~60

표 18-3. 연령별 체중당 하루 칼로리 필요량

환자 연령군	하루 칼로리 필요량*
신생아	
과소체중아	150 kcal/kg
적정체중아	100~120 kcal/kg
소아	
0~10 kg	100 kcal/kg
11~20 kg	기본 1000 kcal에 10 kg 이상 매 kg마다 50 kcal씩 증량
20 kg 이상	기본 1500 kcal에 20 kg 이상 매 kg마다 20 kcal씩 증량

* kcal/kg : 이상 체중(ideal body weight) kg당 필요한 칼로리

다른 방법으로는 기초 칼로리 소모량(basal energy expenditure, BEE)을 계산한 후 이 열량에 남아는 1.6~1.75를 곱하고 여아는 1.5~1.65를 곱하여 건강한 소아에서의 총 칼로리 소모량(total energy expenditure, TEE)을 계산하는 방법이 있다. 이 방법은 활동이 거의 없는 환자나 패혈증, 스트레스 외상 환자에 자주 쓰인다. 기초 칼로리 소모량은 10세가 넘는 소아에서 키, 체중, 연령을 알면 Harris-Benedict 공식으로부터 계산할 수 있다.

남아 기초 칼로리 소모량(kcal/일) = $66+(13.7\times$ 체중kg$)+(5\times$ 키cm$)-(6.8\times$ 연령$)$

여아 기초 칼로리 소모량(kcal/일) = $655+(9.6\times$ 체중kg$)+(1.8\times$ 키cm$)-(4.7\times$ 연령$)$

이를 작은 소아에 알맞게 변형한 공식은 다음과 같다.

BEE (kcal/일) = $22+(31\times$ 체중kg$)+(1.2\times$ 키cm$)$

표 18-4에 해당하는 상태에서는 기초 대사 칼로리가 더 필요하므로 각 상태에 맞게 늘려주어야 한

다. Harris-Benedict 공식으로 기초 칼로리 소모량을 계산하여 에너지 필요량을 결정할 때에는 환아의 스트레스 상태, 영양 상태, 활동 정도에 따라 보정이 필요하다(경한 스트레스 : 1.25, 중등도 스트레스 : 1.50, 심한 스트레스 : 2.0).

표 18-4. 기초 대사 칼로리가 더 필요한 경우

상태	BMR 증가분
발열	12% (37℃에서 매 1도 증가마다)
심부전	15~25%
대수술	20~30%
화상	50~100%
심한 패혈증	40~50%
장기간의 심한 성장 장애	50~100%

2) 수분 필요량

영아와 소아의 수분 필요량 계산에는 환아의 탈수 정도, 체격, 연령, 환경조건, 질병의 종류 등의 여러 인자들을 고려해야 한다. 일반적으로 심장, 신장 질환이 없는 소아에서 하루 초기 수분 필요량은 체중으로 손쉽게 계산한다(표 18-5). 다른 방법으로는 체표면적 또는 시간당으로 계산할 수도 있다(표 18-6).

초기 수분량에서 시작하여 영아에선 필요한 칼로리에 도달할 때까지 하루 10 mL/kg씩 증가시킬 수 있다(최대 200 mL/kg/일). 10 kg 이상 소아에서는 필요한 칼로리에 도달할 때까지 하루에 처음 수분량의 10%씩 증가시킨다(최대 4000 mL/m2/일).

표 18-5. 하루 유지 수분 필요량 (체중당 계산법)

환자 체중	하루 수분 필요량
0~10 kg	100 mL/kg*
11~20 kg	기본 1000 mL에 10 kg 넘는 매 kg마다 50 mL씩 증량
20kg 이상	기본 1500 mL에 20 kg 넘는 매 kg마다 20 mL씩 증량

*1000 g 이하의 미숙아는 출생 3일까지는 하루 140 mL/kg 그 후로는 3주 시작될 때까지 150 mL/kg의 수분을 투여해야 한다.

표 18-6. 총정맥영양에서의 수분 필요량(체표면적 또는 시간당 계산법)

심장, 신장질환이 없는 환아에서 초기 수분량 10 kg 이하 : 100 mL/kg/일 10~30 kg : 2000 mL/m2/일 30~50 kg : 100 mL/시간(2.4 L/일) 50 kg이상 : 124 mL/시간(3 L/일)
수분량의 증가 영아(10 kg 이하)는 칼로리 필요량에 도달할 때까지 10 mL/kg/일 씩 증량(환아가 괜찮으면 최대량 200 mL/kg/일까지) 10 kg 이상 환아는 칼로리 필요량에 도달할 때까지 하루 초기 수분량의 10% 씩 증량(최대량 4,000 mL/m^2/일까지)

열이 있거나, 설사, 당뇨가 있는 환아, 광선치료, 열선조사기(radiant warmer)를 쓰는 환아, 이뇨제 치료, 호흡곤란증, 감염이 있는 환아에서는 수분 필요량이 증가한다. 반대로 열 차단기기(heat shields)나 가열 담요(thermal blanket) 사용, 기도 삽관 튜브를 통하여 가습기 공기를 주입 받는 환아, 다습한 환경에서는 수분 필요량이 감소한다.

동맥관 개존증, 기관지폐이형성, 괴사성 장염, 뇌실 내 출혈 등의 질환은 하루 150 mL/kg 이상의 과잉 수분 공급 시 잘 발생한다고 알려져 있으므로 수분 제한을 한다. 신 기능이 정상인 신생아에서 시간당 소변량이 2 mL/kg 이하이고 뇨 비중이 1.010 이상이면 수분량이 부족하다는 것을 의미한다.

3) 탄수화물 필요량

포도당은 g당 3.4 kcal을 내므로, 10% 용액은 mL당 0.34 kcal을 공급할 수 있다. 포도당 용액은 삼투압농도가 높아서 정맥이 쉽게 손상을 받으므로, 말초정맥으로는 12.5% 이상의 농도를 사용할 수 없다. 중심정맥영양은 처음에는 10~15% 농도로 시작하다가 점차 20% 용액 또는 25% 이상의 최종 농도로 증가시킨다. 포도당 투여는 단계적으로 천천히 증가시켜 가는데 이는 고농도의 당분에 몸이 반응하여 인슐린을 생산하게 하고 삼투성 이뇨에 의한 소변 내 당 배출을 적절히 조절할 수 있게 하기 위함이다. 처음에는 하루 10 g/kg (34 kcal/kg/일)으로 주기 시작하여 하루 2.5 g/kg씩 증가시킨다.

정맥영양 시 당분과 지방은 적절한 비율로 주어야 한다. 당분만 많이 주는 경우 지방간이 올 수 있으므로, 정맥 내 지방 공급으로 열량의 일부를 대신한다. 지방간은 탄수화물 75%, 지방 25%로 적절한 배합으로 조절된 용액을 쓰면 피할 수가 있다. 정맥영양 시 당분을 포도당만으로 주었을 경우 이산화탄소 배출이 많아져 폐기능이 나쁜 환아는 폐부전을 초래하기 쉽고 인공호흡기를 조기에 제거하기 어렵게 되므로 주의 하여야 한다. 대체로 정맥영양에 필요한 총 당분의 20~30%를 지방으로 투여하면 적절하다.

신생아의 경우 고혈당을 방지하기 위하여는 초기 포도당 투여 속도가 6~8 mg/kg/분을 넘지 않아야 한다. 그러나 스트레스(예를 들면 패혈증, 저체온 등)나 고인슐린혈증(당뇨, Beckwith-Wiedemann 증후군 영아)에서는 필요량이 증가한다. 정맥영양을 받고 있는 미숙아는 미량의 인슐린에도 예민하게 반응하여 저혈당과 이로 인한 합병증이 잘 오므로 인슐린을 잘 투여하지 않는다. 그러나 저출생 체중아에 대한 최근의 연구에서 인슐린 투여가 포도당 내성과 칼로리 섭취에 도움이 된다고 한다.

4) 단백질 필요량

정맥영양 시 아미노산의 필요량(표 18-7)은 경구영양과 차이가 없다. 하지만, 심한 이화대사성 스트레스(catabolic stress), 장 단백소실, 화상, 신증후군에서는 더 많은 양이 필요하다.

신생아나 심한 영양장애아에서는 0.5 g/kg/일부터 시작하여 계획된 최종 농도까지 하루 0.5 g씩 증가시킨다. 미숙아는 단백 이화를 막기 위해 상태가 안정되는 대로 되도록 빨리 출생 24시간 이내에 아미노산 투여를 시작한다.

나이든 영아나 소아는 1.0 g/kg/일로부터 처음 시작하여 계획된 최종 농도까지 하루 0.5 g씩 증가시킨다. 아미노산 용액 투여 시 최종농도는 2~3%가 되게 한다. 아미노산을 증가시킬 때마다 BUN (blood urea nitrogen)을 측정하여 공급 과잉이 되지 않는가를 살펴본다. 과잉의 단백공급은 고아미노산혈증, 고아미노산뇨, 질소혈증, 고암모니아혈증을 초래하고 신경발육장애를 초래한다. 투여 단백에 대한 불내성과 패혈증이 없는지를 알아보기 위하여 1주일에 1~2회 혈중 암모니아를 점검한다. 말초정맥 영양에서는 아미노산은 삼투압이 높으므로, 아미노산 농도를 대개 2%를 넘지 않도록 한다

칼로리가 부족하면 단백이 에너지원으로 사용되므로 질소 평형(nitrogen balance)이 음성으로 된다. 따라서 단백질의 이용을 효율적으로 하기 위해서는 비질소 칼로리 대 질소의 비율은 150~200 : 1이 되어야 하는데 1 g의 질소는 단백 6.25 g에 해당되므로 이를 단백질에 대한 비율로 바꾸어보면 단백 1 g 공급 시 24~32 kcal의 비질소 칼로리를 공급해야 한다. 비질소 칼로리란 당분과 지방용액으로 투여되는 칼로리를 말한다.

아미노산 용액은 여러 종류가 상품화되어 있으나 대개 조성이 비슷하다. 상품화된 대표적인 아미노산 수액 제제의 특징은 다음 표 14-8과 같다. 분지쇄 아미노산의 비율을 높인 것과 필수 아미노산만을 포함한 제품 등 특수한 용액도 있다. 외상이나 간장질환에는 분지쇄 아미노산이 권장되고 신부전 환자는 필수아미노산이 더욱 필요하다.

표 18-7. 총정맥영양 시 아미노산 필요량

연령	아미노산(g/kg/일)
미숙아 저출생체중아 초극소출생체중아	 3.0~3.5 3.5~4.0
만삭아	2.5~3.0
영아(0~1세)	2.5
소아(2~13세)	1.5~2.0
청소년과 성인	1.0~1.5

표 18-8. 각종 아미노산 수액제제의 특징

아미노산 용액	필수아미노산 (%)	특 징
Aminosyn	46	taurine이 들어 있는 미숙아용이 있음
Aminess	100	완전 필수아미노산만 들어 있어 신부전에 주로 쓰임
BranchAmin	100	단지 isoleucine, leucine, valine만 들어 있음
FreAmine	49.1	분지쇄 아미노산이 많이 들어 있는 제제
HepatAmine	55	분지쇄 아미노산을 강화시켰음
Nephramine	99.6	거의 대부분이 필수아미노산*임
Novamine	50.7	단백농도가 가장 높은 아미노산 수액제제
Primen	54.3	cysteine, taurine이 포함된 영유아, 소아용 수액
Travasol	45.3	alanine과 glycine이 많은 비필수아미노산이 주인 수액
TrophAmine	57.3	taurine을 강화한 수액

*필수 아미노산 : histidine, leucine, isoleucine, lysine, methionine, phenylalanine, threonine, tryptophan, valine

영아에서는 영아용으로 특별히 제조된 아미노산 수액을 권장하고 있다. Taurine은 담즙정체를 예방한다고 알려져 있는 아미노산으로 cysteine에서 변환되어 만들어지는데 미숙아에선 부족하기 쉬우므로 보충하여 주는 것이 좋다. Phenylalanine은 필수아미노산이기는 하나 과잉투여 시 신경독성을 나타내므로 주의하여야 한다. Histidine은 신생아에서 필수아미노산으로 간주되는데 특히 조산아에서 농도가 매우 낮다. Arginine이 부족한 아미노산 수액제를 쓰면 신생아에서 고암모니아혈증이 올 수 있다.

5) 지방 필요량

지방 유탁액은 칼로리 보충뿐 아니라 필수 지방산의 결핍을 방지하기 위해서도 정맥영양 시 반드시 필요하다. 지방 유탁액에는 기존의 대두유를 기본으로 하는 1세대 제제에 이어 LCT와 MCT가 1 : 1 비율로 제공되는 2세대 제제와 올리브유와 오메가3가 풍부한 fish oil을 포함하는 SMOF 제제가 상용화되어 있고, 최근 fish oil 단일 지방유탁액인 omegaben도 국내에 도입되어 시판이 시작되었다. 한편 지방 유탁액과 함께 단백, 탄수화물이 한 병에 다 들어있는 "Three-in-one" 제제도 상용화되어 널리 사용되고 있으며 국내에서 시판되는 일부 제제는 체중 15kg 이상 소아에서 사용이 가능하다. 유럽에서는 소아용 또는 영유아용 "Three-in-one" 제제도 개발되어 있으나 아직 우리나라에는 도입되지 않은 상태이다. 지금까지 상품화된 지방 유탁액들은 표 18-9에서 제시된 바와 같다.

표 18-9. 총정맥영양에 사용되는 지방 유탁액

	제조원	ω-6 : ω-3*	Cholesterol (mg/L)	농도	kcal/Ml
Intralipid	Soybean oil	6.8 : 1	400~600	10% 20%	1.1 2.0
Travemulsion	Soybean oil	9.3 : 1	미량	10% 20%	1.1 2.0
LipoMCT	Soybean oil MCT	7 : 1	미량	10% 20%	1.1 2.0
SMOF lipid	Soybean oil MCT Olive oil Fish oil	2.5 : 1	미량	20%	2.0
Omegaben	Fish oil	-	미량	10%	1.1

*면역조절과 항염증반응에 이상적인 ω-6 : ω-3 = 2-4 : 1

지방 유탁액은 10% 와 20% 두 종류가 있으나, 심장, 신장, 만성 폐질환 등 수분 제한이 필요한 경우는 20%가 바람직하다. 지방 유탁액은 필수지방산을 일정한 비율로 포함하고 있는데, 제품화된 지방 용액들은 50% 이상의 linoleic acid를 함유하고 있으며 4~9% 정도의 linolenic acid를 함유하고 있다. 10% 용액은 1.1 kcal를, 20% 용액은 2 kcal의 열량을 공급한다. 20% 용액은 10% 용액에 비해 중성지방(triglyceride, TG)이 두 배이면서 인지질은 같은 양이 들어 있는데, 인지질은 혈장 내 지방을 처리하여 없애는 데 관여하는 lipoprotein lipase를 방해하여 혈장 지방이 상승하므로 가능하면 20% 용액을 사용하는 것이 유리하다.

흔히 비질소 칼로리의 30~40%는 지방으로 공급하는데 최대 60%는 넘지 않도록 해야 한다. 대개는 모유 내 지방농도와 비슷하게 비질소 칼로리의 탄수화물과 지방의 비율을 60:40 정도로 할 때 신생아에서 영양소와 단백의 축적 및 이용이 최대가 된다고 한다.

지방 투여 시 영아나 소아는 1 g/kg/일(10% 용액으로 하루 10 mL/kg), 미숙아는 0.5~1 g/kg/일로 시작해서 하루나 이틀마다 0.25~0.5 g/kg/일씩 늘려 영아에게는 4 g/kg/일, 소아에게는 2 g/kg/일, 미숙아에게서는 저출생체중아의 경우 3.0 g/kg/일, 초극소출생체중아의 경우 3.5 g/kg/일의 용량까지 도달시키며 최대 4.0 g/kg/일을 넘지 않는다(표 18-10).

지방 투여 전에 혈청 TG를 측정하고, 용량 증가 시에도 전후에 측정한다. 만일 혈청 TG가 250 mg/dL(신생아와 패혈증에선 150 mg/dL) 이상이면 용량을 증가시키지 않는다. 미숙아에서는 혈청 TG가 상승하면 지방 투여량을 1 g/kg/일 정도만 감량하였다가 호전 시 다시 투여량 증가를 시도해 본다. 혈청 TG가 300 mg/dL 이상으로 급격히 상승한 경우라면 일시적으로 하루 지방 투여량을 0.5~1 g/kg/일까지 줄였다가 재검사 후 다시 증량을 시도해 보도록 한다.

표 18-10. 총정맥영양 시 지방 필요량

구 분	미숙아	영아	소아
초기용량	0.5~1 g/kg/일	1 g/kg/일	1 g/kg/일
1일 증가량	0.5 g/kg/일	0.5 g/kg/일	0.5 g/kg/일
최대량	3.5 g/kg/일	4 g/kg/일	2 g/kg/일

지방 유탁액은 다른 수액과 분리 투여한다. Y connector를 포도당 아미노산 용액에 사용하는 필터를 지나서 주사 부위 쪽에 가까이 사용함으로써 포도당-아미노산 용액과 따로 같은 정맥 내로 주입할 수 있다. 각 용액은 별개의 주입 펌프를 사용하여 속도를 조절한다.

지방 투여 속도는 0.15 g/kg/시간(3.6 g/kg/일)을 초과하여서는 안 된다. 지방에 대한 불내성을 없게 하려면 가능하면 24시간 내내 투여한다. 0.15 g/kg/시간으로 18시간 투여하고 6시간 쉬는 방법도 있는데 특히 지방 사용 후 고혈당이 발생하는 환자에서 써 보기도 한다. 지방은 24시간에 걸쳐 투여하는 것을 권장한다. 간헐적 투여 시(18시간 투여) 또는 투여속도가 시간당 0.17 g/kg 정도로 빠르게 되면 0.12 g/kg 속도 이하로 투여 시보다 혈장 지방 농도가 불안정하게 심한 흔들림을 보이게 된다. 이와 같이 빠른 주입 시에는 산소 포화도 감소와 폐 색전증이 오기 쉽다.

주입된 지방은 지방조직이나 근육의 모세혈관 내피세포의 lipoprotein lipase의 작용에 의하여 혈장 내에서 없어지게 된다. 지방 유탁액 내 입자는 체내에서 대사와 배출과정이 킬로마이크론(chylomicron)과 비슷하다.

총정맥영양 시 포도당과 아미노산만 주고 지방을 주지 않으면 필수지방산 결핍이 오게 된다. Linoleic acid와 linolenic acid 등 필수지방산은 영아와 소아의 성장과 신경계 발육에 필요하다. 총정맥영양 시 지방을 공급하지 않으면 신생아에선 2일 이내에 생화학적으로 필수지방산 결핍 소견이 나타날 수 있으며 그 후 성장속도 감소, 피부염, 모발 발육장애, 혈소판 감소, 감염에 대한 저항성 소실, 상처치유 지연 등의 임상 증상이 나타나게 된다. 필수지방산 결핍은 arachidonic acid에 대한 5, 8, 11-eicosatrienoic acid의 비율(triene 대 tetraene 비율)로 결정하는 데 0.4 이상이면 결핍이 있다고 본다. 적어도 총 칼로리의 2~4%를 지방으로 공급하면 필수 지방산 결핍을 막을 수 있다. 이 정도는 지방유탁액을 0.5~1.0 g/kg/일로 주면 해결이 된다.

지방산이 산화되는 데에는 카르니틴이 필요한데 총정맥영양을 받고 있는 영아는 혈장 내 카르니틴이 부족 되기 쉽다. 특히 미숙아는 카르니틴 부족으로 지방산 산화능력이 떨어진다고 알려져 있다. 일부 전문가들은 저출생체중아에게 하루에 L형 카르니틴 10 mg/kg의 투여를 권하지만 아직 투여가 확립되지는 않았다.

6) 전해질 필요량

총정맥영양 시 전해질 필요량은 표 18-11과 같다. 전해질 불균형이 있을 때마다 영양수액 내 조성을 자주 바꾸는 것보다는 전해질 교정액을 따로 만들어 다른 정맥으로 투여하도록 한다.

표 18-11. 정맥영양에서 전해질의 일일 권장량

전해질 및 미네랄	권장량
Sodium	2~4 mEq/kg
Potassium	2~3 mEq/kg
Chloride	2~3 mEq/kg
Acetate	1~4 mEq/kg
Magnesium	0.25~0.5 mEq/kg
Calcium gluconate	50~500 mg/kg
Phosphate	0.5~2 mmol/kg

체중 kg당 칼슘과 인의 필요량은 미숙아에서 가장 높으며 연령에 따라 감소한다(표 18-12).

표 18-12. 연령에 따른 칼슘과 인의 필요량

구 분	Calcium gluconate	Phosphate
미숙아	300~500 mg/kg/일	1~1.5 mM/kg/일
만삭아	300~400 mg/kg/일	1~1.5 mM/kg/일
영아 및 소아	100~200 mg/kg/일	1.0 mM/kg/일
사춘기	50~100 mg/kg/일	0.5~1.0 mM/kg/일

총정맥영양 후 저칼슘혈증, 뼈의 미네랄화 감소, 구루병이 발생할 수 있는데, 특히 미숙아에서 오기 쉽다. 혈청 인 농도는 체내 축적량을 반영하지만, 칼슘은 체내 축적이 결핍된 상태에서도 뼈에

서 녹아 나와 혈청농도가 정상일 수 있으므로 혈청수치의 해석에 주의해야 한다. 미숙아에서 혈청 alkaline phosphatase가 성인 정상치의 5배까지는 괜찮으나 이 이상이면 구루병을 의심해야 한다.

칼슘과 인이 침전 없이 용해되는 것은 용액의 pH에 달려 있는데 미숙아에서 특히 수분을 제한하는 경우 용해되는 양보다 필요량이 더 많은 경우도 생기게 된다. 칼슘, 인 침전물이 잘 생기는 경우는 주위 온도가 높아지거나, 저장시간이 길어질 때, pH가 높아질 때, 단백이나 포도당 농도가 감소할 때 등이며 cysteine을 용액에 추가하면 pH가 낮아져서 칼슘과 인의 용해도가 좋아진다.

인(phosphorus)은 나트륨 또는 칼륨과 짝지어 공급된다. pH 7.4의 potassium phosphate 용액을 사용한다면 4.4 mEq의 칼륨은 93 mg의 인을 공급하게 된다. pH 7.4의 sodium phosphate 용액에서는 4 mEq의 나트륨과 93 mg의 인이 공급된다.

칼슘과 인은 용액에 서로 따로 넣어야 하며 칼슘의 용해도를 계산할 때에는 칼슘 추가 시의 수액량으로 추정해야지 최종 수액량으로 추정해서는 안 된다. 생리적인 칼슘 대 인의 비율은 1.8:1이다. 칼슘은 10% Calcium gluconate (9.7 mg 칼슘/100 mg염)로 공급되며 염화칼슘은 침전물이 생기므로 사용해서는 안 된다. Acetate는 체내에서 bicarbonate로 변한다. Sodium acetate나 potassium acetate를 사용함으로써 고염소성 대사성 산증을 예방할 수 있다. Sodium bicarbonate는 정맥 영양 용액 내에 칼슘이 있으면 calcium carbonate로 침전하므로 용액에 혼합해서는 안 된다.

7) 비타민 필요량

총정맥영양 시 소아의 비타민 권장량은 표 18-13와 같다.

표 18-13. 총정맥영양 시 미숙아, 만삭아 소아에서의 비타민 권장량

비타민	만삭아 소아 하루 필요량	미숙아(체중kg당 용량) (최대용량은 만삭아 용량)
지용성		
A (μg)	700[1]	500
E (μg)	7[2]	2.8
K (μg)	200	80
D (μg)	10[3]	4
(IU)	400	160
수용성		
Ascorbic acid (mg)	80	25
Thiamine (mg)	1.2	0.35
Riboflavin (mg)	1.4	0.15
Pyridoxine (mg)	1.0	0.18
Niacin (mg)	17	6.8
Pantothenate (mg)	5	2.0
Biotin (μg)	20	6.0
Folate (μg)	140	56.0
Vitamin B_{12} (μg)	1.0	0.3

1: 700 μg RE = 2300 IU
2: 7 mg α-tocopherol = 7 IU
3: 10 μg vitamin D = 400 IU

만삭아와 소아에서의 권장량에 대한 지침은 정해져 있으나 미숙아에서의 필요량에 대하여는 아직까지 확실치 않다. 외국에는 만삭아 소아 하루 필요량을 1병으로 상품화하여 만든 MVI-Ped병이 있어 편리하다. 3 kg 이상의 영아에서는 하루 권장량이 1병(5 mL/일), 미숙아는 1병의 평균 40%를 권한다(1~3 kg의 영아는 65%, 1 kg 미만의 영아는 30%를 주기도 한다).

수용성 비타민은 포도당-아미노산 용액에 넣어서, 지용성 비타민은 지방과 함께 사용한다. 비타민 투여 시 주의할 점은 플라스틱 TPN병이나 수액 튜브에 의하여 또는 빛에 노출 시 역가가 소실된다는 것이다. 비타민 A의 40%는 튜브에 붙거나 빛에 의하여 소실된다고 한다. 피리독신도 자연광에 의해 분해된다. 리보플라빈도 빛에 의하여 손실이 생긴다고 하나 정맥영양아에서의 결핍증 보고는 없다. 비타민 A, D, E도 24시간 방치 시 상당량이 소실된다고 알려져 있다. 이와 같은 영양수액 내에서의 비타민의 손실은 저출생체중아에서 심각한데 이는 신생아실의 조명이 밝고 상대적으로 적은 양의 수액이 튜브에 오래 노출되기 때문이다. 체중이 적은 영아는 특히 비타민 E 부족이 오기 쉽고, 또 비타민 A가 부족되면 기관폐이형성증(bronchopulmonary dysplasia, BPD)의 빈도가 증가한다고 하므로 투여량을 자주 점검해야 한다. 비타민 K는 정상적으로는 장내세균에 의해 생산되나 경구영양 없이 오랫동안 TPN 공급 시 또는 광범위한 항균제를 사용하는 신생아에선 부족되기 쉬우므로 잘 보충해야 한다.

8) 미량원소 필요량

총체중의 99.7% 이상을 차지하고 있는 주요 원소인 탄소, 수소, 산소, 질소, 나트륨, 칼륨, 칼슘, 마그네슘, 인, 황, 염소 등과는 달리 미량원소는 총 체중의 단지 0.01% 미만을 차지하고 있으며 총량에 있어서는 5 g이 안 되지만, 생물학적으로는 매우 중요한 기능을 담당하고 있다. 아연, 구리, 셀레늄, 크롬, 망간, 몰리브데늄, 요오드 등이 없으면 미량원소 결핍 증상이 생긴다. 장기간 TPN 시 아연과 구리 결핍증이 잘 발생한다.

주요 미량원소의 권장량과 결핍증상은 다음의 표 18-14, 표 18-15과 같다.

표 18-14. 총정맥영양에서의 미량원소 권장량

미량원소	영아		소아
	조산아(μg/kg/일)	만삭아(μg/kg/일)	(μg/kg/일) (하루 최대 μg)
아연	400	250(< 3개월) 100(> 3개월)	50 (5000)
구리	20	20	20 (300)
셀레늄	2.0	2.0	2.0 (30)
크롬	0.20	0.20	0.20 (5.0)
망간	1.0	1.0	1.0 (50)
몰리브데늄	0.25	0.25	0.25 (0.5)
요오드	1.0	1.0	1.0 (1.0)

표 18-15. 미량 원소 결핍증의 증상

성분명	결 핍 증 상
아연	항문주위 및 눈주위 피부염, 설사, 탈모, 생인손, 식욕부진, 보챔
구리	면역결핍증, 창자병증 말단피부염 (Acrodermatitis enteropathica)
요오드	빈혈, 중성구감소증, 뼈엉성증
크롬	갑상선종, 갑상선기능저하증
셀레늄	당 불내성, 말초신경염, 심근증, 근육통, 피부와 모발탈색, 대형적혈구
망간	성장장애

크롬과 요오드는 정맥영양 시 반드시 보충하지 않아도 된다는 의견도 있다.

망간과 구리는 주로 담즙으로 배설되므로 담즙정체성 간질환에서는 수액에 포함시키지 않도록 한다. 마찬가지로 신기능이 나쁜 환자에서는 크롬이나 몰리부데눔을 포함시키지 않는다.

정맥영양법을 보조적인 수단으로 쓰거나 4주 이내의 정맥영양인 경우에는 미량원소 중에서 아연만 경구로 투여하여도 된다. 다른 미량 원소의 결핍 증상은 보통 4주 이상 정맥 영양을 하기 전에는 나타나지 않는다. 지속적인 설사 환자나 복벽 개구(ostomy) 부위로 장액이 많이 나오는 환자는 아연이 많이 소실된다. 이런 경우 셀레늄 결핍도 함께 오기 쉽다. 이 때는 심근증(cardiomyopathy)과 근육염이 오면서 혈액 검사에서 AST, ALT와 creatine이 상승한다.

9) 기타 성분

철분은 십이지장과 공장에서 흡수되므로 먼저 입으로 주어보고 흡수가 안 되면 주사로 투여한다. Iron dextran의 희석액을 정맥영양수액에 섞어 하루 0.5~1 mg 정도 주어도 부작용은 없다고 한다. 과용량은 혈색소증(hemochromatosis)과 간경화를 유발할 수 있다.

최근의 수액제조에서는 매우 드문 일이나 알루미늄이 TPN 용액에 오염되어 들어갈 수 있는데, 알루미늄 독성으로는 뼈질환, 뇌증, 빈혈, 담즙정체가 발생한다. 신생아에선 알루미늄의 신장배설이 불충분하다. 따라서 장기적으로 TPN을 받는 영아에서 특히 신기능이 나쁘면 알루미늄 농도의 감시가 필요하다.

3. 총정맥영양의 실제

1) 영양상태의 평가

정맥영양을 시작하기에 앞서 우선 환아의 영양 상태를 평가해 보아야 한다. 흔히 신체 계측 방법을 이용하는 데 키와 체중뿐 아니라 특히 미숙아에선 정상표준치가 있으면 피부지방두께와 상완둘레 계측이 유용하다. 환아의 검사 소견과 신체 계측 등을 점검해 봄으로써 영양결핍상태를 알 수 있고 이를 바탕으로 영양상태 유지 정도의 정맥영양을 할지 심한 결핍이 있어 전면적인 영양 보완이 필요한 강도의 정맥영양을 해야 할지를 생각해본다.

출생 후 6개월 이상의 연령에서 영양상태의 지표인 혈청 알부민과 transferrin이 각각 2.5 g/dL 이하, 100 μg 이하이고 화학요법이나 방사선 요법을 받지 않았는데도 림프구 수가 1000/μL 이하이면 영양 지원이 필요하다. 또한 체중 대 신장의 비율이 2 SD (standard deviation)을 넘거나 표준의 80% 이하인 경우, 상완근육 둘레가 5백분위 이하인 경우, creatinine height index가 표준의 60% 이하인 경우 등도 모두 전면적인 영양 지원이 필요한 경우이다.

혈청 알부민이 3 g/dL 이상, transferrin이 150 μg 이상, 림프구 수가 1500/μL 이상으로 영양상태 평가 지표가 많이 나쁘지 않은 경우에는 전면적인 영양 보완보다는 현 상태 유지와 약간의 영양보완에 맞추어 정맥영양을 하게 된다.

2) 수액 주입방법: 중심정맥영양과 말초정맥영양

정맥영양을 하기로 결정했으면 우선 말초 정맥영양을 할 것인지 중심 정맥영양을 할 것인지를 정한다. 총정맥영양은 주로 중심정맥을 이용하나 근래에는 지방용액을 함께 사용할 수 있게 됨에 따라 말초정맥으로도 정맥영양을 공급할 수 있게 되었다. 중심 정맥영양 시에는 약 10% 환자에서 감염의 합병증이 생길 수 있다. 말초 정맥영양법은 감염의 합병증은 적으나, 충분한 열량을 투여할 수가 없는 것이 문제점이다. 말초혈관은 삼투압농도가 높은 정맥영양 수액에 의하여 혈전이나 정맥염 등이 생기므로 포도당용액의 농도를 12.5% 이상은 사용하지 못한다(표 18-16 영양수액의 칼로리 농도와 삼투압농도 참조). 따라서 지방용액을 함께 쓰더라도 80 kcal/kg/일 이상의 칼로리 공급이 어렵다. 이 정도의 열량으로는 유지 열량은 될 수 있으나 따라잡기 성장은 불가능하다. 따라서 완벽한 성장과 발육을 필요로 하지 않는 짧은 기간(대개 2주 이내)의 유지 요법 시에만 말초 정맥영양법을 쓰게 된다. 말초 정맥영양시에는 정맥염을 방지하기 위하여 48~72시간마다 수액 주입 정맥을 바꾸어 주어야 한다. 정맥 영양이 2주 이상 필요하다고 예측되는 경우에는 중심 정맥영양법을 쓰게 된다. 특히 수분 제한을 필요로 하는 폐질환, 심장질환, 신장질환 환자에서는 충분한 칼로리를 주려면 30~35%까지의 고농도의 포도당 용액이 필요하므로 중심 정맥영양법을 할 수밖에 없다.

표 18-16. 영양수액의 칼로리 농도와 삼투압농도

용액		칼로리 농도	삼투압농도
아미노산	2%	0.07 kcal/mL	200 mOsm/L
포도당	10%	0.34 kcal/mL	600 mOsm/L
포도당	20%	0.68 kcal/mL	1200 mOsm/L
Intralipid 지방	10%	1.1 kcal/mL	260 mOsm/L
Intralipid 지방	20%	2.0 kcal/mL	260mOsm/L

3) 정맥영양에 사용되는 카테터

수액 카테터로는 주로 실라스틱 카테터를 사용하며 폴리비닐이나 폴리유레탄 카테터는 부드럽지 않아 정맥 내에서 합병증을 일으키므로 잘 사용하지 않는다.

장기 정맥 영양에서는 Broviac 또는 Hickman 카테터를 많이 사용한다. 기존의 정맥영양 카테터들과는 달리 Broviac 카테터와 Hickman 카테터는 그 끝을 인위적으로 피하로 만든 터널을 통과해 밖으로 빼므로 감염이 적고 또 dacron cuff가 카테터 중간 부위에 위치하고 있어서 2주 후면 이것이 피하터널에서 섬유화 유착을 유발하여 고착시키므로 매우 안정적이며 카테터 줄을 타고 올라오는 세균에 대한 방어벽 역할도 한다. 또한 재질을 Teflon의 일종인 polytef로 강화시켜 잘 손상되지 않게 하였으며 Luer-Lok 연결기기가 붙어 있어 사용하지 않을 때에는 마개로 닫을 수 있는 장점이 있다.

정맥영양 카테터는 피부를 바늘로 찔러 internal jugular vein, subclavian vein, 또는 femoral vein으로 넣어 상대정맥까지 밀어 넣거나, 또는 cutdown법으로 scalp vein, common facial vein, external jugular vein, brachial vein, cephalic vein 또는 inferior epigastric vein을 통하여 상대정맥까지 밀어 넣는다. 우심방에 카테터가 들어 있으면 부정맥이나 우심방 천공의 합병증이 올 수 있으므로 상대정맥 내에 위치시키는 것이 권장된다. 3~4주간 사용할 때에는 말초정맥으로 중심 정맥 카테터를 상대정맥까지 밀어 넣는 PCVC (percutaneous central venous catheter) 방법도 쓴다. 중심 정맥 영양수액 공급 전에는 카테터 끝을 반드시 방사선 사진으로 확인하여 우심방에 가까운 상대정맥 내에 위치시킨다. 신생아에서는 제대 동맥을 사용하기도 하나 간문맥 혈전이 생기기 쉬우므로 현재는 권장되지 않고 있다.

중심정맥 카테터는 무균상태에서의 시술이 가능한 곳에서 해야 하는 데 주로 수술 장에서 전신마취하에 많이 하게 된다. 시술 후에도 주 3회 소독해주어야 하며 병원마다 정맥영양 시술부위에 대한 간호 지침을 만들어 관리하여야 한다. 중심정맥용 카테터로는 중심정맥압을 재거나 채혈하거나 이곳으로 수혈이나 약물을 주입하여서는 안 된다. 대사성 감염성 합병증을 예방하기 위하여 이 원칙은 반드시 지켜야 한다.

4) 정맥영양 제제의 처방

정맥영양을 많이 하는 병원에서는 표준 아미노산용액과 전해질용액을 배합하여 정맥영양을 필요로 하는 대부분의 환아에서 영양 요구량을 충족시킬 수 있는 표준 영양 수액을 만들어 이용함으로써 정맥영양 의뢰와 영양수액 조제를 손쉽게 하고 있다. 아미노산, 전해질, 미네랄, 비타민이 들어있는 이러한 표준영양용액과 함께 지방유탁액을 다른 용기에 넣어 총정맥영양을 시행한다. 이러한 표준용액은 보통 하루 1.0~1.5 g/kg의 아미노산을 공급하며 기타 충분한 양의 전해질 및 비타민 공급과 함께 수액량은 대략 하루 1500 mL/m^2 정도를 공급하게 된다. 이러한 표준용액의 사용은 가격을 낮추고 용액의 낭비를 줄이며 품질관리를 개선할 수 있다는 장점이 있다. 칼로리는 정맥영양 주입속도를 늘이거나 포도당의 농도를 높이거나 지방용액 용량을 조절함으로써 환자의 필요에 따라 맞출 수 있다. 간 환자에서는 구리와 망간을 제외시키는 등 필요에 따라 전해질, 비타민, 미량원소를 첨가하여 사용할 수도 있다.

그러나 전해질 농도를 표준용액보다 많게 또는 적게 사용하고자 하거나 아미노산 농도를 표준용액과 다르게 사용하고자 할 때, 또는 특수 아미노산 제제를 사용하고자 할 때는 만들어 놓은 표준용액 대신 개개 환자에 맞게 따로 용액을 맞춤 주문하여 사용할 수도 있다. 영양소의 필요량을 환자 개개인에 맞게 약제과에 맞춤 주문하기 위하여 정맥 영양 처방 용지를 미리 인쇄하여 놓고 준비된 항목에 따라 채워 놓으면서 정해진 계산에 따르는 영양소의 필요량을 손쉽게 공급하게 할 수도 있다.

5) 영양수액 투여 시 필터의 사용

총정맥영양 시 영양수액을 주입할 때는 이물질을 걸러내기 위한 필터의 사용을 권장하고 있다. 영양수액 내에 포함될 수 있는 입자의 크기는 대개 2에서 100 μm 정도에 해당하며, 이러한 입자들은 정맥 내로 유입된 후 이동하다가 폐 등의 모세혈관계에 고착될 수 있다. 임상적으로 이들 입자가 어떠한 위험을 초래할 지는 잘 알려져 있지 않지만, 신생아에서 필터를 사용하여 감염률과 비용을 줄일 수 있었다는 보고가 있으며, 정맥영양 중에 발생한 2건의 사망과 최소 2건의 호흡곤란 예에서 영양수액제 내의 calcium phosphate 결정이 문제되면서 적어도 미숙아에게 총정맥영양을 제공할 때에는 지방 유탁액과 영양수액 제제 모두에 필터를 사용할 것을 추천한 바 있다. 일반적으로 지방 유탁액에는 1.2 μm 필터가, 지방을 포함하지 않는 영양수액제에는 0.22 μm필터의 사용이 권장된다.

6) 총정맥영양에서 경구영양으로의 이행

경구영양 없이 오랫동안 총정맥영양만을 하는 경우 소장 점막위축이 오게 된다. 따라서 오랜 기간 총정맥영양 시에는 위장관 호르몬을 분비시켜 위장관 점막의 기능과 정상 효소치를 유지하기 위하여 소량이라도 경구영양을 공급하는 것이 바람직하다.

총정맥영양에서 경구영양으로 바꾸려 할 때에는 점진적으로 이행하는 것이 좋으며 수일, 수주 또는 수개월이 걸리기도 한다. 이행기에 설사를 얼마나 하는지 흡수는 잘 되는지를 보아가면서 진행하게 된다. 점막의 양이 절대적으로 적거나 기능이 많이 떨어져 있는 경우에는 튜브로 경장영양을 하게 되는데 이 경우에도 소량을 입으로 먹여 빠는 것과 삼키는 것을 연습시켜야 한다.

4. 총정맥영양의 합병증

정맥영양 시에 크게 나누어 세 종류의 중요한 합병증이 생길 수 있는데 카테터 삽입 시 생기는 기계적 합병증, 감염, 그리고 대사성 합병증이 이에 속한다.

1) 카테터와 관련된 기계적 합병증

카테터를 삽입할 때 기흉, 혈흉, 심장눌림증(cardiac tamponade), 공기 색전증, 쇄골하동맥 손상, 혈종, 신경 손상 등이 생길 수 있다(표 18-17). 따라서 카테터 삽입 후 흉부 방사선 사진을 찍어보는 것이 중요하다.

표 18-17. 총정맥영양의 합병증

A. 카테터 관련 기계적 합병증	B. 감염 및 패혈증	C. 대사성 합병증
기흉 혈흉 심장눌림증 공기 색전증 카테터 혈전 쇄골하동맥 손상 혈종	정맥영양용액 오염 수액 세트 오염 카테터 감염 패혈증	고혈당증 저혈당증 대사성 산증 필수 지방산 결핍증 비타민 결핍증 미량 원소 결핍증 담즙정체성 간질환 지방간 구루병 뼈감소증

카테터 삽입 후 혈전이 생길 수 있는데, 매우 심한 폐 색전증으로 사망한 신생아의 경우도 보고되고 있다. 카테터가 혈전으로 막히는 것을 예방하기 위하여 헤파린을 영양용액 1 mL당 1 unit를 쓰는데 효과가 확실히 증명된 것은 아니다. 헤파린은 lipoprotein lipase의 분비를 자극시킴으로써 정맥 내에서 지방을 없애는 작용을 하며, 카테터에 관련된 감염의 빈도도 감소시킨다고 한다.

카테터 혈전을 치료하기 위하여 urokinase를 쓰기도 하는 데 작용기전은 plasminogen을 활성화시켜 plasmin으로 변화시키면 이것이 섬유소 응괴(fibrin clot)를 녹이는 것이다. 성인에서는 흔히 5,000~10,000 unit의 urokinase를 일시에 주사한다. 소아에서는 저용량 점적주사 방법으로 24시간 동안 카테터에 시간당 체중 kg당 200 unit를 투여하였는데 부작용은 없었다고 한다. 기타 streptokinase, 0.1 N HCl, tissue plasminogen activator 등을 카테터가 막혔을 때 사용해 볼 수 있다.

2) 감염 및 패혈증

패혈증은 소아 중심정맥영양법의 주요 합병증이다. 감염은 영양 수액의 제조 시의 오염, 카테터 삽입 시의 오염, 카테터 삽입부위 소독 및 관리 부족에서 올 수 있다.

영양 수액은 용액이 고장액이고 산성이므로 균이 잘 자라는 것은 아니나 조제 후 냉장고에 보관하며, 48시간 이내에 사용해야 한다. 지방유탁액과 영양수액병은 24시간 이상 실온에 걸어 놓아서는 안 된다. 영양 수액의 감염은 laminar flow hood의 사용과 필터의 사용으로 줄일 수 있다.

중심 정맥 영양에서 패혈증의 가장 흔한 원인은 카테터에 의한다. 염증 부위로부터 카테터로의 감염, 카테터 끝에 섬유소(fibrin) 덩어리가 생겨 이 곳에 병균이 걸리는 경우, 삽입부위의 피부 내 미생물이 카테터의 바깥쪽으로 자라 올라가는 경우 등에 의하여 카테터 감염이 올 수 있다. 피부에 카테터를 덮는 터널을 만들어서 이런 감염을 줄일 수 있다.

카테터에 의한 감염은 삽입 시에 철저한 무균조작, 수액로의 유지, 삽입부위의 소독 등으로 줄일 수 있다. 말초 혈관을 이용한 정맥영양 시라도 48~72시간마다 주사 부위를 바꾸어 주어야 감염을 줄일 수 있다.

중심 정맥영양 시 24시간마다 수액 세트를 바꿔주고, 정맥 영양에 사용하는 카테터로 다른 약제나 혈액제재를 투여하지 않도록 해야 한다.

정맥영양 시 38.5도 이상의 고열이 있을 때에는 정맥염, 호흡기 감염, 요로 감염, 복부패혈증 등 국소적 원인이 있나 자세히 살펴보아야 한다. 열이 지방유탁액, 각종 약제에 대한 반응으로 생기기도 하고 영양수액의 오염으로도 올 수 있다. 원인이 밝혀지지 않으면 세균은 물론 진균에 대한 혈액배양을 카테터에서 그리고 말초혈액에서 시행하고 항균제 투여를 시작한다. 또한 혈액 검사와 백혈구감별계산, 소변 배양, 흉부 방사선 촬영을 시행한다.

카테터 감염이 의심되는 경우 항균제 선택에 흔히 vancomycin을 포함시키고 gentamicin이나 다른 그람음성균에 듣는 항균제를 추가한 후 균 배양과 감수성 검사가 나올 때까지 기다린다. 열이 수 시간 내에 떨어지거나 국소적 원인이 발견되면 영양 수액을 다시 시작한다. 그러나 명백한 원인이 없이 열이 계속되고 환자 상태가 나쁠 때에는 세균, 진균 배양을 다시 한 후 카테터 제거를 고려한다.

패혈증을 일으키는 가장 흔한 원인은 oxacillin 저항성 coagulase 음성 포도상구균 등의 그람양성균이며, 다음으로 그람음성균, 진균, mycobacteria 순이다. 다행히도 카테터 감염에서 가장 흔한 균인 그람양성균에 의한 균혈증은 항균제 치료가 잘 되나 그람음성균은 치료가 잘 되지 않는다.

신속히 카테터를 제거하는 것만으로 카테터에 의한 세균 및 진균 패혈증을 효과적으로 치료할 수 있는 경우가 많다. 반드시 카테터를 제거해야 하는 경우는 진균감염, 패혈성 쇼크, 색전, 심내막염, 파종성 혈관내 응고장애, 원인을 밝히지 못한 고열이 지속될 때 또는 피하 터널에 감염이 있을 때이다.

카테터를 제거하는 경우에는 항균제를 5~7일간 투여하고, 환자가 최소한 3일간 열이 없고 균 배양이 음성이면 새로운 카테터를 시술한다.

3) 대사성 합병증

대사성 합병증의 주요 원인은 영양소의 결핍이나 과잉투여에 의한다.

고혈당과 저혈당의 합병증이 올 수 있다. 소변검사상 2회 연속 당이 2+ 이상 나올 때는 약물상호 작용에 의한 위양성이 아닌가 살펴보고 아니면 점적 속도를 점검해 본다. 당뇨는 저칼륨혈증에 이차적으로 따라올 수 있으므로 소변과 혈청 칼륨을 측정하여야 한다. 또 고혈당은 패혈증의 전조로서 열이 오르기 수 시간 전에 나타날 수 있다. 약물에 의한 위양성, 점적 속도, 패혈증 등이 원인이 아니면 포도당 투여 속도를 줄이거나, 인슐린을 추가한다. 인슐린은 포도당 10 g당 RI (regular insulin) 1 U (10% 포도당 1 L당 10 U)를 투여하며 혈당이 150 mg 이상이면 추가로 조절한다.

저혈당은 정맥영양을 갑자기 중단 시 올 수 있으므로, 중단 30분전부터 15분마다 50%씩 감소시켜 서서히 중단해야 한다. 어떤 환아에서는 1~2시간에 걸쳐 점진적으로 중단해야 하는 경우도 있다.

전해질 불균형 특히 칼륨, 인, 마그네슘 저하가 오기 쉬우며 산염기 평형이상에도 주의해야 한다. 고염소성 대사성 산증 시에는 나트륨과 칼륨의 염소 염을 대치시키기 위하여 아세테이트를 투여한다.

Bicarbonate는 칼슘과 함께 쓸 수 없기 때문에 영양수액에 사용하지 않는다. 필요한 전해질을 영양수액에 추가하면 되나 급성 결핍 시에는 따로 일시에 교정이 필요한 경우도 있다.

과거에 비해 정맥 영양에 의한 간 질환이 감소되고 있는데 특히 영아에서 균형 잡힌 아미노산 용액을 만들어 사용 후 현저히 감소하였다. 대개 정맥영양 시작 후 황달 없이 AST, ALT, alkaline phosphatase 등이 5배 이상 상승하는 경우도 보는데 대개는 일시적이라 정맥영양을 중단하지 않게 된다. 지속적 상승 시에는 원래 다른 간염이 있던 환자이거나, 전체 칼로리의 과잉이나 필수지방산 요구를 충족시키지 못하는 지방유탁액 부족, 당분으로 공급되는 칼로리 과잉으로 인한 지방간 발생과 관계가 있으므로 이를 교정하면 호전된다.

담즙정체는 총정맥영양의 가장 중요한 대사성 합병증의 하나로, 특히 미숙아나 과소체중아에게 많다. 담즙정체가 잘 오는 요인으로 저체중 미숙아, 정맥 영양 기간 외에 패혈증과 투여한 아미노산의 농도가 문제가 된다. 정맥영양에 의한 간손상의 발생 위험성이 큰 환자에선 γGTP (gamma-glutamyl transpeptidase), 5-nucleotidase 또는 혈청 담즙산 수치로 점검하는 데 이런 검사가 불가능하면 직접형 빌리루빈을 주 단위로 측정할 수 있다.

담즙정체가 계속되면 10% 미만의 환아에서 간 경변, 문맥압 항진증이 와서 사망하게 된다. 담즙정체가 있는 대부분의 환아에게는 정맥영양을 끊고 경구로 영양을 공급하게 되면 좋아지기 시작한다. 담즙정체가 있는 환아에 대한 대책으로는 1) 가능한 정맥 영양을 줄이고 경장 영양을 증가시키며, 2) 정맥 영양 용액에서 구리와 망간을 제외하고(정상에서는 담도로 배출되는데, 담즙 정체 시 축적되어 간 손상이 오기 쉽기 때문이다), 3) 정맥 수액 용액을 차광시키며, 4) 많은 양과 적은 양의 아미노산을 교대로 투여(예를 들어, 2 g/kg/일보다 1 g/kg/일과 3 g/kg/일의 교대 투여)해 보는 방법을 권하기도 한다.

정맥영양 후 담석이 잘 생기는데, 정맥영양을 6주 이상하면 거의 모든 환자에서 담낭 오니(sludge)가 생긴다. 한 보고에 의하면 4주간 정맥 영양을 받은 영아의 15%에서 담석이 발생하였다고 한다. 또한 회장 병변이 있는 환자는 특히 담석 발생률이 높다. 따라서 90일 이상 정맥영양을 시행하여야 할 것 같으면 담석이나 오니 발견을 위하여 정맥영양 시작 전, 추적관찰 기간 중에 복부 초음파를 시행하여야 한다. 정맥영양을 30일 이상 받고 있는 소아가 복통을 호소하면 담석이나 오니 가능성을 고려하여야 한다.

소량의 경구영양을 병행하면 담석이나 담낭 오니 예방에 도움이 된다. 미숙아의 경우 정맥 영양법의 합병증으로 뼈의 미네랄화 감소로 인한 뼈감소증, 골절, 구루병이 보고되고 있는데, 이는 비타민 부족보다는 주로 칼슘과 인의 부족에 기인한다.

과거에는 알루미늄 독성으로 뼈에 통증을 호소하는 환자가 있었으나 알루미늄의 오염이 적은 현재의 아미노산 용액 사용 후에는 보기 어렵다.

심한 영양 결핍 환아에서는 정맥영양으로 고정하는 초기 단계에서 전해질 이상이 발생하여 위험이 초래되기도 한다. 인이 세포내로 이동하여 혈청 인수치가 감소하면서 급성 호흡부전이 올 수 있으며, 혈청 포타슘과 마그네슘도 마찬가지로 세포내로 이동하면서 혈중 수치의 급격한 감소를 초래한다. 따라서 첫 일주일에는 인, 포타슘, 마그네슘을 매일 점검한다.

포도당을 많이 주면 탄산가스 배출이 늘어 환기능력을 초과하게 되면 동맥 Pco_2가 증가하게 되고 따라서 인공호흡기를 떼지 못하게 되므로 이런 경우 탄산가스 배출이 적은 지방을 주 칼로리원으로 쓰고 전체 칼로리도 과잉이 되지 않도록 한다.

지방투여 시 혈청 TG가 200 mg/dL 이하로 유지되도록 일주일에 한번씩 점검하면서 지방투여량을 조절한다. 지방투여량을 조정한 경우에는 24 시간이 지난 후 혈청 수치를 재점검한다. 패혈증이 있을 때 TG 가 갑자기 상승하는 수도 있다. 영아 특히 저체중아에서 폐질환, 심장 질환이 있는 경우 지방 투여를 줄인다. 지방투여가 만성폐질환을 악화시킨다는 보고도 있다. 신생아에서 영양수액에 헤파린(1 U/mL)을 섞어주면 혈청 TG 수치를 줄일 수 있다고 한다. 그러나 미숙아에선 아직까지 확립된 헤파린 투여 지침이 없다.

황달이 있는 영아에서 지방투여가 핵황달을 가중시킨다는 우려가 있었으나 정맥 내 지방현탁액이 혈장 내 알부민과 결합되어 있는 빌리루빈을 유리시키는 것 같지는 않다고 한다. 그러나 지방의 가수분해 시 생성되는 유리지방산이 알부민과 결합된 빌리루빈을 유리시킬 가능성은 있다. 미국소아과학회에서는 필수지방산 결핍을 방지하기 위하여 빌리루빈이 8~10 mg/dL 인 영아가 알부민 수치가 2.5~3.0 g/dL이라면 지방투여를 권장하고 있다.

패혈증이 의심되는 환자에서 지방사용을 사용하는 문제는 확실히 밝혀지지 않았으나 지방 용량을 줄여 사용하는 것이 권장된다.

총정맥영양 합병증의 원인과 대책을 요약하면 표 18-18와 같다.

표 18-18. 정맥영양 합병증의 원인과 치료

합병증	원인	치료
카테터 관련 합병증		
심부전증	심장 내 카테터	카테터 제거
공기 색전증	수액주입기의 연결장애로 인한 공기의 주입	환자를 좌측와위로 하고 두부를 낮춘다(재흡수될 때까지 공기를 우심실 상부에 국한시킨다).
중심정맥 혈전	수액 주입기의 연결장애 시, 카테터 유발성 혈전	항응고제 치료
카테터 폐색	저혈압의 경우, 카테터에 fibrin sheath 형성 시 또는 정맥영양 내 지질과 미네랄 침전물	항응고제 치료
천공 또는 주사 누출	Polyvinyl, polyethylene 카테터 에서 자주 발생	연결부위 점검하고 카테터 또는 수액세트교체, 결손장치 교체
수액주입기 폐색	카테터 꼬임, 응혈, 말초혈액에	
정맥염	고장성용액 주입시 (900 mOsm/kg 이상시)	다른 말초정맥으로 주사
감염		
패혈증	부적절한 무균처치; 카테터 삽입과 카테터 관리 그리고 정맥영양액의 혼합시	혈액 배양하고 항균제 또는 항진균제 투약
국소감염	부적절한 무균처치	
대사성		
삼투성 이뇨	고혈당증; 소변내 당 증가	주입속도의 감소 또는 포도당수액 농도의 감소와 인슐린 투여

합병증	원인	치료
고암모니아 혈증	간기능 이상 시 과다한 암모니아 생김	단백농도를 감소시키고 비단백열량/질소 비율을 증가시킨다.
BUN의 상승	arginine 부족이나 과다한 아미노산 주입 시, 탈수, 열량/질소불균형, 신장기능 이상	탈수교정하고 비단백열량/질소 비의 증가 또는 아미노산농도 감소시킴.
고혈당증	빠른 주입속도 또는 고농도의 포도당액 투여 시, 스테로이드 치료 병행 시, 패혈증, 인슐린 결핍 시	고혈당 시는 인슐린 투여 포도당 주입속도 또는 농도감소; 패혈증 가능성 고려한다. 인슐린 투여
저혈당증	고농도 포도당액을 갑자기 중단 시	포도당 투여하고 경련발생 감시
대사성 산증	신장 또는 위장관을 통한 염기 배출, 수소이온의 주입, 정맥영양액 내 아미노산 분해에 의한 산성 생성물 중화를 위한 염기형성 물질의 양이 적어서 생긴다.	정맥영양 내에 acetate 증가시키고, 고염소성 산증시 정맥영양액 내 염소 농도 감소; 칼로리와 단백을 적절히 공급
대사성 알칼리증	과잉의 단백과 칼로리 투여 시 염기의 투여 또는 경비위관으로의 손실	수액추가와 함께 NaCl, KCl 또는 NH_4Cl 투여
수액 과잉	심부전 신부전 또는 빠른 주입속도	수액감소를 줄이고 정맥영양 내 영양소 농도를 늘인다.
호흡성 산증	포도당이 차지하는 칼로리 비율을 높이면서 전체열량 증가	총열량 투여량을 줄인다. 포도당 칼로리를 줄이고 지방칼로리를 늘인다.
정맥영양에 의한 담즙 정체	특발성; 장관영양의 결핍 시, 포도당, 단백, 지방, 칼로리의 불균형, 간독성	주기적 정맥영양법; 최소한 1~2 mL/시간 정도라도 장관을 통한 영양권장
저인산혈증	정맥영양내 불충분한 인산; 심한 영양장애 후 정맥영양 시작 시, 설사 등 배출의 증가, 고농도 포도당 주입에 의한 인 요구량 증가로 오기도 한다.	정맥영양 내 인산증가; 혈중 인 농도의 측정
고인산혈증	신부전증	정맥영양액 내 인 농도를 줄이고 원인 검토
저칼슘혈증	심한 영양장애후 정맥영양 시작시, 정맥영양의 칼슘부족 시	정맥영양액 내 칼슘농도를 늘리고 혈중 농도 자주 측정
저마그네슘혈증	불충분한 마그네슘양 투여 시, 심한 영양불량 후 정맥영양 시작 시, 위장관, 신장을 통한 배출 증가 시	정맥영양액 내 마그네슘양 늘리고 혈중 농도 자주 측정
저칼륨혈증	위장관, 신장을 통한 배출 증가 시, 심한 영양장애 후 정맥영양 시작 시, 정맥영양 내 불충분한 칼륨 투여 시, 고농도 포도당 주입 시, 저마그네슘 혈증이 있을 때	정맥영양 내 칼륨을 늘리고 혈중농도 자주 측정
저나트륨혈증	위장관, 신장을 통한 배출 증가 시, 정맥영양 내 불충분한 나트륨 투여 시, 과다한 수액투여	정맥영양 내 나트륨을 늘리고 수액량 감소시킴, I/O 점검, 혈청 나트륨 농도 및 비중 측정
필수지방산 결핍	지방투여 없이 정맥영양 시	지방으로 총 열량의 최소 2~4% 되도록 공급 (0.5~1.0 g/kg/일)
고지질혈증	과다한 지방주입	지방 주입기간의 증가, 총 주입량의 감소(g/kg/일), 말초 지질단백 지방분해효소의 활성화를 위해 heparin 0.5~1.0 unit/mL 투여(최대량 100 unit/kg)
발진	알러지 가능성	지방투여 중단 또는 지방제재를 변경한다.
미량원소 결핍	불충분 또는 불완전한 미량원소 투여, 위장관을 통한 아연 배출	일상적 미량원소의 보충; selenium, molybdenum을 2~4주 정맥영양 후에는 보충; 추가 미량원소도 공급

합병증	원인	치료
비타민 결핍증	불충분한 섭취, 과다한 소비량	혈중농도 측정 추가 비타민 공급

5. 총정맥영양을 받는 환아의 정기 점검사항

총정맥영양을 받는 환아에서 정기적으로 검사해야 할 사항은 표 18-19와 같다. 미숙아 등 신생아에서 총정맥영양이 제대로 진행된다면 보정 연령으로 만삭에서 3개월 연령까지 체중은 20~30 g/일, 두위는 0.5 cm/주로 증가한다.

정맥영양을 받는 환아는 반드시 소변 내 당을 검사받아야 한다. 소변 내 당이 2% 이상이면 혈당 검사를 해야 한다. 필요하면 정맥영양수액 내 포도당 함량을 줄이거나 삼투성 이뇨를 줄이기 위하여 주사속도를 줄여야 한다.

과잉의 아미노산 사용은 특히 신장이나 간장 병변이 있는 경우 대사성 산증과 고 암모니아혈증을 유발한다. 단백 불내성이 의심되는 환자에서는 혈중 암모니아와 BUN을 점검한다. 질소 평형(nitrogen balance)을 알아보기 위하여 24시간 소변 내 요소 질소를 측정하기도 한다. 질소평형은 다음과 같은 공식으로 계산한다.

질소 평형 = 정맥영양으로 투여된 단백질 g/6.25−(소변 내 요소 질소+3)

표 18-19. 총 정맥 영양 환아의 모니터링

항목	초기	장기간 투여 중
성장		
체중	매일	주 1회
신장	주 1회	
두위	주 1회	
소변		
glucose	배뇨 시	주 2회
비중	배뇨 시	
양	매일	
혈액		
glucose	점적 속도가 바뀌면 4시간마다, 이후 2일간은 매일, 이후는 주 2회	주 2회
Na, K, Cl, CO_2, BUN	2일간은 매일, 이후 주 2회	주 2회
Ca, Mg, P	시작 전, 이후 주 2회	주 1회
간기능검사	시작 전, 이후 주 2회	주 1회
Zinc, Cu	시작 전, 이후 주 2회	월 1회
Triglyceride	시작 전, 점적속도 변하면 매일, 이후 주 1회	주 1회
CBC	시작 전, 그 후 주 2회	주 2회

6. 총정맥영양의 증례: 15세 남아(체중 40 kg, 신장 150 cm)에서 총정맥영양의 처방

1) 1단계: 수액 주입로의 결정: 말초정맥영양 대 중심정맥영양

말초정맥영양으로 투여할지 또는 중심정맥영양으로 할지는 환자가 필요로 하는 칼로리 양과 정맥영양의 기간에 따라 결정된다. 칼로리를 많이 주려면 고장액을 사용해야 하는데 말초정맥으로 고장액을 주입하면 염증이 생기거나 혈전이 생기기 때문에 농축 칼로리나 고장액은 혈류흐름이 빨라 신속히 희석되는 중심정맥으로 직접 투여해야 한다. 따라잡기 성장을 위해 많은 칼로리가 필요하거나 2주 이상 정맥영양을 해야 하면 중심정맥영양으로 결정한다.

2) 2단계: 영양수액 종류의 결정: 맞춤영양수액 대 표준영양수액

환자 개개인에 맞추어 만드는 주문형 영양 수액을 사용할 것인지 아니면 미리 만들어 놓은 기존의 표준 수액을 사용할 것인지를 결정한다. 총정맥영양은 개인에 따라 차별화하여 맞춤형으로 처방하는 것이 권장된다. 하지만 대부분의 환자에서 표준 수액을 이용해도 손쉽게 적절한 영양 공급을 할 수 있다.

3) 3단계: 공급할 영양소의 결정 단계 검토

(1) 필요한 칼로리 양의 계산

(2) 필요한 단백질 양과 사용 가능한 아미노산 수액농도의 결정

(3) 필요한 수분 양의 결정

(4) 수액 1 L에 필요한 칼로리 양의 결정

(5) 필요한 지방 양의 결정

(6) 필요한 포도당의 양과 사용 가능한 포도당 수액 농도의 결정

(7) 전해질의 종류와 양의 결정

(8) 비타민 및 미네랄의 종류와 양의 결정

4) 4단계: 칼로리 요구량의 계산

환아의 상태와 각 병원의 지침에 따라 여러 계산방법이 사용된다.

[방법 1] 표 18-2에 제시된 연령별 칼로리 필요량에 따라 30~60 kcal/kg로 계산한 후 스트레스 여부에 따라 적절히 증량한다. 이 경우 30×40 (kg) = 1200 (kcal/kg), 60×40 (kg) = 2400 (kcal/kg)이므로 이 환자에서 하루 칼로리 필요량은 1200~2400 kcal/kg 사이이다.

[방법 2] 표 18-3에 제시된 연령별 체중당 하루 칼로리 필요량 에 따라 계산하면 1500+(40−20)×20 = 1900kcal/kg이 된다.

[방법 3] BEE (basal energy expenditure)를 환자의 연령, 체중, 신장을 고려한 Harris-Benedict 공식 또는 Schofield 체중-신장 공식을 적용하여 계산한다. BEE에 남아는 1.6~1.75를 곱하고 여아는 1.5~1.65를 곱하여 활동이 왕성한 건강한 소아에서의 TEE (total energy expenditure)를 구한다. Harris-Benedict 공식으로 계산한 BEE = 66 + (13.7 × 40kg) + (5 × 150cm) − (6.8 × 15yrs) =1466 kcal/일이며, 활동이 있는 건강한 남아이므로 TEE=1466 × 1.6 = 2345 kcal/일이다.

스트레스가 있는 경우 기초대사 칼로리가 더 필요하므로 표18-4를 참고하여 조절한다.

5) 5단계: 단백질 투여량의 결정

[방법 1] 표 18-7에 따라 15세인 환자는 체중 1 kg당 1~1.5 g의 단백질이 필요하므로 이 환아에서 필요한 단백질 양은 40~60 g/일이다. 스트레스나 질병으로 인한 단백질 소실이 있으면 필요량을 2.0 g/kg으로 증량할 수 있다.

[방법 2] 비질소 칼로리/질소(N) 비율로 단백 투여량을 결정한다. 단백질의 효율적 이용을 위한 비질소 칼로리 대 질소의 비율은 150~200 : 1 이상이므로, 이 환아에서 약 2,000 kcal가 필요하다고 정하였을 때 총칼로리/질소 g 비를 200 : 1로 주고자 하면 10 g의 질소가 필요하다. 1 g 질소 = 6.25 g 단백질이므로 62.5 g/일 단백질이 요구된다.

이 환자에서 60 g의 아미노산을 하루 단백 필요량으로 정한다. 이는 6% 아미노산 수액 1리터에 들어 있는 양에 해당한다. 6% 외에도 다양한 농도의 아미노산 수액이 사용 가능하며, 대부분의 경우 표준 아미노산 수액으로도 임상에서의 적용에 적합하다. 간질환 또는 부상 환자를 위한 분지쇄 아미노산 수액, 신질환 환자를 위한 필수 아미노산 수액 등도 적용해 볼 수 있다.

6) 6단계: 지방 투여량의 결정

표 18-10에 의하면, 몸무게 kg당 1.0~2.0 g의 지방이 필요하고 전체 칼로리의 40% 미만을 지방으로 주어야 하므로 이 환아에서 하루 필요한 지방 투여량은 40~80 g이며, 체중 40 kg인 이 환아가 하루 2,000 kcal의 열량을 공급받게 될 때 하루 필요한 필수 지방산의 제공 칼로리는 2~4% × 2,000 kcal= 40~80 kcal/일이다. 지방 유탁액은 100, 200, 250 및 500 mL 병으로 사용이 가능하며, 10%는 100 mL당 10 g의 지방, 20%는 100 mL에 20 g의 지방이 들어있다. 보통 상대적으로 인지질 양이 적고 열량이 높은 20% 지방 유탁액이 권장된다.

이 환자에서 20% 지방 유탁액 250 mL 병을 선택하여 정주 투여하면 하루에 50 g의 지방을 통해 500 kcal의 열량을 공급하게 된다.

호흡 기능이 저하된 환자에게는 탄수화물을 많이 투여하기가 어렵기 때문에 높은 비율의 지방 투여가 요구된다. 40~50%의 탄수화물에 50~60%의 지방을 공급하도록 흔히 권장된다.

7) 7단계: 탄수화물 투여량의 계산

탄수화물은 단당류인 포도당으로 공급되는데, 정맥으로 주입되는 포도당 1 g은 3.4 kcal의 열량을 낸다.

이 환아에서 탄수화물 성분으로 내야 하는 열량은 전체 칼로리 필요량으로 정한 2000 kcal 에서 아미노산 필요량에 의한 칼로리인 258 kcal(=60 g×4.3 kcal/g)와 지방으로 공급되는 500 kcal을 뺀 칼로리인 1242 kcal이며, 이는 포도당 365 g(=1242 kcal/3.4 kcal/g)에 해당한다.
포도당 용액은 5%, 10%, 20%, 30%, 50%, 70% 등이 있다. 중심정맥영양에는 50% 포도당이 많이 이용되는데, 50% 포도당 용액 1 L가 1,700 kcal(=500 g/L×3.4 kcal/g)의 열량을 낸다.

8) 8단계: 하루에 필요한 수액량의 계산

[방법 1] 표 18-5를 적용하면, 하루 1900 mL [=1000 mL+500 mL+(40−20)×20 mL]의 수분이 필요하다.

[방법 2] 표 18-6에서 제시된 바와 같이 하루 수분량을 시간당 100 mL로 계산하면 하루 2400 mL의 수액이 필요하다. 편의상 이 환자에서 하루 1900 mL의 수분이 필요하다고 정한다.

9) 9단계: 정맥영양에 적절한 아미노산 수액농도, 포도당 수액 농도의 결정

아미노산의 용액은 일반적으로 100 mL, 250 mL, 500 mL 등으로 규격화되어 있다. 흔히 동량씩의 아미노산과 포도당이 섞인 용액이 자주 이용되는데, 특수 병동에서는 환자마다 차별화시켜 다르게 조제된 용액을 사용하기도 한다.
이 환아에서는 20% 주사용 지방현탁액 250 mL 한 병을 투여하므로 전체 수분 필요량 1900 mL에서 이 양을 빼고 남은 1650 mL용액을 포도당 용액과 아미노산 제제로 구성하여 투여한다.
아미노산용액의 농도를 정하기 위해 아미노산에 할당된 수액 약800 mL에 아미노산 60 g을 공급하려고 하므로 7.5% (= 60 g/800 mL) 아미노산 용액이 적절하다.
탄수화물 성분으로 내야 하는 열량 1,242 kcal(포도당 365 g에 해당)를 제공하기 위한 포도당 용액의 농도는 365(g)/800(mL) = 45.6%에 가장 가까운 50% 포도당 용액이 중심정맥영양으로 적절하다. 이 때 GIR (glucose infusion rate)는 6.3 mg/kg/min이 된다.

10) 10단계: 비타민과 전해질, 미네랄, 헤파린 등을 추가하여 앞에서 계산된 양에 근거한 총정맥영양 제제를 처방한다.

참고문헌

1. Ament ME. Parenteral nutrition in infants and children; in Wyllie R, Hyams JS; Pediatric Gastrointestinal Disease. W.B. Saunders; 1993. p1140.
2. Barker RD, Baker SS, Davis AM. Pediatric Parenteral Nutrition. New York: Chapman & Hall; 1997.
3. Fanaroff AA, Martin RJ. Neonatal-Perinatal Medicine. Diseases of the fetus and infant. 6th ed. St. Louis: Mosby; 1997. p591.
4. Kerner JA. Parenteral nutrition; in Walker WA, Durie PR, Hamilton JR, Walker- Smith JA, Watkins JB;

Pediatric Gastrointestinal Disease. Pathophysiology, Diagnosis, Management. 2nd ed. St. Louis: Mosby; 1996. p1904.

5. Koletzko B, Goulet O, Hunt J, Krohn K, Shamir R; Parenteral Nutrition Guidelines Working Group; European Society for Clinical Nutrition and Metabolism; European Society of Paediatric Gastroenterology, Hepatology and Nutrition (ESPGHAN); European Society of Paediatric Research (ESPR). Guidelines on Paediatric Parenteral Nutrition of the European Society of Paediatric Gastroenterology, Hepatology and Nutrition (ESPGHAN) and the European Society for Clinical Nutrition and Metabolism (ESPEN), Supported by the European Society of Paediatric Research (ESPR). J Pediatr Gastroenterol Nutr 2005;41 Suppl 2:S1-87.

1. 한국 소아 발육치

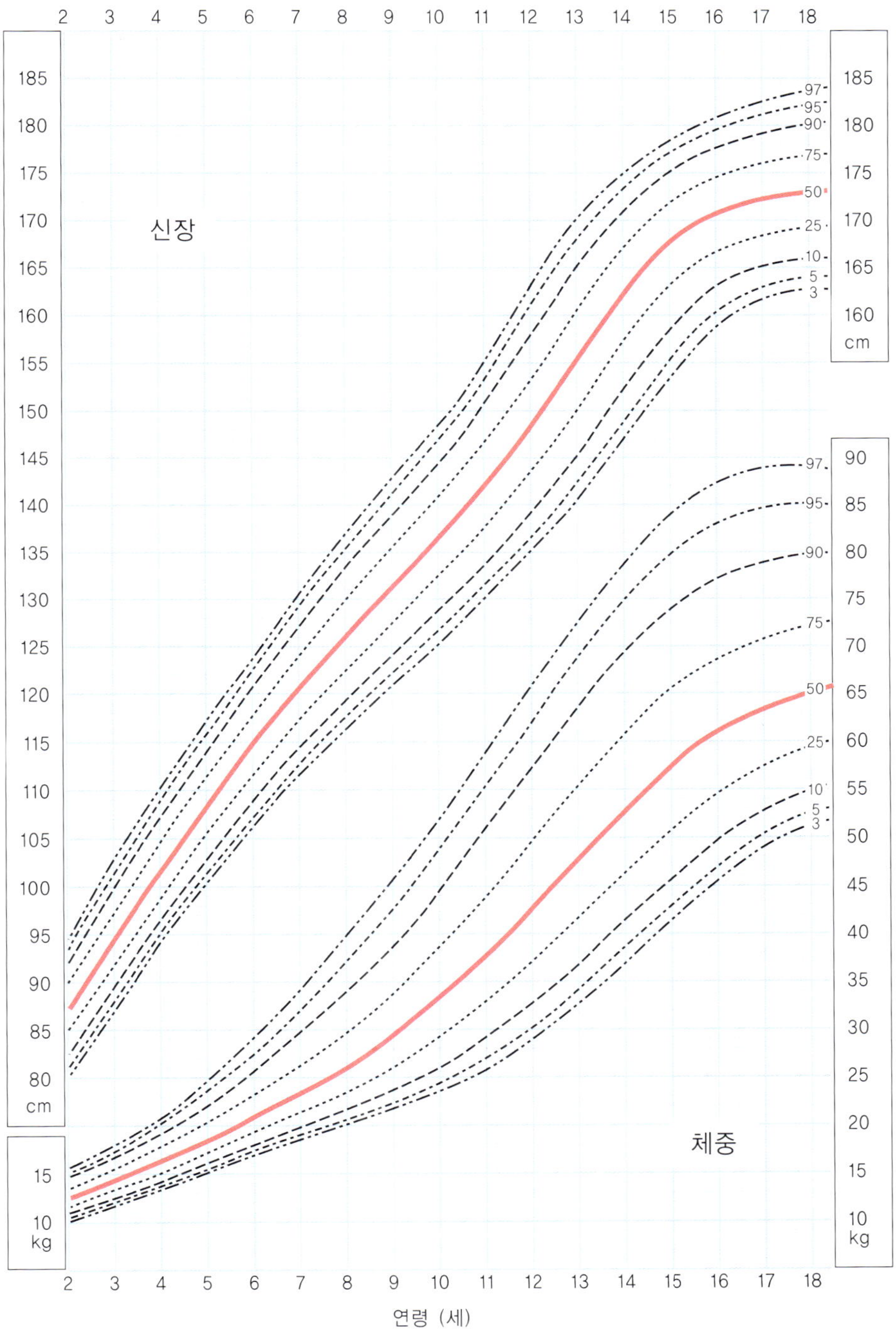

표준성장곡선(남자)

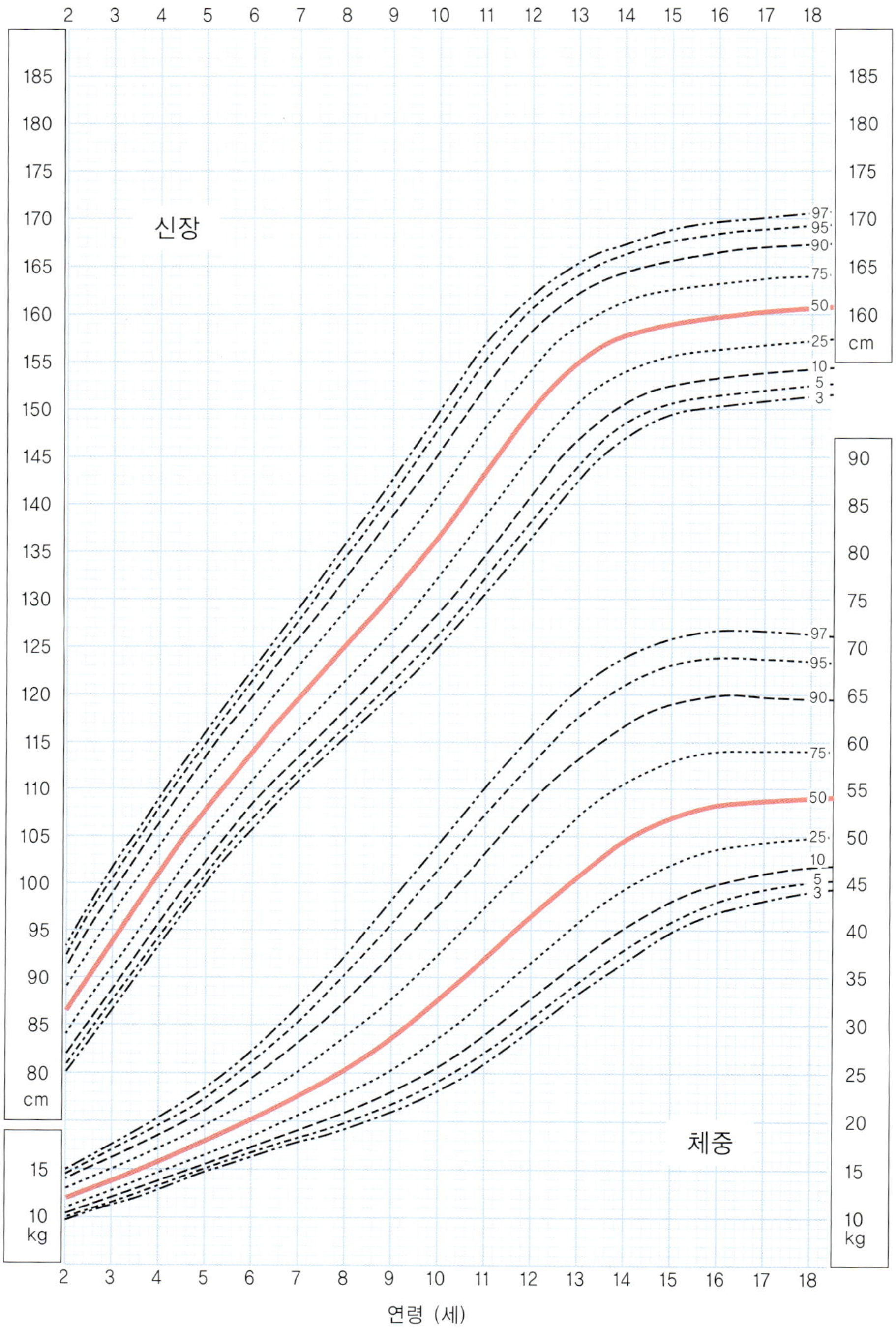

표준성장곡선(여자)

2. 체표면적 계산도표

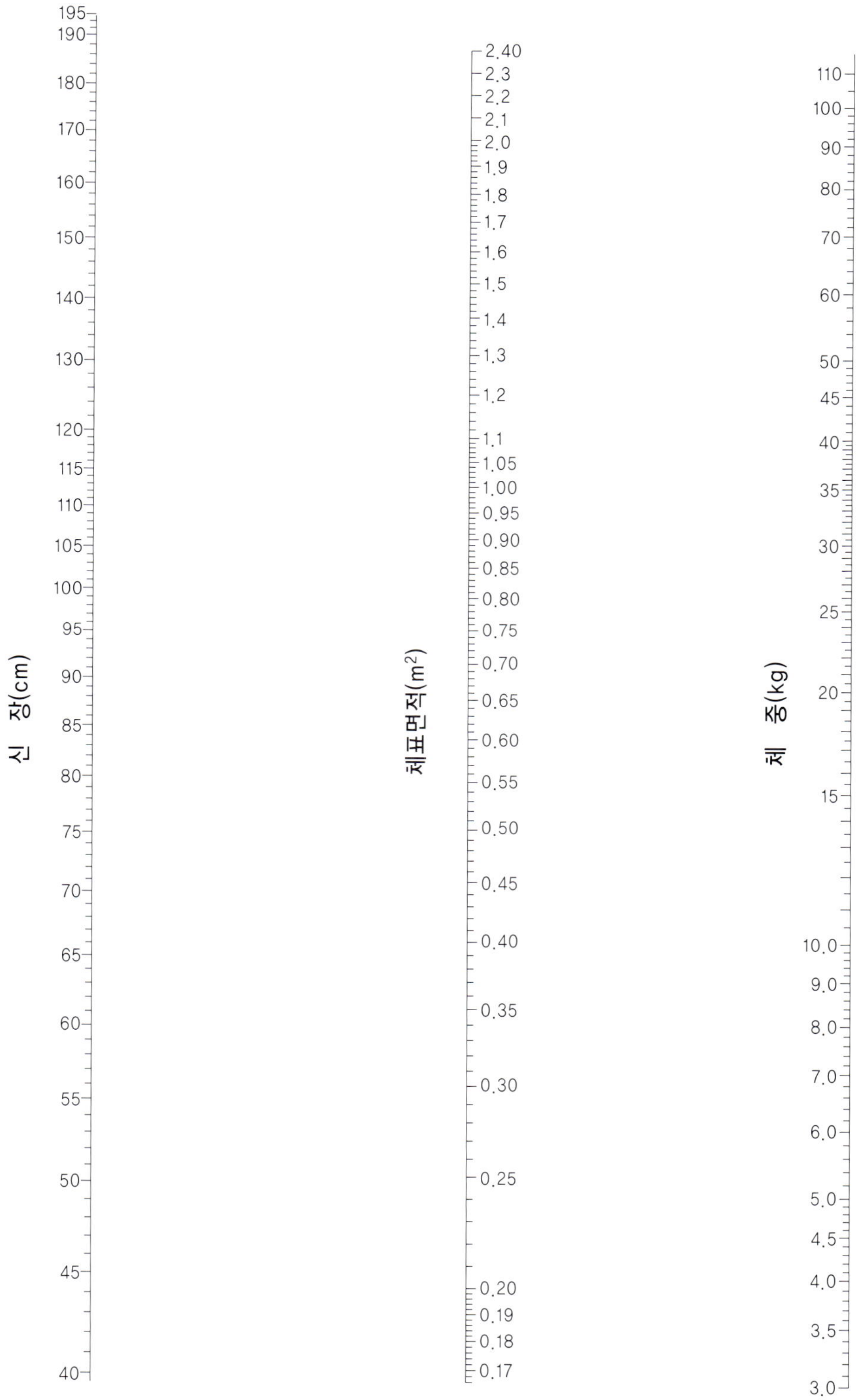
신 장(cm)
195
190
180
170
160
150
140
130
120
115
110
105
100
95
90
85
80
75
70
65
60
55
50
45
40
체표면적(m²)
2.40
2.3
2.2
2.1
2.0
1.9
1.8
1.7
1.6
1.5
1.4
1.3
1.2
1.1
1.05
1.00
0.95
0.90
0.85
0.80
0.75
0.70
0.65
0.60
0.55
0.50
0.45
0.40
0.35
0.30
0.25
0.20
0.19
0.18
0.17
체 중(kg)
110
100
90
80
70
60
50
45
40
35
30
25
20
15
10.0
9.0
8.0
7.0
6.0
5.0
4.5
4.0
3.5
3.0

3. 수액의 g과 mEq와의 관계

NaCl 1g = 17mEq Na	Na 1mEq = 58.5mg NaCl
NaHCO3 1g = 12mEq Na	Na 1mEq = 84mg $NaHCO_3$
Na lactate 1g = 9mEq Na	Na 1mEq = 112mg Na lactate
KCl 1g = 13.4mEq K	K 1mEq = 74.5mg KCl
CaCl2 1g = 20mEq Ca	Ca 1mEq = 55mg $CaCl_2$
Ca gluconate 1g = 5mEq Ca	Ca 1mEq = 215mg Ca gluconate
MgSO4 1g = 8.3mEq Mg	Mg 1mEq = 60mg $MgSO_4$

4. 정상 생화학 검사치

항 목	재료	연 령	종전 단위	SI 단위
Na	S	신생아 영아 소아 그후	134~146 mmol/L 139~146 138~145 136~146	좌와 동일
K	S	< 2개월 2~12개월 >12개월	3.0~7.0 mmol/L 3.5~6.0 3.5~5.0	좌와 동일
Ca, total	S	제대혈 신생아~24시간 24~48시간 4~7일 소아 그 후	9.0~mg/dL 9.0~10.6 7.0~12.0 9.0~10.9 8.8~10.8 8.4~10.2	2.25~2.88 mmol/L 2.3~2.65 1.75~3.0 2.25~2.73 2.2~2.70 2.1~2.55
Ca, ionized	S.P W(H)	제대혈 신생아~24시간 24~48시간 그 후	5.0~6.0 mg/dL 4.3~5.1 4.0~4.7 4.8~5.0	1.25~1.50 mmol/L 1.07~1.27 1.00~1.17 1.12~1.23
Mg	P	0~6일 7일~2년 2~14년	1.2~2.6 mg/dL 1.6~2.6 1.5~2.3	0.48~1.05mmol/L 0.65~1.05 0.60~0.95
C1	S P(H)	제대혈 신생아 그 후	96~104 mmol/dL 97~110 98~106	좌와 동일
PO_4	S, P(H)	0~5일 1~3년 4~11년 12~15년 16~19년	4.8~8.2 mg/dL 3.8~6.5 3.7~5.6 2.9~5.4 2.7~4.7	1.55~2.65 mmol/L 1.25~2.10 1.20~1.80 0.95~1.75 0.90~1.50
HCO_3	S.P	동맥혈 정맥혈	21~38 mmol/L 22~29	좌와 동일

항 목	재료	연 령	종전 단위	SI 단위
pH (동맥혈)	W(H)	 미숙아(48시간) 만삭아(출생) 5~10분 30분 >1시간 1일 그후	pH 7.35~7.50 7.11~7.36 7.09~7.30 7.21~7.38 7.26~7.49 7.29~7.45 7.35~7.45	H^+ 31~44 nmol/L 43~77 50~81 41~61 32~54 35~51 35~44
Pco_2	W(H)	신생아 영아 그후 남 여	27~40 mmHg 27~41 35~48 32~45	3.6~5.3 kPa 3.6~5.5 4.7~6.4 4.3~6.0
Base excess(BE)	W(H)	신생아 영아 소아 그후	−10~−2 mmol/L −7~−1 −4~+2 −3~+3	좌와 동일
Osmolality	S		275~295mOsm/kg H_2O	
Urea nitrogen	S,P	제대혈 미숙아 신생아 소아 그 후	21~40 mg/dL 3~25 3~12 5~18 7~18	7.5~14.3 mmol urea/L 1.1~9 1.1~4.3 1.8~6.4 2.5~6.4
Anion gap [Na−(Cl+CO_2)]	P(H)		7~16 mEq/L	7~16 mEq/L

5. 정상 혈액 가스 분석치

	동맥혈	정맥혈
pH	7.40 (7.35~7.45)	7.36 (7.31~7.41)
Po_2	80~100 mmHg	35~40 mmHg
O_2 saturation	> 95 %	70~75%
Pco_2	35~45 mmHg	41~51 mmHg
HCO_3^-	22~26 mEq/L	22~26 mEq/L
Base excess (BE)	−2~+2	−2~+2

색인

국 문

영 문

A

B

C

D

E

수액요법 3판

정가 37,000원

ISBN 978-89-7043-880-1

2001년 3월 25일 1판 발행
2005년 11월 15일 2판 발행
2012년 3월 15일 3판 발행
2017년 3월 25일 3판 2쇄 발행
2023년 6월 25일 3판 3쇄 발행

편저자 : 정해일 · 서정기 · 최용
발행자 : 최병진

편집 : 전상희
표지 : 서상석
제작 : 이창용

발행처 : 도서출판 **고 려 의 학**
(136-821) 서울 성북구 성북동1가 115-24 보문빌딩 3층
Tel. 765-0333, 0337 Fax. 743-2288
등록번호 : 제 1-519호 1978. 6. 29.